U0746164

100首中成药
临床巧用与解说

主　编　史欣德

副主编　熊兴江

编　委（按姓氏笔画排序）

王朋倩　田　甜　付莹坤　刘彦春

孙子正　杜新亮　杨　静　李　永

李　楠　宋珏娴　张　敏　陈　飞

林亭秀　赵政然　相铸笑　班承钧

徐　敏　郭东明　郭海燕　程　玲

中国健康传媒集团

中国医药科技出版社

图书在版编目（CIP）数据

100首中成药临床巧用与解说／史欣德主编．—北京：中国医药科技出版社，2017.4

ISBN 978 - 7 - 5067 - 9165 - 6

Ⅰ.①1… Ⅱ.①史… Ⅲ.①中成药 - 临床药学 Ⅳ.①R287

中国版本图书馆 CIP 数据核字（2017）第 053159 号

美术编辑 陈君杞
版式设计 麦和文化

出版 **中国健康传媒集团** | 中国医药科技出版社
地址 北京市海淀区文慧园北路甲 22 号
邮编 100082
电话 发行：010 - 62227427 邮购：010 - 62236938
网址 www.cmstp.com
规格 710×1000mm ¹⁄₁₆
印张 17 ½
字数 254 千字
版次 2017 年 4 月第 1 版
印次 2024 年 1 月第 6 次印刷
印刷 三河市万龙印装有限公司
经销 全国各地新华书店
书号 ISBN 978 - 7 - 5067 - 9165 - 6
定价 **49.00 元**

版权所有 盗版必究

举报电话：010 - 62228771

本社图书如存在印装质量问题请与本社联系调换

获取新书信息、投稿、为图书纠错，请扫码联系我们。

前言

"中成药"，以其安全有效、性能稳定、携带服用方便、经济实用而备受中西医工作者与患者的青睐。据《中华人民共和国卫生部药品标准·中药成方制剂》《中华人民共和国卫生部药品标准·新药转正标准》《中国药典》（2015版）等文献的不完全统计，我国正式批准生产的各类中成药达4000余种，数量虽多，其中不乏改变剂型、作用大同小异的重复品种。笔者发现，临床实际运用中，品种历史悠久（多为古代经典名方）、影响广泛（家喻户晓）、适应病证多、常用频用、疗效肯定、易购易得的中成药约100余种。数量虽少，但从临床实际情况来看，真正能用对、用好、用活这些中成药的并不多；而该用不敢用，或误用、错用产生种种不良反应的情况却常能遇见。分析其原因，主要有以下几点。

1. 中医治病重在治人，用药的依据是凭借望、闻、问、切四诊后得出的"证"，而非西医范畴的"病"。而一个经典中成药，特别是古代名方制成的中成药，是治疗中医范畴的"病"，即"方证"。如"补中益气丸证"，是针对"中气下陷"的古代名方，其用药关键指征是"四肢倦怠乏力，胸闷气喘，自汗，脉浮大无力或微细软弱"，当感冒发热、内脏下垂、慢性肠炎、慢性尿路感染、女子崩漏、神经性耳鸣、口腔溃疡、荨麻疹、痔疮等内、妇、五官、皮肤等多科疾病出现以上特征者，实际都可使用。若不明这种中医治病原理，又没有详细说明，则很难用对、用活。

2. 中成药大多为非处方药，无中医基本知识的人往往根据说明书购买服用。而说明书因受药物审批与字数等的限制，通常只作主要疾病与症状的简单说明，对其作用原理、适应证的关键点（即用药指征）缺少详细介绍。如，"补中益气丸"说明书的功效主治项，只有简单的"补中益气，用于体倦乏力、内脏下垂。"对说明书以外的病证就不会用或不敢用。

3. 同样因为中成药说明书的问题，中医师在开中成药给患者时，也经常会遇到种种尴尬的情况，需要对患者作很多解释，感觉非常无奈。如用六味地黄丸治疗小儿便秘，用逍遥丸治疗颈椎病的肩颈痛，用气滞胃痛颗粒治疗女子月经不调，用补中益气丸治疗痔疮等，都需要反复向患者说明不要看说明书，选用的原因是根据中成药中药物成分的作用。

4. 目前，市面上所售的中成药相关图书虽然很多，但大多为手册类、辞典类，介绍的中成药品种很多，实用性及深度不够。对中成药的作用原理、适应证、变通运用方法、禁忌证的介绍仍未及详悉周备，故其指导性、实用性不足。

鉴于上述情况，笔者很久以来就有一个愿望，希望结合自己多年的临床运用中成药的经验体会，本着"少而精、精而细"的原则，选择用药历史悠久、临床常用、疗效确切、笔者运用体会较深的中成药，编撰一册精选的、实用的、生动的中成药集，深入浅出，以便能更准确、更灵活地用好中成药，使广大医者、患者得益，蒙受传统中医的恩泽。

编撰此书的另外一个重要原因是，从 2010 年 12 月起，北京市中医药管理局委托我院（中国中医科学院研究生院）举办"北京西学中高级研究班"，各大医院选派热爱中医的主治医师以上职称的西医临床医生全脱产一年、半脱产两年系统学习中医知识。笔者在教学过程中常常被他们高涨的学习热情所感动，非常想为他们做些什么，让他们能尽快地尝到中医"甜头"。之后发现，在这有限时间里要让这些三四十岁的西医大夫们记住成千上百个中药、方剂是有很大困难的，而记忆中成药相对快得多，应该是西学中学员爱上中医的一条捷径。此书也是我们团队献给西医同仁们的"礼物"。

希望此书对中医师、西医师、中西医学生、广大中医爱好者、患者有所帮助。

史欣德

2016 年 8 月 18 日

凡例

全书选择经典中成药100首，按西医功能系统为主，分为11大类，每类以中成药名首字笔画为序排列。书后附4个索引，即病名索引、症状索引、中成药名笔画索引、中成药名拼音索引。

正文部分有以下12项内容：

中成药名：即通用名称，有不同剂型者用圆括号（）注明。

药品性质：注明处方药，或非处方药。

方剂组成：即中成药中的具体药物。

剂型用量：为同一中成药的不同剂型，分别注明用量用法。如"藿香正气水"（水剂、酒剂）、"藿香正气丸"（水丸、浓缩丸）、"藿香正气软胶囊"等。

适应人群：如任何人群、成年人、妇人、小儿等。有偏向人群的则予以注明，如妇人居多、成年人居多等。

用药指征：又分形貌、症状、舌苔、脉象4方面。其中形貌，主要介绍适应证患者的体质特征，包括外形、面色等，以帮助更好的识证。如补中益气丸的体型多偏胖、肌肉松软、平素汗多等。症状部分，则详细描述该中成药适合的各种临床症状与体征，按主次先后列出。舌苔、脉象，因变化较大，只列举最典型的。

适应病症：主要为西医病名、病症名，按该中成药的主治病症的主次，以科别分类。

巧用活用：为主编的临床活用体会，示人以法，以适合更多复杂的病证。无体会的，本项可缺。

注意事项：只列举比较重要的、容易误用的、特别需要提醒的事项。对中成药说明书中各方通用的注意事项不再列出，如服感冒类药不宜在服药期间同时服用滋补性中药；咽喉病用药时当忌烟、酒及辛辣食物；高血压、心脏病、肝病、糖尿病、肾病等慢性病严重者应在医师指导下服用；服药后症状无缓解，应去医院就诊；对本品过敏者禁用，过敏体质者慎用；药品性状发生改变时禁止使用；儿童须在成人监护下使用；将药品放在儿童不能接触到的地方；如正在使用其他药品，使用本药品前请咨询医师或药师等等。

类方鉴别：以表格形式比较鉴别类似的中成药，包括相同与不同的症状要点，以便更好地区别运用。如逍遥丸与加味逍遥丸、六味地黄丸与杞菊地黄丸、保和丸与加味保和丸等等。

医案举隅：为帮助读者更好的理解、用准中成药，或方便"对号入座"，列举了大量本书作者团队临床运用中成药的生动案例，以及各种医籍、医学期刊上发表的大样本临床观察或个案报道，并于医案后注明出处。

附录：有两部分，一是方剂来源，二是作用原理，以供进一步了解该方的用药历史、创方医家、所出文献、用量比例、原方主治、组方原理等。为避免换算产生新的错误，方剂来源部分所涉及的药物剂量"两""钱""分"等均保留引用文献原样。

目 录
Contents

▶▶ **三、心脑血管系统疾病用药** ························ 78

▶▶ **四、泌尿系统疾病用药** ···························· 103

▶▶ **五、精神神经系统疾病用药** ······················ 114

▶▶ **六、综合补益药** ································· 134

▶▶ **索引** ··· 246

一、呼吸系统疾病用药

十滴水

【药品性质】非处方药。

【方剂组成】樟脑、干姜、大黄、小茴香、肉桂、辣椒、桉油、乙醇。

【剂型用量】

酊剂：每次 1~5ml（每支装 5ml 或 10ml），日 2 次，用时摇匀，滴入咽喉或直接口服，或兑开水 100~200ml，稀释后待温服。

小儿当根据年龄适当减量，用成人的 1/3 或 1/2 量。兑温开水稀释后服。

治疗痱子也可外用，局部涂擦（皮肤无破损的情况下用），日 2~3 次；或洗澡水中加入 1~2 支药液。

【适应人群】任何人群。

【用药指征】

形貌：面色黯而少华，精神不振，或痛苦貌。

症状：夏季因过度贪凉饮冷引起的以下症状：

①头昏头胀，或头重如裹；

②恶心，或呕吐清涎；

③脘腹疼痛，胃肠不适；

④腹泻，水样便，大便不臭。

舌象：舌淡红，苔白腻。

脉象：濡缓，或弦。

【适用病症】

内科疾病：中暑（阴暑）、急性胃炎、急性肠炎（夏季受寒或过食冷饮引起的急性胃痉挛）。

外科疾病：小儿或成人痱子。

【注意事项】

①头晕、头胀伴心烦易怒，血压高，面红唇赤者不宜服。

②恶心呕吐、胃痛伴胃泛酸、食道灼热感者不宜服。

③腹泻而大便臭，夹脓血便，里急后重者禁用。

④孕妇忌服；本品药味辛辣，小儿通常宜外用。

⑤本品含乙醇，驾车时不宜服。

【类方鉴别】

十滴水——藿香正气水

药名	相同症状	不同症状
十滴水	受寒引起的头晕，恶心，腹痛腹泻	受寒邪重，呕吐、腹痛、腹泻等消化道症状明显
藿香正气水		受湿邪重，头昏胀、四肢酸痛、困倦感等体表症状明显

【医案举隅】

急腹痛（史欣德医案）

1993 年夏季，本人贪凉，一次进食了大量冰糕，当时没有任何不适，岂料1 小时后骑车时突然脘腹部剧痛难忍，恶心欲吐，出冷汗，险些从自行车上摔落。因病因明确，坚持推着自行车慢慢走到家后，即用 5ml 十滴水 1 支，先取半支加热开水 200ml 冲服，腹痛随即减轻一半，又将另半支十滴水开水冲服，疼痛很快消失。此次教训后再不敢一次性大量进食冷饮，腹痛未再发生。

附：

【方剂来源】 本方出《北京市中药成方选集》，原名"救急十滴水"组方药味略有差异。原方组成用法："鲜姜二两（浸酒精十二两），丁香二两（浸酒精十二两），大黄四两（浸酒精十六两），辣椒二两（浸酒精十六两），樟脑三两（浸酒精十六两），薄荷冰七钱（浸酒精十六两）。上药各泡或合泡十数日，去净滓，澄清装瓶，重八分。每服 1 小瓶，温开水送下。"功效："祛暑散寒。"主治："中暑，霍乱，呕吐恶心，绞肠痧症。"

【作用原理】 方中樟脑、桉油能辟秽通窍止痛；肉桂、小茴香、干姜、辣椒均为辛温药，能温中散寒，和胃止吐，止痛止泻；大黄攻下胃肠道热积，降气通腑以止痛。此方虽然配入了少许凉药，但总体仍呈温性，主要适用于受寒引起的以脘腹痛症状为主的阴暑。

小柴胡颗粒

【药品性质】 非处方药。

【方剂组成】 柴胡、姜半夏、黄芩、党参、甘草、生姜、大枣。

【剂型用量】

颗粒剂：每次 1～2 袋（每袋重 10g，无蔗糖：2.5g/4g），日 3 次，开水冲化，待温服。

小儿则根据年龄适当减量，用成人的 1/3 或 1/2 量。

【适应人群】 任何人群。

【用药指征】

形貌：面黄少华，表情偏淡漠。

症状：①发热，或恶寒发热交替，或汗出；

②胸满胁痛，精神不振，心烦，入睡难，肩紧不适；

③不欲饮食，恶心欲吐，口苦，咽干，目眩；

④常于经期感冒发热，行经突然中断；

⑤老年人突然厌食；

⑥头痛，手足心热；

⑦大便或干或溏，或小便不利。

舌象：舌淡红，苔薄白。

脉象：浮细，或细弦，或弦。

【适用病症】

内科疾病：胃肠型感冒、慢性胆囊炎、血管神经性头痛、抑郁症、神经性厌食症。

外科疾病：术后发热。

妇科疾病：月经不调、妊娠呕吐、产后感冒发热。

小儿科疾病：小儿感冒发热。

【巧用活用】

①发热不恶寒，咽喉疼痛，唇红，小便黄，舌尖红赤，可配银黄颗粒或板蓝根冲剂同用。

②感冒发热恶寒，头昏头胀，恶心欲吐，大便稀溏，舌淡红，苔白腻，可配藿香正气口服液同用。

③感冒时口干鼻干，烦躁难以入睡，齿衄，小便黄，可配加味逍遥丸同用。

④感冒，鼻塞，咳嗽，咽喉有痰，大便臭，舌苔白腻者，可配保和丸同用。

【注意事项】

①感冒发热症状较重者，首次服用剂量可以加倍。

②症状明显改善或消失后停用，无须长期服用。

③发热时恶寒症状明显，周身疼痛，无汗，口不干，困乏者不宜用。

④感冒发热服药 1 天无效者停服。

⑤肝肾功能异常者慎用。

【类方鉴别】

小柴胡颗粒——正柴胡颗粒

药名	相同症状	不同症状
小柴胡颗粒	感冒发热微恶寒，头昏胀，胸闷	恶心欲吐，口干口苦，食欲差，精神差，手足心热
正柴胡颗粒		头昏胀热，头痛身痛

【医案举隅】

1. 感冒乏力（郭东明医案）

焦女，2015 年 8 月 27 日电话求诊，感冒 3 日，周身乏力像泄气的皮球，口干，梦多，醒后心跳加快，身有抽搐感。辨析为少阳相火扰动，壮火食气。嘱服小柴胡颗粒。1 日后告知，服用 1 次后诸症大减。

2. 感冒鼻塞（郭东明医案）

同学之女，16 岁，于 2016 年 3 月 13 日微信问诊，症见鼻塞、流涕、咳嗽、咽干痛。其体胖，喜食肉，饭量大，睡时磨牙，大便干，平素容易感冒咳嗽。辨为三阳合病，而治其枢。易感是肺卫不足，便干是阳明胃腑燥化。少阳相火上冲刑克肺胃，阻碍肺气的宣降，胃气的传化。治以小柴胡颗粒合保和丸，3

日愈。

3. 咳嗽（李楠医案）

曹某，男，40 岁，感冒后咳嗽 1 个月，初有白痰，服化痰止咳药后痰量大减，仅晨起有少量白色黏痰，咳嗽阵发，发时持续咳嗽十余声至数十声，以早、晚咳嗽较重，平时基本不咳，有时气短，食欲不佳。血象不高，X 片示肺纹理增粗，各种中、西止咳药均无效。嘱其服小柴胡颗粒，每次 1 包，1 日 3 次。3 日后咳嗽大减，偶有一两声咳嗽。5 日后基本痊愈。

4. 心烦抑郁（李永医案）

本人每当遇到令人生气的事，心情不佳，郁闷心烦，不欲饮食时，即冲服小柴胡颗粒 1 包，通常 1～2 小时后症状基本可以消除，食欲增加。若心情好的时候服用小柴胡颗粒，则会出现腹泻、排气增加等症状。

5. 男子潮热（相铸笑医案）

刘某，男，65 岁，友人父亲。一次去看望老人，席间，老人问我："相大夫，你说男人是不是也有更年期？"细问之下才知，老人有"上来一阵子"全身发热，量体温正常，每日就像上班一样，早上九十点发作，之后全天正常。我酒席间似乎有醉意，狂口一说："这简单，服 1 种中成药 1 周就好了。"于是执笔写下"小柴胡颗粒"。3 日后，友人告之，老爷子说喝了 3 天就明显好多了。听后一阵后怕，虽有用药指征，但人体复杂，岂可如此轻率处方，幸有效，吾当省之。

6. 口苦（相铸笑医案）

一次买馒头，卖馒头的老太太知我是中医，随口问我一问题，说："早上起来口苦，吃别的东西也是苦的，中午就好了。"问怎么办，但不想服汤药。我说："可以试试'小柴胡颗粒'"。老太太听后记在了本子上。我嘱咐说："不要看说明书是治疗啥的，中药功能很多，说明书写不全啊。"第三日买馒头时，老太告诉我："吃了两顿就感觉不那么苦了，吃早饭也觉得香了，看说明书是治感冒的，看来自己是感冒了。"我笑了笑没说什么。

7. 小儿感冒发热（史欣德医案）

朋友小女，4 岁。感冒发热，体温 38℃左右 2 天，用西药抗生素无效，故来电咨询。问：孩子精神、食欲如何？是否呕吐？安静或是烦躁？口唇是否比平时红？答：精神差，有点烦躁，发热后食欲差，恶心欲吐，嘴唇红。嘱用：

小柴胡颗粒、银黄颗粒各 1 袋，冲服，1 日 3 次。次日来电告知：体温已退清，食欲恢复如常。

8. 感冒后烦躁失眠（史欣德医案）

某年冬天感冒，不发热，鼻塞鼻热，口干，胸中烦闷不安，难以入睡，遂起床冲小柴胡颗粒 1 袋，送服加味逍遥丸 1 袋。药后很快入睡，次日感冒症状若失。

9. 急性化脓性扁桃体炎（史欣德医案）

2013 年秋季某日晚上熟人问，男朋友 25 岁，发热、咽喉肿痛已近 1 周，每天输液，但症状不消，非常着急。当即让其男友前来面诊。述咽喉肿痛甚，吞咽唾液亦疼痛，体温 39℃，头痛，时怕冷，烦躁，口干口苦，乏力甚，不欲食，恶心。查：唇红，扁桃体红肿明显，有脓点。嘱：即服小柴胡颗粒 2 袋，开水冲泡，送服加味逍遥丸 1 袋。第 2 天一早来电话感谢：服后即安静入睡，咽痛感明显减轻，体温已正常。继续服 3 天后病愈。

10. 小儿感冒（熊兴江医案）

友人之子，5 岁，平常反复感冒咳嗽，每次感冒都会出现咽痒咽痛，咳嗽咳痰，纳差，口气明显，查其皮肤黄黯，汗少，舌黯红，苔薄白，脉细。予小柴胡颗粒 1 次半袋，1 天 3 次。服药 2 天，诸症均见减轻。现常以小柴胡颗粒、柴胡桂枝颗粒、银黄颗粒、蒲地蓝口服液治疗小儿感冒咳嗽，多能取效。

附：

【方剂来源】

本方出自汉代张仲景《伤寒论》与《金匮要略》，原书有多处论及此方，如："太阳病，十日以去，脉浮细而嗜卧者，外已解也，设胸满胁痛者，与小柴胡汤。……小柴胡汤方：柴胡半斤，黄芩、人参、甘草（炙）、生姜各三两（切），大枣十二枚（擘），半夏半升（洗）。上七味，以水一斗二升，煮取六升，去滓，再煎，取三升。温服一升，日三服。"

又云："伤寒五六日，中风，往来寒热，胸胁苦满，嘿嘿不欲饮食，心烦喜呕，或胸中烦而不呕，或渴，或腹中痛，或胁下痞鞕，或心下悸，小便不利，或不渴，身有微热，或咳者，小柴胡汤主之。

又云："血弱气尽，腠理开，邪气因入，与正气相抟，结于胁下，正邪分争，往来寒热，休作有时，嘿嘿不欲饮食，脏腑相连，其痛必下，邪高痛下，故使呕也，小柴胡汤主之。"

又云："伤寒四五日，身热恶风，颈项强，胁下满，手足温而渴者，小柴胡汤主之。"

又云："妇人中风，七八日续得寒热，发作有时，经水适断者，此为热入血室，其血必结，故使如疟状，发作有时，小柴胡汤主之。"

《金匮要略》："产妇郁冒，其脉微弱，不能食，大便反坚，但头汗出。所以然者，血虚而厥，厥而必冒，冒家欲解，必大汗出。以血虚下厥，孤阳上出，故头汗出。所以产妇喜汗出者，亡阴血虚，阳气独盛，故当汗出，阴阳乃复。大便坚，呕不能食，小柴胡汤主之。"又云："妇人在草蓐，自发露得风，四肢苦烦热，头痛者，与小柴胡汤。"

【作用原理】此方主要针对中焦脾胃虚弱之人又感受外邪（邪气主要侵犯了肝、胆、肺经）引起的上述各种病症。其配方在运用疏散肝胆经风热之邪的柴胡、清泄肝胆肺经热邪的黄芩、燥湿化痰和胃止呕的半夏的基础上，又加入了人参、甘草、生姜、红枣4味补益调和中焦脾胃之品，以增加其抵抗病邪的能力，故其不同于一般的感冒清热药。

午时茶

【药品性质】非处方药。

【方剂组成】红茶、广藿香、羌活、紫苏叶、苍术、连翘、厚朴、炒六神曲、山楂、炒麦芽、甘草、柴胡、防风、白芷、川芎、前胡、陈皮、枳实、桔梗、蔗糖。

【剂型用量】

冲剂：每次1袋（每袋重6g），日1～2次，开水冲化，待温服。

【适应人群】任何人群。

【用药指征】

形貌：面色黄黯，精神略差。

症状：①恶寒，怕风，发热，头痛，鼻塞，周身酸楚；

②胸脘满闷，恶心呕吐，不欲饮食；

③腹泻，腹胀肠鸣，或大便解而不畅，气秽；

④咽痒，咳嗽，咯少量白痰。

舌象：薄白，或白厚腻。

脉象：脉浮紧，或关部滑实紧。

【适用病症】

内科疾病：食积感冒、急性胃肠炎。

小儿科疾病：小儿食积发热、小儿食积咳嗽。

【注意事项】

①感冒发热，唇红赤，咽喉红肿疼痛者不宜用。

②舌体瘦小，无苔，舌红赤者不宜用。

③腹泻，腹痛甚，大便臭，里急后重，夹脓血便者不宜用。

④小儿发热时汗多，精神差者不宜用。

【医案举隅】

1. 小儿发热（相铸笑医案）

2015年3月1日下午，家姐来电告诉我外甥发烧37.7℃，食欲不佳，向我咨询如何用药。考虑外甥仅2岁，口服中药较困难，于是嘱其服用午时茶颗粒，1日2次，每次半袋，若服用仍困难，可与奶粉一同冲服。服后，当晚体温稳定，次日早晨大便，体温恢复正常，并且饮食好转。

2. 脘痞（相铸笑医案）

2015年11月，姐夫从外饮酒归来，淋雨而归，到家后觉饱胀，怕冷，恶心，"心口窝堵得慌"。要求我开中药，我初以为是喝酒过量，查其脉浮紧，右关滑实紧。由于当时下雨，于是建议他口服午时茶颗粒，碰巧家里现存3袋，其身壮肤黑，故1次冲服3袋，之后覆被入睡，醒后出一头汗，恶心、"心口窝堵得慌"感觉消失，并有"想喝水吃水果"的感觉，遂告愈。

3. 小儿食积发热（相铸笑医案）

吕某儿子，一岁半，因带孩子出门晒太阳受凉，回家后孩子哭闹，次日早晨发现孩子不吃东西，额头热，量体温38.1℃。家长会小儿推拿，但推拿后未好转，于是给我发信息求诊。我考虑患儿年龄小，中药饮用不便，且身在外地，不好把握病情，遂嘱其冲服午时茶颗粒1袋，尽量服完，若服药两顿后未见好转则去当地医院就诊。因为颗粒味道偏甜，患儿服药情况较好。下午发信息告之，已经恢复进食，精神状态很好，但仍有低烧。我告诉其晚上睡前再喝半袋，盖好被子，争取让他出点小汗。次日早晨来电诉患儿已经痊愈，并表示感谢。

附：

【方剂来源】本方出自民国时期《急救经验良方》，因需在农历五月五日午时这一特定时间制成小块，方中又含大量陈茶故名。原方组成用法："茅术十两，陈皮十两，柴胡十两，连翘十两，白芷十两，川朴十五两，枳实十两，楂肉十两，羌活十两，防风十两，前胡十两，藿香十两，甘草十两，陈茶二十斤，桔梗十五两，麦芽十五两，苏叶十五两，建曲十两，川芎十两。上为细末，拌匀，宜五月五日午时合糊成小块。每服三钱，加葱、生姜各少许，水煎，热服。汗出即效。"功效："解表和中。"主治："一切风寒感冒停食，及不服水土，腹泻腹痛。感冒头痛，胸闷腹泻。"

【作用原理】上方药味较多，共19味。主要由四类药组成，第一类为疏散风邪药，即防风、羌活、苏叶、白芷散风寒、止头痛；柴胡散风退热；第二类为芳香理气、燥湿止泻、和胃醒脾药，即苍术、厚朴、藿香、陈皮、枳实；第三类为健胃消食药，即山楂、六神曲、麦芽；第四类为活血止痛、清热解毒、调和药，分别为川芎、连翘、甘草。适用于内有食积，外有风邪，兼有郁热的感冒头痛胸闷、腹痛腹泻诸症。

双黄连口服液

【药品性质】非处方药。

【方剂组成】金银花、黄芩、连翘、蔗糖。

【剂型用量】

合剂：每次1支（每支10ml），日3次，口服。

小儿则根据年龄适当减量，用成人的1/3或1/2量。

【适应人群】任何人群。

【用药指征】

形貌：面色偏红，唇红。

症状：①发热不恶寒，鼻塞，流黏涕；

②咽喉红肿疼痛，口干咽干；

③颌下或颈部淋巴结肿大；

④咳嗽，咯少量白痰或黄痰。

⑤小便色黄。

舌象：舌红，苔薄黄。

脉象：浮数。

【适用病症】

内科疾病：流行性感冒、急慢性咽炎、急慢性扁桃体炎、上呼吸道感染、急性支气管炎、流行性腮腺炎、急性颌下淋巴结炎。

五官科疾病：口腔溃疡、过敏性鼻炎。

小儿科疾病：小儿感冒、小儿咽炎、小儿上呼吸道感染、小儿手足口病、小儿腮腺炎。

【巧用活用】

①感冒咽痛，鼻塞流清涕，头痛者，可配感冒清热颗粒同用。

②过敏性鼻炎反复不止，鼻塞，打喷嚏，劳累或遇风冷症状加重者，可配玉屏风同用。

③发热，咽痛，恶心呕吐，不欲饮食，口干口苦，心烦者，可配小柴胡颗粒同用。

④感冒咽痛，头昏头胀，腹胀，大便稀，舌红苔白厚腻者，可配藿香正气口服液同用。

【注意事项】

①感冒发热，恶寒，周身疼痛，舌不红，苔润者不宜用。

②糖尿病人忌服。

③服药2天症状不缓解，当去医院就诊。

④孕妇、哺乳期妇女慎用。

【类方鉴别】

双黄连口服液——银黄颗粒

药名	相同症状	不同症状
双黄连口服液	发热，咽痛，咳嗽，舌红，苔黄	扁桃体肿大明显，颈部淋巴结肿大
银黄颗粒		扁桃体肿大不明显

【医案举隅】

1. 小儿急性扁桃体炎（高雅等报道）

观察方法：选择 60 例急性扁桃体炎患儿作为研究对象，随机分成治疗组与对照组各 30 例。治疗组患者给予双黄连口服液（儿童型）治疗，对照组患者给予口服小儿咽扁颗粒治疗，疗程均为 7 天。结果：治疗组患者症状、体征改善时间明显优于对照组，差异具有统计学意义（P ＜ 0.05）；治疗组患者总有效率为 86.7%，明显高于对照组的 63.3%，差异具有统计学意义（P ＜ 0.05）。（《亚太传统医药》2015 年 12 期）

2. 小儿手足口病（张开水报道）

观察方法：将 64 例手足口病患儿随机分为两组，治疗组选择双黄连口服液，每次 5ml 口服，每日 3 次；对照组给予维生素 B_1 片 10mg、维生素 B_2 片 5mg、维生素 C 100mg 口服，每日 3 次，疗程均为 5 天，两组均给予适当补液，维持水电解质平衡及退热剂。观察退热时间、口腔溃疡愈合时间及不良反应。结果治疗组退热时间、口腔溃疡愈合时间较对照组短（P ＜ 0.01，P ＜ 0.05），总有效率治疗组 96.87%，对照组 59.37%，两组差异有统计学意义（P ＜ 0.05），治疗过程中未见不良反应。（《宁夏医科大学学报》2010 年 02 期）

附：

【方剂来源】 现代经验方。

【作用原理】 本方仅 3 味药，组方简单，清热解毒散结，作用专一。方中金银花、连翘疏散风热，清热解毒，连翘有很好的解毒散结作用，能消散肿大的扁桃体、淋巴结；黄芩苦寒，清肺经热，泻火凉血。

玉屏风颗粒（口服液）

【药品性质】 非处方药。

【方剂组成】 防风、黄芪、白术。

【剂型用量】

颗粒剂：每次 1 袋（每袋重 5g），日 3 次，开水冲化，待温服。

口服液：每次 1 支（每支 10ml），日 3 次，口服。

小儿则根据年龄适当减量，用成人的 1/3 或 1/2 量。

【适应人群】 任何人群。

【用药指征】

形貌：面色㿠白，形体偏胖，肌肉松软者居多。

症状：①乏力，多汗，汗出怕风，遇风冷即喷嚏频作；

②头目昏眩，甚则头痛项强，肩背拘倦；

③鼻塞，鼻流清涕，喷嚏长年不止。

④皮肤起风团，肿痒，时隐时现，遇风冷加重，反复不愈。

⑤大便易溏稀，小便色清。

舌象：舌淡胖，苔薄白。

脉象：浮大无力或虚细。

【适用病症】

五官科疾病：过敏性鼻炎、慢性鼻炎。

内科疾病：反复上呼吸道感染、多汗症、慢性阻塞性肺疾病稳定期。

皮肤科疾病：慢性荨麻疹。

小儿科疾病：小儿上呼吸道感染、小儿多汗症。

【巧用活用】

①上呼吸道感染反复发作，伴早起痰多，色白，易咯，口黏，便溏者，可加香砂六君丸同服。

②慢性阻塞性肺疾病稳定期，伴动则气喘，下肢浮肿，足冷，小便色清者，可与金匮肾气丸同服。

【注意事项】

①鼻塞，流黄涕，喷嚏频作，小便黄赤者不宜用。

②汗多，不怕风，欲冷饮，舌红，脉数者不宜用。

③皮肤风团，色红，遇热加重，小便黄赤者不宜用。

④本方针对体质虚弱者，药性平和，服后有效可适当延长服药时间。

【类方鉴别】

玉屏风颗粒——补中益气丸

药名	相同症状	不同症状
玉屏风颗粒	反复感冒，遇风冷鼻塞喷嚏，流清涕	多汗，怕风冷为主
补中益气丸		低热，比较严重的乏力感，动则气喘，内脏下垂，尿血、便血

附：

【方剂来源】本方出自《医方类聚》引《管见大全良方》，原书名玉屏风散："治男子妇人，腠理不密，易感风邪，令人头目昏眩，甚则头痛项强，肩背拘倦，喷嚏不已，鼻流清涕，续续不止，经久不愈，宜服此方。防风（去芦）一两，黄芪（去芦，炙）、白术各二两。上㕮咀，每服三钱重，水一盏，枣一枚，煎至七分，去滓，热服，食后。"

【作用原理】本方由益气固表止汗的黄芪、健脾益气燥湿的白术、疏散风邪的防风3药组成，药味虽然不多，但配伍精当，对体虚弱不禁风，一遇风冷即打喷嚏，一动则汗出湿衣的表虚不固之人效果确切。

正柴胡颗粒

【药品性质】非处方药。

【方剂组成】柴胡、陈皮、防风、赤芍、甘草、生姜。

【剂型用量】

颗粒剂：每次1~2袋（每袋重10g，无蔗糖：3g），日3次，开水冲化，待温服。

小儿则根据年龄适当减量，用成人的1/3或1/2量。

【适应人群】任何人群。

【用药指征】

形貌：轻微痛苦貌。

症状：①发热恶寒，无汗；

②头痛，前额与两颞部为重，或头昏胀热；

③四肢疼痛，或肩背发紧；

④鼻塞流涕，打喷嚏，咽痒或咽痛。

舌象：舌淡红，苔薄白。

脉象：浮略紧。

【适用病症】

内科疾病：普通感冒、流行性感冒初起、上呼吸道感染轻症、急慢性咽炎。

小儿科疾病：小儿普通感冒、小儿咽炎。

【注意事项】

①感冒发热，体温 38℃ 以，头痛身痛严重，恶寒甚，精神极度萎靡者不宜用。

②感冒发热，口干渴，咽痛红肿，咳嗽黄痰，舌红者不宜用。

③感冒头昏头胀，恶心欲吐，胃胀，口中黏腻，腹泻者不宜用。

④孕妇慎用。

【类方鉴别】

正柴胡颗粒——小柴胡颗粒

药名	相同症状	不同症状
正柴胡颗粒	感冒发热微恶寒，头昏胀，胸闷	头昏胀热，头痛身痛
小柴胡颗粒		恶心欲吐，口干口苦，食欲差，精神差，手足心热

【医案举隅】

1. 感冒头痛（史欣德医案）

吕某，女，40 岁。感冒头昏头胀头热 1 天，周身不适，测体温 37.5℃。口不干，咽不痛，二便正常。查舌淡红，苔薄白，脉浮细。嘱用正柴胡颗粒 1 袋冲服。服后 1 小时自觉头目转清，昏胀热痛感明显减轻，继续服用，1 日 3 次。第 2 天感冒症状消失。

2. 头昏胀热（史欣德医案）

某日午后，自觉头目昏胀发热，前额尤甚，无其他症状，但严重影响工作效率，测体温正常。自认为感冒，原本打算服用感冒清热颗粒、藿香正气水等，但最后只寻得正柴胡颗粒一袋，当时并没有抱希望，结果一袋服下，约半小时左右，头目昏胀感即消。自此对正柴胡颗粒刮目相看，感慨古代名医张景岳的智慧！

附：

【方剂来源】 本方出自明代著名医家张景岳的《景岳全书》，原名"正柴胡饮"。原文曰："凡外感风寒，发热恶寒，头痛身痛，疟疾初起等证，凡血气平和，宜从平散者，此方主之。柴胡一至三钱，防风一钱，陈皮一钱半，芍药二钱，甘草一钱，生姜三五片。水一盅半，煎七八分，热服。头痛者，加川芎一钱；热而兼渴者，加葛根一二钱；呕恶者，加半夏一钱五分；湿甚者，加苍术一钱；胸腹有微滞者，加厚朴一钱；寒气胜而邪不易解者，加麻黄一至三钱（去浮沫）服之，或苏叶亦可。"

【作用原理】 正柴胡饮组方不寒不热、平平淡淡6味药，但若对证，服后常即刻见效。方中柴胡性偏凉，能疏散风热；陈皮性温，散寒理气，和胃止呕；防风性偏温，能发散风寒，胜湿止痛；赤芍药性偏凉，清热凉血，活血止痛，与甘草配伍，即汉代仲景《伤寒论》中缓急止痛名方"芍药甘草汤"；生姜辛温，发汗解表，散寒止咳止呕。六药协同，既能发散风寒，又可解热止痛。故最适用于体质不虚又感受风热、以头痛身痛为主要症状的感冒。

连花清瘟颗粒（胶囊）

【药品性质】 非处方药。

【方剂组成】 连翘、金银花、麻黄（炙）、苦杏仁（炒）、石膏、板蓝根、绵马贯众、鱼腥草、广藿香、大黄、红景天、薄荷脑、甘草。

【剂型用量】

颗粒剂：每次1袋（每袋重6g），日3次，开水冲化，待温服。

胶囊剂：每次4粒（每粒重0.35g），日3次，温开水送服。

【适应人群】 任何人群。

【用药指征】

形貌：面偏红，唇红。

症状：①发热或高热，头痛，有汗；

②鼻塞，流黄浊涕；

③咽干咽痛，咽喉红肿，口渴欲冷饮；

④咳嗽，咯黄痰，或气喘；

⑤大便干结，或数日未行；

⑥小便黄赤。

舌象：舌偏红，苔黄或黄腻。

脉象：浮滑数。

【适用病症】

内科疾病：流行性感冒、急性上呼吸道感染。

五官科疾病：急性扁桃体炎、急性咽喉炎。

小儿科疾病：小儿手足口病。

【注意事项】

①发热恶寒，身疼痛，有汗或无汗，口不干，咳嗽无痰，或咯清稀白痰，鼻塞，流清水样涕，舌淡红，苔薄白润者不宜服。

②咳嗽，咯白痰，口不渴，大便稀溏，小便不黄者不宜用。

③高血压、心脏病患者慎用。

④孕妇、哺乳期妇女慎用。

【医案举隅】

1. 小儿咳嗽（史欣德医案）

朋友女儿3岁，感冒3天后出现咳嗽，微喘，有汗，不发热，咯黄痰，流黄黏鼻涕，大便比平时偏干，唇红，舌尖红。嘱用：连花清瘟颗粒1/2袋，开水冲化，待温服，日3次。次日告知：咳嗽明显减轻，继续服2天后咳嗽止。

2. 感冒（张伟等报道）

观察方法：采用自身前后对照的方法，门诊收集符合纳入标准的风热感冒患者服用连花清瘟颗粒，每次1袋，日3次，4天为1个疗程。结果：普通感冒与时行感冒疗效对比，差别无统计学意义（P＞0.05）；卫、气分证均可治疗，尤其对于气分证疗效显著；对于发热、咳嗽、咳痰、头痛、咽痛咽干、肌肉酸痛、乏力等缓解有明显作用，尤其对于发热的缓解最明显。认为：连花清瘟颗粒具有卫气同治、表里双解的功效，可有效缓解临床症状并改善机体免疫功能。（《中医研究》2013年第2期）

附：

【方剂来源】 现代经验方。

【作用原理】 本方实际是汉代《伤寒论》中"麻杏石甘汤"的加味方。方中麻黄宣肺止咳平喘，杏仁降气止咳，石膏清热泻火除烦，连翘、金银花、板蓝根、绵马贯众、鱼腥草清解瘟热、泻火解毒，大黄通腑泄热，藿香解表化湿和中，薄荷疏散风热、利咽止咳，红景天清肺止咳，甘草泻火止咳，兼调和诸药。全方清瘟解毒，宣肺泻热。主要用于外有微邪，里已化热的咽痛咳嗽等证。

板蓝根颗粒

【药品性质】 非处方药。

【方剂组成】 板蓝根。

【剂型用量】

颗粒剂：每次 1 袋（每袋重 10g），日 3 次，开水冲化，待温服。重症加倍；

小儿则根据年龄适当减量，用成人的 1/3 或 1/2 量。

【适应人群】 任何人群。

【用药指征】

形貌：面色不灰黯，唇红。

症状：①感冒发热，不怕风寒；

②咽喉红肿疼痛，或咽喉化脓，吞咽困难；

③腮部肿胀疼痛；

④口干咽干；

⑤小便偏黄。

舌象：舌尖红，苔薄黄。

脉象：浮数。

【适用病症】

内科疾病：普通感冒、流行性感冒、病毒性肝炎。

外科疾病：腮腺炎。

五官科疾病：急性咽炎、急性化脓性扁桃体炎。

【巧用活用】

①感冒发热，咽喉疼痛，咳嗽，可与感冒清热颗粒同用。

②发热呕吐，腮部肿胀疼痛，口干口苦，不欲饮食，可与小柴胡颗粒同用。

③咽痛，咽喉充血，心烦易怒，肩紧，可与加味逍遥丸同用。

【注意事项】

①发热恶寒，无汗怕风，咽痛，扁桃体肿大，色淡不红者不宜用。

②高热，咽喉红肿化脓，病情较重者，单用此药不宜。

③儿童、孕妇、哺乳期妇女、年老体弱者在医师指导下服用。

附：

【方剂来源】单味药方。

【作用原理】本品能清热利咽，凉血解毒，故主要针对伴有咽喉红肿疼痛症状的各种急性感染性疾病。现代研究发现：本品有抗病原微生物作用，如肝炎病毒、甲型和乙型流感病毒、腮腺炎病毒、乙型脑炎病毒、出血热病毒、单纯疱疹病毒、柯萨奇病毒、金黄色葡萄球菌、肺炎双球菌以及流感杆菌、钩端螺旋体等。并有抗炎、抗内毒素和增强机体免疫功能的作用。

念慈菴蜜炼川贝枇杷膏

【药品性质】非处方药。

【方剂组成】川贝母、枇杷叶、南沙参、茯苓、化橘红、桔梗、法半夏、五味子、瓜蒌子、款冬花、远志、苦杏仁、生姜、甘草、杏仁水、薄荷脑、蜂蜜、麦芽糖糖浆。

【剂型用量】

膏剂：每次 15ml（每瓶装 75ml/150ml/300ml），日 3 次，温开水调服。

小儿用成人量的 1/4～1/2 量。

【适应人群】任何人群。

【用药指征】

形貌：皮肤偏干。

症状：①咳嗽不止，特别是久咳者，或伴气喘；

②咯少量黏痰，或痰多黏稠，色白，难以咯出；

③口干，咽干痒，或声音嘶哑；

④大便偏干，小便色清。

舌象：舌淡红，苔薄白。

脉象：细滑。

【适用病症】

内科疾病：上呼吸道感染、急慢性气管炎、急慢性支气管炎。

五官科疾病：急慢性咽喉炎。

【注意事项】

①感冒初起，咳嗽，咯清稀白痰，面色黯，或发热怕风冷，身痛，舌淡，苔润水滑，或白厚腻苔，脉浮缓者不宜用。

②咳嗽久不止，午后发热，咯痰如丝如粒，或夹血丝，或干咳无痰，舌光红少苔者不宜用。

③咳嗽半夜或晨起重，咯白痰，量多易出，大便溏稀，乏力神疲，舌淡胖，苔白腻者不宜用。

④糖尿病患者忌用。

附：

【方剂来源】 传为清代叶天士方。

【作用原理】 本方为润肺药与化痰药的组合。故适用于肺燥兼痰的咳嗽，不适用于风寒、风热、寒痰、湿痰、燥痰、肺阴虚的咳嗽。方中南沙参、枇杷叶、川贝母、款冬花、瓜蒌子、蜂蜜、麦芽糖糖浆润肺生津，化痰止咳；法半夏、茯苓、化橘红、生姜、远志燥湿化痰止咳；桔梗、薄荷脑宣肺化痰，清热利咽；苦杏仁（杏仁水）降气化痰，止咳平喘；五味子敛肺止咳；甘草配桔梗利咽止咳，兼调和诸药。

栀子金花丸

【药品性质】 非处方药。

【方剂组成】 栀子、黄连、黄芩、黄柏、大黄、金银花、知母、天花粉。

【剂型用量】

丸剂：每次1袋（每袋重9g），日1次，温开水送服。

小儿则根据年龄适当减量，用成人的1/4或1/3量。

【适应人群】 任何人群。

【用药指征】

形貌：体质较壮实，面红、目赤。

症状：①口舌生疮，疮面色红赤，牙龈红肿疼痛；

②咽喉红肿疼痛，甚则化脓溃疡；

③眩晕，烦躁，失眠，口干渴，欲冷饮；

④面部或周身皮肤起红疹，痛痒灼热，遇热或日晒加重；

⑤吐血衄血，血色鲜红质稠；

⑥大便秘结，小便黄赤。

舌象：舌红赤，苔黄。

脉象：滑数有力。

【适用病症】

内科疾病：急性上呼吸道感染、失眠症、支气管扩张症、肺结核咳血。

外科疾病：内外痔疮。

皮肤科疾病：痤疮、急慢性湿疹、毛囊炎、激素依赖性皮炎、糖尿病皮肤病变。

五官科疾病：复发性口腔溃疡、急性化脓性扁桃体炎、牙周炎。

小儿科疾病：婴幼儿湿疹、幼儿急疹、水痘、流行性腮腺炎。

【注意事项】

①平素大便稀溏，不喜冷食，或服药后腹泻超过每日 3 次者不宜服。

②吐血衄血，血色黯红，或淡红，面白少华，小便色清者不宜服。

③面部皮疹色黯，结块，小便频，或小便不畅，色清者不宜服。

④孕妇及哺乳期妇女慎用。

【医案举隅】

面部糖皮质激素依赖性皮炎（刘俐伶等报道）

观察方法：41 例患者均为女性，因面部皮疹或"皮炎""痤疮"等自行外用或医生处方外用糖皮质激素制剂，临床符合下列 4 条标准：①面部使用糖皮质激素制剂超过 1 个月；②停用激素后原有皮损复发或加重；③自觉皮肤灼热、痛痒、紧绷等不适；④皮损表现为红斑、潮红、丘疹、脱屑、毛细血管扩张或表皮变薄、萎缩等。将患者随机分成两组，治疗组 21 例，年龄 16～48 岁，平均 31.12 岁，外用激素 1 月～3 年，平均 21.31 月；对照组 20 例，年龄 14～53 岁，平均 32.58 岁，外用激素 1.5 月～4 年，平均 20.85 月。两组患者年龄、病程及症状严重程度无显著差异，具有可比性。治疗方法：治疗组口服栀子金花丸 9g，1 次/天；对照组口服西替利嗪 10mg，1 次/天。两组均早晚用凉茶叶水（5g 茶叶用 500ml 开水冲泡后放凉，夏天可置冰箱中。茶叶种类不限）做面部冷湿敷，每次 10～15 分钟，若皮肤紧绷干燥者可酌用无刺激润肤剂。每周复诊

1 次。4 周后判定疗效。结果：治疗组痊愈 11 例，显效 5 例，好转 4 例，无效 1 例，总有效率 76.19%；对照组痊愈 6 例，显效 3 例，好转 6 例，无效 5 例，总有效率 45.00%。两组比较差异有统计学意义（P < 0.05）。（《中国中西医结合皮肤性病学杂志》2009 年第 3 期）

附：

【方剂来源】 本方出自《中国药典》（2015 版）一部。原书组成用法："栀子 116g，黄连 4.8g，黄芩 192g，黄柏 60g，大黄 116g，金银花 40g，知母 40g，天花粉 60g。以上 8 味，粉碎成细粉，过筛，混匀，用水泛丸，干燥，即得。口服，1 次 9g，1 日 1 次。孕妇慎用。" 功效："清热泻火，凉血解毒。" 主治："肺胃热盛，口舌生疮，牙龈肿痛，目赤眩晕，咽喉肿痛，吐血衄血，大便秘结。"

【作用原理】 本方实为东晋时期葛洪《肘后备急方》黄连解毒汤（黄连、黄柏、黄芩、栀子）的加味方。方中栀子清热凉血除烦；黄连、黄芩、黄柏清上中下三焦火热之邪；大黄攻下热积；金银花清热解毒，尤善清皮肤热毒；知母、天花粉清热除烦，生津止渴。全方所有药性寒凉，故只适用于单纯的热毒证，寒证、寒热错杂证都不适用。

急支糖浆

【药品性质】 非处方药。

【方剂组成】 鱼腥草、金荞麦、四季青、麻黄、紫菀、前胡、枳壳、甘草。

【剂型用量】

糖浆剂：每次 20～30ml（每瓶 100/200ml），日 3～4 次口服。

小儿 1 岁以内每次 5ml，1～3 岁每次 7ml，3～7 岁每次 10ml，7 岁以上每次 15ml，日 3～4 次。

【适应人群】 任何人群。

【用药指征】

形貌：面目微肿，面赤唇红。

症状：①咳嗽，咯黄稠痰，或气喘，咽痛；

②发热，恶寒，少汗；

③胸闷，胸痛，口干；

④大便偏干，或干结如粒，或腹泻，泻而不畅；

⑤小便偏黄。

舌象：舌红，苔黄腻。

脉象：浮滑数。

【适用病症】

内科疾病：急性支气管炎、慢性支气管炎急性发作。

五官科疾病：急性咽喉炎。

小儿科疾病：小儿急性上呼吸道感染。

【注意事项】

①发热恶寒，无汗，身痛，咳嗽，咯清稀白痰，或干咳无痰者不宜用。

②咳而大便稀溏者，面色苍白，舌淡，苔白水滑者不宜用。

③高血压病、心动过速等心脏病患者慎用。

④孕妇、哺乳期妇女慎用。

【医案举隅】

1. 咳嗽（周兴龙报道）

观察方法：将痰热壅肺型咳嗽（咳嗽咳痰，痰黄量多，舌红，苔薄黄或黄腻等）患者随机分为治疗组 182 例和对照组 63 例，两组西药常规治疗相同，均给予抗生素、化痰剂，治疗组加服急支糖浆，每日 20ml，每日 3 次口服。均观察 1 个疗程（5 天）。结果：治疗组显效率为 58.2%，总有效率为 95.6%；对照组显效率为 50.7%，总有效率为 87.3%，两组总有效率有显著性差异，而显效率两者无显著差异。（《安徽中医学院学报》1999 年第 3 期）

2. 小儿支气管肺炎（潘淑范等报道）

观察方法：将 90 例患者随机分为治疗组 50 例，对照组 40 例。治疗组口服急支糖浆同时静点抗生素，急支糖浆治疗剂量：6 岁以上 15ml，每日 3 次；2～5 岁 10ml，每日 3 次；2 岁以下 5ml，每日 3 次。对照组只用与治疗组同样剂量的抗生素。结果：治疗组显效 38 例，有效 9 例，无效 3 例；对照组显效 21 例，有效 8 例，无效 11 例。两组差异显著（P<0.025）。（《中国药学报》1997 年第 6 期）

附：

【方剂来源】现代经验方。

【作用原理】 本方由清肺化痰药与宣肺止咳药组合而成。方中鱼腥草、金荞麦、四季青清肺泻火，化痰排脓；麻黄宣肺止咳平喘；前胡配枳壳，一宣一降，开胸顺气；紫菀润肺下气，消痰止咳；甘草泻火止咳，兼调和诸药。

夏桑菊颗粒

【药品性质】 非处方药。

【方剂组成】 夏枯草、野菊花、桑叶、蔗糖。

【剂型用量】

颗粒剂：每次 1~2 袋（每袋重 5g），日 3 次，开水冲化，待温服。

小儿则根据年龄适当减量，用成人的 1/3 或 1/2 量。

【适应人群】 任何人群。

【用药指征】

形貌：面偏红，目赤，唇红。

症状：①目赤肿痛，眼多眵，眵黄；

②头痛，头胀，头晕耳鸣，头汗多，汗出不怕风冷

③鼻塞声重，流黄黏涕，鼻干，口干；

④咽红咽痛，或咳嗽，咯少量黄痰；

⑤颈部淋巴结肿大，小便黄，大便偏干。

舌象：舌尖红，苔薄黄。

脉象：浮数。

【适用病症】

内科疾病：普通感冒、上呼吸道感染。

眼科疾病：急性结膜炎、过敏性结膜炎。

五官科疾病：急慢性鼻炎。

小儿科疾病：小儿感冒、小儿上呼吸道感染、小儿急慢性鼻炎。

【巧用活用】

①目赤多眵，鼻塞黄涕反复不止，伴眼睛近视 400 度以上，腰酸腿痛，舌胖有齿痕，苔少者，可配六味地黄丸同用。

②目赤，头汗多，伴肩紧，胸闷，胁痛，心烦，可配加味逍遥丸同用。

③目红赤，咽痒，头汗多，鼻塞流清涕，咳嗽，可配感冒清热颗粒同用。

④目赤痒痛，咽干，咽红肿痛，咳嗽，舌红，可配银黄颗粒或双黄连口服液同用。

【注意事项】

①感冒咽痛，眼不红，汗不多，小便色清，舌不红者不宜用。

②眼红赤，汗多怕风冷，面色黯灰，手足冷，小便色清者不宜用。

③糖尿病患者忌用。

④孕妇、哺乳期妇女慎用。

【医案举隅】

1. 感冒后鼻炎（史欣德医案）

朋友某女，41岁。一周多前感冒发热，经治体温已退，但鼻塞声重，流黄浊涕已近一周不止，自觉烦热，汗出多，不怕风，晨起多眼眵且黏，小便黄热。查唇红，目微赤，舌红，苔薄少，脉浮细。嘱用夏桑菊颗粒，每次1袋，日3次。2日后非常高兴地告知，上述症状均已消失。

2. 过敏性结膜炎（史欣德医案）

赵某，男，19岁。过敏性结膜炎史5～6年，每至秋天发生，这次又发1周，目睛红赤，目刺痒疼痛，流泪，畏光，眼内有大量白色黏性分泌物。患者体胖，平素多汗，不怕风冷，喜欢冷饮，心烦易怒，齿衄，晨起小便黄赤气秽，大便黏，欠畅。查舌红略胖，先天裂纹舌，苔少，脉细滑数。嘱用：夏桑菊颗粒、加味逍遥丸各1袋，日3次。1天后告知症状明显缓解，继用3天后症状消失。

附：

【方剂来源】 现代经验方。

【作用原理】 夏桑菊颗粒味道甘甜不苦，小儿依从性也很好。方中夏枯草苦、辛、寒，入肝胆经，能清肝胆之火，明目散结消肿，为目赤肿痛、头痛眩晕、淋巴结肿大、甲状腺肿大、乳腺小叶增生等症的常用药；桑叶苦、甘、寒，入肺肝两经，能疏散风热，清肺润燥，清肝明目，最适用于肺热肝火所致的目赤、头痛、汗多；野菊花辛、苦，微寒，也归肺肝两经，可散风清热，平肝明目，清热解毒，主要适用于风热犯肺，或肝火偏亢引起的目赤肿痛，头痛眩晕，大便干结。

黄连上清丸

【**药品性质**】 非处方药。

【**方剂组成**】 黄连、姜制栀子、连翘、炒蔓荆子、防风、荆芥穗、白芷、黄芩、菊花、薄荷、酒大黄、酒炒黄柏、桔梗、川芎、石膏、旋覆花、甘草。

【**剂型用量**】

水丸（水蜜丸）：每次 3～6g（每袋重 6g），日 2 次，温开水送服。

大蜜丸：每次 1～2 丸（每丸重 6g），日 2 次，温开水送服。

小儿则根据年龄适当减量，用成人的 1/4 或 1/2 量，可用开水化开丸药，待温，加糖适量调服；也可将丸药入小布包，加水适量，煎服。

【**适应人群**】 任何人群，以成年人居多。

【**用药指征**】

形貌：面红目赤，唇红赤，烦躁貌。

症状：①头昏脑胀，头目不清，头胀痛，耳痛耳鸣；

②目赤红肿痒痛，失眠，入睡难，五心烦热；

③牙龈红肿疼痛，咽喉红肿疼痛；

④口舌生疮，口热口臭，渴喜冷饮；

⑤头面皮肤起红斑、红疹，红色痤疮，瘙痒，或脱屑；

⑥大便干燥，秘结难解，小便黄赤。

舌象：舌尖红赤，苔黄。

脉象：弦有力，或滑数。

【**适用病症**】

内科疾病：三叉神经痛、失眠症、高血压病、血管神经性头痛、习惯性便秘。

五官科疾病：神经性耳鸣、急性中耳炎、鼻窦炎、急性扁桃体炎、复发性口腔溃疡、急性牙周炎、牙周脓肿。

眼科疾病：急性结膜炎。

皮肤科疾病：头面部玫瑰糠疹、痤疮。

【**注意事项**】

①本方有大量的寒凉药，中病即止，忌久用过用。

②上热下寒，头痛失眠，眼睑红，咽痛，苔黄，但大便溏稀，小便色清者不宜用。

③孕妇忌服。

【类方鉴别】

黄连上清丸——三黄片

药名	相同症状	不同症状
黄连上清丸	失眠、心烦易怒、便秘、口腔溃疡、咽喉肿痛	头痛、咽喉肿痛、鼻塞、胃泛酸，皮肤痒为主
三黄片		鼻衄、齿衄、皮肤出血斑、腹胀为主

【医案举隅】

1. 口腔溃疡（李永医案）

2014 年初，本人口腔溃疡，伴有咽喉肿痛，大便干结，舌红、苔腻，脉滑。到校医务室取药黄连上清丸，服用 1 袋，2 小时后腹泻 3~4 次，第 2 天服用半袋，大便基本正常，第 3 天，口腔溃疡消失，咽喉肿痛痊愈。

2. 失眠（史欣德医案）

本人长辈，女，72 岁。某日告知最近睡眠不佳，入睡难，多噩梦，半夜时会惊叫，遂向我咨询。查其面色不红，但唇明显发红，舌前色红，苔薄白，脉弦有力，结合其平时大便偏干结的情况，嘱用：黄连上清丸。患者一听，连忙摇手说：这个药不能吃，以前吃过，一吃就胃痛。我解释说：以前情况与现在不同，一次服错不等于你永远不能服这个药啊！勉强服之。第 2 天即笑嘻嘻来告知，当天晚上服 1 次，夜里即美美睡了一大觉，非常舒服了。中病即止，嘱可以停服观察。后一直睡眠正常。

附：

【方剂来源】 本方出自《北京市中药成方选集》。原方组成用法："黄连八两，大黄二百五十六两，连翘六十四两，薄荷三十二两，防风三十二两，覆花十六两，黄芩六十四两，芥穗六十四两，栀子（炒）六十四两，桔梗六十四两，生石膏三十二两，黄柏三十二两，蔓荆子（炒）六十四两，白芷六十四两，甘草六十四两，川芎三十二两，菊花一百二十八两。上为细粉，过罗，用冷开水泛小丸；或炼蜜为大丸，重二钱。每服水丸二钱或蜜丸 2 丸，每日 2 次，温开水送下。"功效主治："清热通便，消炎散风。头目眩晕，暴发火眼，牙齿疼痛，口舌生疮，二便秘结。"

【作用原理】此方由三大类药物组成，一类为清热解毒、泻火除烦药，如黄连、黄芩、黄柏、连翘、菊花、石膏、栀子、大黄；一类为疏散头面风热药，如荆芥穗、白芷、蔓荆子、防风、薄荷；一类为调畅气血、扶助升降药，如桔梗宣肺气，利咽喉，引药上行为升，旋覆花降逆和中，大黄通腑泻下为降，即釜底抽薪法；川芎活血通窍止痛，甘草调和诸药。总体功效为：清热泻火，散风止痛。主要针对头面上焦部位的热毒郁火证。

银黄颗粒

【药品性质】非处方药。

【方剂组成】金银花提取物、黄芩提取物。

【剂型用量】

颗粒剂：每次 1~2 袋（每袋重 4g），日 2 次，开水冲化，待温服。

【适应人群】任何人群。

【用药指征】

形貌：面色偏红，唇红。

症状：①发热不恶寒，鼻塞，流黏涕；

②咽喉红肿疼痛，口干咽干；

③咳嗽，咯少量白痰或黄痰；

④小便色黄。

舌象：舌红，苔薄黄。

脉象：浮数。

【适用病症】

内科疾病：流行性感冒、急慢性咽炎、急慢性扁桃体炎、上呼吸道感染、急性气管炎、流行性腮腺炎。

五官科疾病：口腔溃疡、过敏性鼻炎。

小儿科疾病：小儿感冒、小儿上呼吸道感染、小儿腮腺炎。

【巧用活用】

①感冒咽痛，鼻塞流清涕，头痛者，可配感冒清热颗粒同用。

②过敏性鼻炎反复不止，鼻塞，打喷嚏，劳累或遇风冷症状加重者，可配玉屏风同用。

③发热，咽痛，恶心呕吐，不欲饮食，口干口苦，心烦者，可配小柴胡颗粒同用。

④感冒咽痛，头昏头胀，腹胀，大便稀，舌红苔白厚腻者，可配藿香正气口服液同用。

【注意事项】

①感冒发热，恶寒，周身疼痛，舌不红，苔润者不宜用。

②糖尿病人忌服。

③服药 2 天症状不缓解，当去医院就诊。

④孕妇、哺乳期妇女慎用。

【类方鉴别】

银黄颗粒——双黄连口服液

药名	相同症状	不同症状
银黄颗粒	发热，咽痛，咳嗽，舌红，苔黄	扁桃体肿大不明显
双黄连口服液		扁桃体肿大明显，颈部淋巴结肿大

【医案举隅】

1. 小儿感冒发热（史欣德医案）

朋友儿子 5 岁，某日晚上来电话求助说：儿子发热了，体温 38.5℃，自述咽痛，不咳嗽，问诊发现小儿口唇比平时红，精神尚可，但食欲差，恶心，呕吐 1 次，小便色黄，传来的舌苔照片显示：舌尖红赤，苔薄白。嘱用小柴胡颗粒、银黄颗粒各 1 袋，开水冲泡，待温服。结果：第 2 天一早来电话告知，体温已退，咽痛也消。嘱原方再服 1 天，日 2 次，以巩固疗效。

2. 急性上呼吸道感染（楼小佩报道）

观察方法：选取 2011 年 3 月～2013 年 3 月在该院治疗的患者 150 例，病程在 48 小时内，随机分为治疗组和对照组各 75 例。对照组常规应用抗感冒、退热、止咳、化痰、补液等常规对症处理；治疗组在上述治疗基础上，给予银黄颗粒，每袋 4g，每次 2 袋，每日 2 次，连用 5 天。结果：治疗组显效 30 例，有效 38 例，无效 7 例，总有效率为 90.67%；对照组显效 17 例，有效 35 例，无效 23 例，总有效率为 69.33%。两组总有效率比较有显著性差异（P<0.01）。（《浙江中医杂志》2014 年第 9 期）

3. 急慢性咽炎（郇义超等报道）

观察方法：将 99 例急慢性咽炎患者随机分为对照组（50 例）和观察组（49 例）。对照组采用西药治疗，观察组给予银黄颗粒治疗。7 天后观察并比较两组患者的症状、体征总积分，症状、体征改善以及不良反应发生情况。结果对照组和观察组治疗前的积分情况明显优于治疗前（P<0.01），且观察组治疗后的积分明显优于对照组（P<0.05）；观察组的咽痛、灼热、咳嗽、发痒、分泌物、咽部红肿及滤泡增生的改善率明显高于对照组（P<0.01）。（《中国医药导报》2012 年 10 期）

附：

【方剂来源】 现代经验方。

【作用原理】 本方仅 2 味药，组方简单，作用专一，主要作用为清热解毒消炎。方中金银花疏散风热，清热解毒，黄芩清肺热，泻火凉血。现代药理研究发现：金银花具有抑菌、抗病毒、抗炎、解热、降脂、增强机体免疫力等功效；黄芩具有抗菌、抗炎、增强机体免疫力、解痉、抗氧化等作用。

银翘解毒丸（片）

【药品性质】 非处方药。

【方剂组成】 金银花、连翘、薄荷、荆芥、淡豆豉、牛蒡子（炒）、桔梗、淡竹叶、甘草。

【剂型用量】

浓缩蜜丸：每次 1 丸（每丸重 3g），日 2~3 次，以芦根汤或温开水送服。

片剂：每次 4 片（每丸重 0.3g），日 2~3 次，以芦根汤或温开水送服。

【适应人群】 任何人群。

【用药指征】

形貌：面色偏红，唇红。

症状：①发热，微恶寒，头痛，无汗或少量汗出；

②咽喉疼痛，咽部充血，咳嗽，无痰或少量黄痰；

③鼻塞，流黄浊涕，口干渴；

④小便偏黄，大便偏干。

舌象：舌红，苔薄黄。

脉象：浮数。

【适用病症】

内科疾病：普通感冒、流行性感冒、上呼吸道感染、急性咽炎、急性扁桃体炎。

小儿科疾病：小儿流行性感冒。

【注意事项】

①感冒发热，恶寒重，无汗，周身痛甚，头痛，鼻塞，流水样清涕者不宜服。

②高热患者，服药2天后症状不缓解，应去医院就诊。

③孕妇慎用。

附：

【方剂来源】 本方出自清代吴瑭《温病条辨》，原方名"银翘散"。原文曰："太阴风温、温热、温疫、冬温，初起……但热不恶寒而渴者，辛凉平剂银翘散主之。温毒、暑温、湿温、温疟，不在此例。……银翘散方：连翘一两，银花一两，苦桔梗六钱，薄荷六钱，竹叶四钱，生甘草五钱，芥穗四钱，淡豆豉五钱，牛蒡子六钱。上杵为散，每服六钱，鲜苇根汤煎，香气大出，即取服，勿过煎。肺药取轻清，过煎则味厚而入中焦矣。病重者，约二时一服，日三服，夜一服；轻者三时一服，日二服，夜一服；病不解者，作再服。盖肺位最高，药过重，则过病所，少用又有病重药轻之患，故从普济消毒饮时时清扬法。"

【作用原理】 本方主要为金银花、连翘，两药辛凉解表，清热解毒；薄荷、牛蒡子、桔梗味辛性凉，既能疏散风热，清利头目，又可解毒利咽；佐以辛而不烈，温而不燥的荆芥穗、淡豆豉以加强发散透邪之力；竹叶可清上焦心经之热，甘草既可调和诸药，护胃安中，与桔梗配能解毒利咽。全方辛凉解表，清热解毒，故主要适用于外感风热、温热引起的感冒发热。

清开灵颗粒（胶囊）

【药品性质】 非处方药。

【方剂组成】 胆酸、珍珠母、猪去氧胆酸、栀子、水牛角、板蓝根、黄芩苷、金银花。

【剂型用量】

颗粒剂：每次 1～2 袋（每袋重 3g），日 2～3 次，开水冲化，待温服。

胶囊剂：每次 2～4 粒（每粒重 0.25g），日 3 次，温开水送服。

小儿则根据年龄适当减量，用成人的 1/3 或 1/2 量。

【适应人群】 任何人群。

【用药指征】

形貌：面红唇红。

症状：①高热，不恶寒，面红目赤，头痛，烦躁不安；

②咽喉红肿疼痛；

③咳嗽，咯吐黄痰；

④口干口苦，胸痛，胃痛泛酸；

⑤手足或周身皮肤起红色丘疱疹；

⑥大便干结，小便黄赤；

舌象：舌红绛、苔黄。

脉象：弦滑数。

【适用病症】

内科疾病：病毒性感冒、上呼吸道感染、急性气管炎。

五官科疾病：急性化脓性扁桃体炎、急性咽炎。

小儿科疾病：小儿急性上呼吸道感染、小儿手足口病。

【注意事项】

①高热，恶寒重，无汗，手足冷，周身疼痛，舌润者不宜服。

②发热，汗出，恶风恶寒，面色黯，舌淡紫者不宜服。

③发热患者服药 2 天症状无缓解，应去医院就诊。

④孕妇忌用。

【医案举隅】

1. 小儿上呼吸道感染高热（张冬梅等报道）

观察方法：按就诊顺序随机分为 2 组，治疗组 124 例患儿，男 64 例，女 60 例，年龄 3 个月～13 岁，体温 39～40.8℃；对照组 102 例，男 58 例，女 46 例，年龄 3 个月～12 岁，体温 39～41.1℃。病程均≤72 小时。两组性别、年龄及病程经统计学检验，无明显差异。治疗组用清开灵颗粒，<1 岁每次服 0.5 袋，1～3 岁每次服 1 袋，3～6 岁每次服 1.5 袋，6～13 岁每次服 2 袋，每日 3 次，加服小儿速效感冒冲剂或泰诺糖浆常规口服；对照组采用小儿速效感冒冲剂或泰诺糖浆常规口服。对于高热不退、咽痛重者，可酌情首次剂量加倍。两组辅助治疗相同。如若有高热惊厥，可用镇静止痉药及物理降温等。结果：治疗组总有效率 92.74%；对照组总有效率 70.59%（P＜0.01）。治疗组使用清开灵颗粒剂后，有 12 例大便次数增多，每日 3～5 次，其中年龄＜1 岁者 10 例，1～3 岁者 2 例，停药后即恢复正常。（《中医研究》2000 年第 4 期）

2. 小儿轻症手足口病（钟晓丹报道）

观察方法：将 220 例轻症手足口病患儿随机分为治疗组 120 例与对照组 100 例。对照组予口服利巴韦林 10～15mg／（kg·d）治疗；治疗组在对照组治疗的基础上加服清开灵颗粒。结果：治疗组总病程，用药后热程，皮疹消退时间与对照组比较差异有统计学意义（P＜0.01），治疗组总有效率（91.7%）与对照组（70%）相比，差异有统计学意义（P＜0.01）。（《中国社区医师》2013 年第 10 期）

附：

【方剂来源】 现代经验方。

【作用原理】 本方主要由清热泻火解毒药组成。方中胆酸、猪去氧胆酸有清热解毒，凉肝息风作用；板蓝根清热解毒利咽；栀子清热凉血，泻火除烦；黄芩苷清热燥湿，泻火凉血；金银花清热解毒；珍珠母、水牛角清热泻火，镇静安神。现代研究也表明：本方具有抗菌、抗炎、抗病毒、利胆作用，同时能改善血液循环、清除体内自由基等作用。故对细菌、病毒等属中医热毒之邪引起的发热病症有效。

感冒软胶囊

【药品性质】非处方药。

【方剂组成】羌活、麻黄、桂枝、荆芥穗、防风、白芷、川芎、石菖蒲、葛根、薄荷、苦杏仁、当归、黄芩、桔梗。

【剂型用量】

胶囊剂：每次 2~4 粒（每粒重 0.45g），日 2 次，温开水送服。

【适应人群】成年人。

【用药指征】

形貌：体壮，面色偏黯。

症状：①发热，恶寒，无汗，头痛，项强，周身肌肉骨节酸痛；

②鼻塞，喷嚏，流清涕；

③咽喉肿痛，咽干口干，或咳嗽，咯稀痰或少量黄痰；

④大便偏干。

舌象：淡红，苔薄白腻，或薄黄偏干。

脉象：浮紧。

【适用病症】

内科疾病：普通感冒、流行性感冒、急性上呼吸道感染。

五官科疾病：急性咽喉炎。

【注意事项】

①感冒发热，不恶寒，有汗，咽喉红肿疼痛，舌红赤，脉滑数者不宜用。

②感冒发热，恶寒，汗出怕风冷，口不干，鼻塞，流水样涕，大便稀溏者不宜用。

③高血压、心脏病患者、运动员、孕妇慎用。

【医案举隅】

感冒发热（史欣德医案）

某男，20 岁，体格健壮。某日淋雨受寒后出现周身酸痛，头痛，发热恶寒，无汗，体温 39℃，咽痛，心烦，口干。舌淡红，苔薄黄，脉浮紧。察面色发黯，精神差。嘱用感冒软胶囊 4 粒，日 3 次，用大量温开水送服，服后厚被睡觉发汗。结果次日一早告知，药后汗出热退，早上体温已正常。

附：

【**方剂来源**】现代经验方。

【**作用原理**】本方由大量散风寒药与少量清热药组成。主要用于外寒重于里热的感冒发热。方中羌活、麻黄、桂枝、荆芥穗、防风发散风寒，葛根散风热，解肌生津，黄芩清里热，白芷、川芎、当归辛散活血止痛，薄荷、桔梗清热利咽，石菖蒲化湿清头目，苦杏仁降气化痰止咳。

感冒清热颗粒

【**药品性质**】非处方药。

【**方剂组成**】荆芥穗、薄荷、防风、柴胡、紫苏叶、葛根、桔梗、苦杏仁、白芷、苦地丁、芦根。

【**剂型用量**】

颗粒剂：每次1袋（每袋重12g），日3次，开水冲化，待温服。

小儿则根据年龄适当减量，用成人的1/3或1/2量。

【**适应人群**】任何人群。

【**用药指征**】

形貌：面色偏黯。

症状：①微微怕冷，低热(37.5℃左右)，身体发紧；

②头昏脑胀，前额胀痛，或项紧；

③打喷嚏，鼻塞，流清涕；

⑤咽喉不适，咽喉痒，或微痛，咽干，轻咳；

⑥胃胀，腹胀，恶心，口干，食欲略差。

舌象：舌淡红，苔薄白。

脉象：浮。

【**适用病症**】

内科疾病：普通感冒、流行性感冒早期、急性咽炎等上呼吸道感染早期。

【**巧用活用**】

①感冒时面色比平时发黯，精神差，哈欠连连，提示感冒偏寒性。可以用

感冒清热颗粒 1 袋，兑入藿香正气水半支或 1 支（根据寒的程度选择），开水冲，搅匀，趁热服，每日 2~3 次。

②若感冒时嘴唇色红，舌尖红，咽干痛，鼻干，小便黄，提示感冒偏热性。可以用感冒清热颗粒、银黄颗粒（或板蓝根颗粒）各 1 袋，开水冲化，搅匀，温服。每日 2~3 次。

【注意事项】

①感冒发热用药 1 天无效者，建议医院就诊。

②孕妇、哺乳期妇女应在医生指导下使用。

【医案举隅】

1. 感冒发热（李楠医案）

风寒感冒：徐某，男，35 岁，受寒后头身疼痛，无汗，发热，体温 38.5℃，咽喉疼痛。时已晚 7 时许，无处购买饮片，令其以生姜 10 片，大枣 3 枚，煎生姜红枣汤，冲服感冒清热颗粒，1 次 2 袋，2 小时服用 1 次，以汗出热退为度。服药后即重衾而眠，至夜间 11 时许，服药 3 次，汗出热退，次日诸症悉除。

2. 感冒咽痛（熊兴江医案）

杨某，老年男性，在医院心血管病重症监护病房住院期间，因夜晚病房空调温度较低，受凉后出现咽痒咽痛不适，伴头痛，头晕，无汗，轻微咳嗽，无明显口干口苦，纳眠可，二便可。舌淡红，苔薄白。随即取感冒清热颗粒 1 袋交病人，温水冲服，次日晨起诸症消失。后治疗外感咽痛轻症，予感冒清热颗粒即愈；外感咽痛重症，予感冒清热颗粒配合冬凌草片多能取效。

3. 预防鼻炎哮喘（史欣德医案）

某老先生，西医外科医生，75 岁，体型中等，有高血压、哮喘、鼻炎、慢性胃炎等病史。每至冬夏两季易感冒鼻塞，打喷嚏，初期流水样清涕，后为脓浊涕，继则影响到泪囊，流黄脓混浊泪液，严重时引发哮喘，气喘不能平卧。常用西药抗生素多日后方愈。嘱：凡每遇鼻塞、喷嚏发作，半小时内一定用感冒清热颗粒 1 袋，兑入藿香正气水半支，用热开水冲开，趁热服。自坚持按此方法后，至今已近 10 年，鼻炎基本未再发生，哮喘也未再大发作。自此信服中医，感慨中医治未病理念的了不起。

附：

【方剂来源】 现代经验方。

【作用原理】 本方由大量疏散风邪的药味组成。方中荆芥、薄荷、桔梗有利咽作用，针对咽痒、咽痛；葛根有舒解颈后部肌肉紧张作用，可以缓解颈部僵硬感；苏叶除散风寒外，兼能和胃止呕，可以解除感冒时的脘腹胀、恶心欲吐等消化道症状；杏仁有降气止咳、润肠通便作用，可以治疗感冒兼有咳嗽、大便干者；白芷能通鼻窍，止头痛，对感冒时的鼻塞、头痛有效；芦根甘寒，能生津止渴，可以缓解感冒时的鼻干、咽干、口干等症状。另，荆芥穗、防风、紫苏叶、苦杏仁、白芷偏温性；薄荷、柴胡、葛根、苦地丁、芦根偏寒性；桔梗平性。由此可见，此方寒温各占一半，是一首寒温并用、偏性不明显的方子，但"管"的范围却比较宽，包括人体的前后左右：荆芥、防风负责人体后面（太阳经）的外邪；柴胡负责左右侧面（少阳经）；葛根、苏叶负责人体前面（阳明经）。可见，此方作用全面，对寒热症状都不太明显的早期、轻型感冒，特别是北方天气干燥地区的感冒效果更好，或用于容易感冒之人受寒后的预防治疗。对寒热偏性明显、感冒症状重、时间长的感冒少效。

藿香正气水（口服液、软胶囊、丸）

【药品性质】 非处方药。

【方剂组成】 广藿香油、紫苏叶油、白芷、苍术、陈皮、生半夏、姜制厚朴、茯苓、甘草浸膏、大腹皮、干姜汁。

【剂型用量】

水剂：为酊剂，含乙醇。每次 1 支（每支 10ml），日 2 次，用时摇匀，滴入咽喉或直接口服，或兑开水 100～200ml，稀释后待温服。

口服液：即合剂，不含乙醇。每次 1 支（每支 10ml），日 3 次，口服。

软胶囊：每次 2～4 粒（每粒重 0.45g），日 2～3 次，温开水送服。

浓缩丸：每次 8 粒（相当于原生药 3g），日 3 次，温开水送服。

水丸：每次 1 袋（每袋重 6g），日 3 次，温开水送服。

滴丸：每次 1～2 袋（每袋重 2.6g），日 3 次，温开水送服。

小儿建议用口服液，根据年龄适当减量，用成人的 1/3 或 1/2 量。若用水剂，每次 1/5 支，兑温开水稀释后服。

【适应人群】任何人群。

【用药指征】

形貌：体型偏胖，面色黄黯，疲倦貌，平时易咯痰。

症状：①头昏头重头疼，周身困倦，或面肢浮肿；

②胸脘痞闷，咳嗽气喘，或脘腹胀痛；

③咽痒，或咽中黏腻，或咽痛如刀割，但咽部不红，鼻塞喷嚏，流清涕；

④恶心欲吐，或呕吐，食欲差；

⑤腹泻，水样便，但臭味不重，次数或多或少；

⑥经期小腹部冷痛，喜热敷者。

舌象：舌淡红，苔白厚腻。

脉象：浮细。

【适用病症】

内科疾病：中暑、急性胃肠型感冒、急性胃炎、急性肠炎、哮喘、特发性水肿。

妇科疾病：痛经、经前水肿、妇人特发性水肿、产后腹痛。

五官科疾病：急性咽炎。

小儿科疾病：小儿胃肠型感冒发热呕吐、小儿疳积。

【巧用活用】

①预防中暑及哮喘发作，当夏天湿度超过 50%，平时肉食偏多，痰多者，或哮喘患者夏天易发者，可以用藿香正气水 1/2 支，开水 200ml 稀释后温服，每日早饭后 1 次。

②哮喘急性发作，因吸入过敏原、受寒冒湿等原因，突然胸闷喘憋，可即吞服藿香正气丸合香砂养胃丸，各 1 次量，另用生姜 1 片（1 元硬币大小）、核桃 1 枚嚼食。

③急性咽炎，自觉咽喉突然疼痛或有异物感，可用藿香正气水直接滴至咽部，感觉舒服、症状缓解，则继续，直至症状消失，若滴入后症状加重，改用板蓝根颗粒或银黄颗粒等清热利咽剂。

④小儿受寒腹泻，大便稀溏，或水泻，腹胀，小便不黄，舌苔白厚，可用藿香正气水 2 支，加入浴盆水中泡澡。

⑤痛经，因经前过食生冷，或受寒，突然小腹剧痛，月经下而不畅，可用藿香正气水 1 支，兑 200ml 开水，热饮。

⑥北方干燥地区受寒后感冒咽痒咽痛，鼻塞喷嚏，建议用藿香正气水 1/2 支或 1 支，加感冒清热颗粒 1 袋，一同开水冲服。

【注意事项】

①热性火性体质者，平时牙龈红肿，口腔易溃疡，鼻衄，小便黄赤，有尿血病史，感冒后易咽喉肿痛，咳嗽黄痰者不宜服。

②急性腹泻，水样便，腹胀肠鸣，但无头昏胸闷等表证，舌苔白厚腻者，本药通常无效。

③腹泻，伴阵发性腹部疼痛，大便臭甚，里急后重，或有脓血便，口干渴者不宜用。

④驾车时建议不用水剂，改用其他不含乙醇的剂型。

⑤感冒咽痛，服后痛甚，感冒症状加重，口干者停服。

【类方鉴别】

藿香正气水——十滴水

药名	相同症状	不同症状
藿香正气水	受寒引起的头晕、恶心，腹痛腹泻	受湿邪重，头昏胀、四肢酸痛、困倦感等体表症明显
十滴水		受寒邪重，呕吐、腹痛、腹泻等消化道症状明显

【医案举隅】

1. 感冒头晕头痛（史欣德医案）

多年前冬天某日，江苏盐城学生熊兴江来电：父亲 60 多岁，近日头晕、头痛厉害，有高血压病，长期用降压药维持，血压情况良好，但最近血压突然升高，加大药量也不能有效控制血压，故向我咨询。问：面色、精神状态、大便、舌苔情况，告知：面色比平时黯，精神差，倦怠感明显，大便偏溏，舌苔白腻。嘱用：藿香正气水 1 支，用开水 200ml 冲泡，待温服。学生表示疑惑：父亲是高血压引起的头晕头痛，为何使用藿香正气水？答：江苏沿海地区冬天湿冷，家中又无暖气，你父亲突然头晕头痛，应该是寒湿之邪所致，症状吻合，因此可以放心服用。结果次日学生来电，高兴地告诉我，其父头晕、头痛症状明显减轻，血压也下降了。再服 1 天后症状消失。

2. 哮喘、感冒预防（史欣德医案）

老父亲西医外科医生，60多岁退休后，每年夏天遇闷热环境即哮喘大发作，至冬天则感冒鼻塞流黄涕，甚则失音。平时喜欢肉食，舌苔厚腻，有高血压、胃炎等病史。建议其平时常备藿香正气水、感冒清热颗粒，一遇咽痒不适、咽发紧欲喘，或打喷嚏时，即刻用藿香正气水滴入咽喉，或用藿香正气水1/2支、感冒清热颗粒1袋冲服。另，荤食略感过量，即加服保和丸，坚持至今80多岁，哮喘未再发作，冬天也不再流黄涕，原来入冬手掌脱皮开裂也不再发生。常常对我感慨中医预防方法的"伟大"。

3. 急性胃肠炎（熊兴江医案）

某男，33岁。因恶心、腹痛、腹泻1天，于电话中咨询病情。告知出差前一天，曾经加班熬夜，并进食冰西瓜。次日晚上发病，出现恶心、腹痛、腹泻，自觉恶寒、发热，体温未量，纳食可，食后半小时就腹泻，大便6~8次/天，小便可。舌脉未见。嘱予藿香正气软胶囊6粒温水送服，覆被取汗。大约半小时后，浑身汗出，恶寒发热消失，夜间恶心、腹痛、腹泻均有减轻。后嘱次日晨起将剩下的4粒藿香正气软胶囊温水送服。服后大便次数明显减少，2次/天。

4. 急性肠胃炎（张敏医案）

本人自中学起，因服大量寒凉药后损伤脾胃，经常患肠胃炎，稍有不慎，即上吐下泻，水米不能进。每次需去医院急诊，静脉注射抗生素、维生素B₆等，迁延数日，方能好转，痛苦不堪。2008年秋，本人正就读于中医药大学，因饮食不慎，突发恶心呕吐，腹泻，卧床不起，起则欲吐，舍友们见状非常担心，均建议去学校隔壁医院急诊。因惧怕输液未从。忽想起藿香正气水中有苏叶、半夏、陈皮、生姜数味止呕圣药，能化湿和中，止吐止泻。即让同学找来一支藿香正气水，直接滴喉咙数滴，热辣辣的药汁下咽后，便觉恶心欲吐慢慢平息。数十分钟恶心已不明显，起床把剩下的半支藿香正气水挤到半杯热水中，一饮而尽，一场来势汹汹的急性肠胃炎就此结束。值得一提的是自此至今，肠胃炎再未发作，不得不感叹藿香正气水的神奇。

5. 晕车（张敏医案）

本人有晕车的毛病，每次坐汽车，即头晕呕吐，非常麻烦。学中医后，了解到藿香正气水有很强的止吐作用，每次出门坐车，都随身携带，感觉晕而欲吐，随即取出藿香正气水1支，仰头滴数滴至喉咙，药汁下咽便觉胃气下降，晕吐感止。

6. 发热头痛吐泻（孙子正医案）

邻居王某，男，15岁，山东枣庄人，高中学生。2009年8月某日，运动后饮用冰镇饮料，回家洗凉水澡后又吹空调，半夜发烧，头晕头痛，目不能视，上吐下泻，全身乏力，遂到医院检查了头部CT、胃镜、血象等均正常，西医诊断为食物中毒和神经性头痛。用抗生素后腹泻、呕吐加重，建议转院到山东省立医院治疗。其母未从，带儿子找到我，问有无办法。查孩子形瘦，面色灰白，闭目，厚衣，舌苔厚腻，唇色淡，脉沉滑。自述：怕光，不能睁眼，见光则眼酸，恶心。遂嘱用：藿香正气水1支，热水冲服，日服3次，每次药后喝热白粥1碗，以助胃气。当天晚上其母打电话咨询：药后吐不少黏液，泻下褐色黏糊状大便，粘马桶，我嘱原法继续。第2天来电话告知：病人体温已退，头痛消，吐泻止，知饥欲食。又服1天痊愈。

7. 特发性水肿（史欣德医案）

某女，40多岁，面部四肢浮肿，经前加重已2月。血、尿检查均无异常，西医诊断为特发性水肿，建议中医治疗。诊时见眼胞虚浮，面色偏黄，下肢按之轻度凹陷，大便溏稀，日1次，舌苔白腻，脉浮。嘱用：藿香正气丸浓缩丸，每次8粒，日3次口服。1周后复诊述：浮肿明显减退。

8. 神情恍惚（孙子正医案）

2014年7月某日下午，一位29岁男子前来看病。问诊得知：因创业失败心情不好，自己养的心爱的猫又从七楼跳下死了，从此开始发病，注意力不集中，目光呆滞，随时发愣，叫他做什么就做什么，不叫不动。脉象忽高忽低，来回左右冲撞，舌白苔腻，体型瘦弱，面色㿠白。嘱用藿香正气水2支，温开水冲服，盖被发汗。时天气炎热，服后居然没有出汗，1小时后再服2支，汗出仍不透，遂嘱喝热开水2碗，盖被才发了汗。想呕吐又未吐出，夜里腹泻2次，第1次为大量黑色黏稠物，第2次为黄色稀便。结果：次日晨起自觉一身轻松，早饭后又来复诊，见面色已转红润，脉转为细缓，眼睛也亮了，会主动给我让烟了。后嘱咐喝2天白粥，藿香正气水早晚各1支喝2天，1周后可以正常上班了。前后治疗共4天，此患者令我印象深刻。

9. 过敏性鼻炎（付莹坤医案）

男，34岁，北京人，2016年8月9日来诊（立秋后2天），既往过敏性鼻炎病史 15 年，每于立秋后发作。两天前与亲友于坝上草原游玩 2 天后，乘空调车约 5 小时后返京，下车后随即出现流清涕、打喷嚏、眼痒症状，自觉鼻炎要发作，电话来诊。考虑长时间处于空调车内，外感风寒，加之旅途劳顿，正气不足，正值暑湿之气极盛之时，下车后感受暑湿诱发鼻炎。嘱其服用藿香正气胶囊，4 粒/次，每日 3 次。晚间服用 1 次后，次日晨起电话回报流涕、眼痒症状消失，嘱其继服 3 日以巩固疗效。

10. 小儿发热呕吐（矢数道明医案）

8 岁男孩，暑假海水浴，伤暑气，且饮食不节，发热头痛，呕吐不止，意识昏沉，拒绝进食，入小儿科医院，不进饮食已达 1 周。据说怀疑有脑膜炎，预后不良。对此给予本方（藿香正气散），呕吐乃止，第 2 天，有了食欲，热已退净，继服此方 10 日而痊愈出院。（《临床应用汉方处方解说》）

附：

【方剂来源】本方出自宋代《太平惠民和剂局方》（续添诸局经验秘方）。原文曰："藿香正气散，治伤寒头疼，憎寒壮热，上喘咳嗽，五劳七伤，八般风痰，五般膈气，心腹冷痛，反胃呕恶，气泻霍乱，脏腑虚鸣，山岚瘴疟，遍身虚肿。妇人产前、产后血气刺痛，小儿疳伤，并宜治之。大腹皮、白芷、紫苏、茯苓（去皮）各一两，半夏曲、白术、陈皮（去白）、厚朴（去粗皮，姜汁炙）、苦梗各二两，藿香（去土）三两，甘草（炙）二两半。上为细末，每服二钱，水一盏，姜三片，枣一枚，同煎至七分，热服。如欲出汗，衣被盖，再煎并服。"

【作用原理】本方是一首祛除寒湿、内外兼治的重要方剂。即能解表化湿，又能理气和中。作用部位主要在肺、胃、脾。具体作用如下：藿香芳香化湿，理气和中，兼解表是主药；紫苏叶、白芷发表散寒，前者兼和胃止呕，后者通鼻窍、止头痛，增强藿香理气散寒之力为辅药；佐苍术、厚朴、大腹皮燥湿除满、和胃止泻；陈皮、半夏行气降逆，和胃止呕；配桔梗开胸膈、利咽喉；用茯苓健脾利湿消肿，甘草调和诸药。半夏、陈皮、茯苓、甘草即化痰名方二陈汤的组合，故本方兼能化痰止咳平喘。

二、消化系统疾病用药

三黄片

【药品性质】 非处方药。

【方剂组成】 大黄、盐酸小檗碱（黄连素）、黄芩浸膏。

【剂型用量】

片剂：每次 4 片（每片重 0.26g），日 2 次，温开水送服。

【适应人群】 成年人。

【用药指征】

形貌：面红或唇红。

症状：①口腔溃疡，咽喉肿痛，牙龈出血，口臭；

②目赤肿痛，或目内眦红赤；

③鼻旁、唇周生疮，鼻出血；

④心烦，入睡难，或睡而不实；

⑤皮肤起红疹，或红赤、肿胀、瘙痒、脱皮；

⑥小便黄赤，气秽；

⑦大便秘结，数日一行，或利下赤白黏液，里急后重。

舌象：舌红赤，苔黄厚腻。

脉象：滑数，尺弦有力。

【适用病症】

内科疾病：急性胃肠炎、细菌性痢疾、慢性胃炎、失眠症、高血压眩晕、血管神经性头痛（偏头痛）、习惯性便秘。

五官科疾病：牙周炎、急性咽喉炎。

眼科疾病：急性结膜炎。

皮肤疾病：过敏性皮炎、日光性皮炎。

【巧用活用】

①大便黏滞，解而不畅，腹胀，面黄少华，乏力，不欲冷食者，可配附子理中丸同用。

②牙龈肿胀疼痛，色黯红，伴腰酸腿软，久站更甚者，可配六味地黄丸同用。

【注意事项】

①腹痛腹泻，水样便，大便不臭，口不渴，舌不红，脉不滑数者不宜用。

②口腔溃疡而大便溏稀，解而通畅，大便不臭者不宜用。

③药后大便畅行，症状消失或明显缓解后即当停服，不宜过量久服。

④孕妇忌用。

【类方鉴别】

三黄片——黄连上清丸

药名	相同症状	不同症状
三黄片	失眠，心烦易怒，便秘，口腔溃疡、咽喉肿痛	鼻衄、齿衄、皮肤出血斑、腹胀为主
黄连上清丸		头痛、咽喉肿痛、鼻塞、胃泛酸，皮肤痒为主

【医案举隅】

1. 失眠（史欣德医案）

赵某，男，22岁，体型壮实，平素多肉食。失眠1周，入睡难，半夜易醒，近日大便黏腻不畅，小便偏黄，气秽，心烦易怒。察唇红，面赤，嘱用三黄片，每次4片，早晚空腹服。第3天告知：药后大便泻下3次，入睡已容易，半夜未再醒。

2. 腹胀便秘心悸（史欣德医案）

朋友某女，56岁，体型偏胖，劳累后易脸红头胀，不可冷食，有时喝少量绿豆汤都会引起胃痛，经常口中黏，咯白黏痰，平素大便黏腻不畅，足冷，小便色清。某日突然心悸，心率每分钟近100次，腹胀满，大便已5日未行，入睡难，睡而易醒。查舌苔白腻，脉沉细而数。遂嘱用三黄片、附子理中丸，各按说明书量，日2次，早晚空腹服。服至第2天后告知：大便泻下2次，腹胀消，心率恢复至70多次/分钟，人已舒服，嘱再服1日后停药。

3. 牙痛（熊兴江医案）

某女，33 岁，平素牙痛反复发作，每次发作均需用过氧化氢溶液冲洗，口服甲硝唑片方能控制，1 天前牙痛再次发作，疼痛难忍，察其脸红，体型偏胖，心烦急躁，有口气，容易胃痛，纳食一般，睡眠正常，大便容易秘结，小便可，舌尖疼痛，舌黯红，苔薄白，脉滑。予三黄片口服，一次 4 片，1 天 3 次。服药至第 3 天，牙痛、舌痛好转。

附：

【方剂来源】 此方出《金匮要略·惊悸吐衄下血胸满瘀血病脉证治》，原文如下："心气不足，吐血，衄血，泻心汤主之。泻心汤方（亦治霍乱）：大黄二两，黄连、黄芩各一两。上三味，以水三升，煮取一升，顿服之。"《金匮要略·妇人杂病脉证并治》曰："妇人吐涎沫，医反下之，心下即痞。当先治其吐涎沫，小青龙汤主之；涎沫止，乃治痞，泻心汤主之。"

【作用原理】 本方仅 3 味药，但药专力宏，能攻下热积，泻火解毒，治疗多种因热毒充斥上中下三焦所致的病证。方中黄连清心、胃之火（现代研究示：盐酸小檗碱为广谱抗菌药，对多种革兰阳性及阴性细菌均有抑制作用），黄芩清泻肺、胆、大肠经之火，大黄泻胃、大肠之火，攻下通便，有釜底抽薪之意。

三九胃泰颗粒（胶囊）

【药品性质】 非处方药。

【方剂组成】 三叉苦、黄芩、九里香、两面针、木香、茯苓、白芍、地黄。

【剂型用量】

颗粒剂：每次 1 袋（每袋重 10g/20g），日 2 次，开水冲化，待温服。

胶囊剂：每次 2~4 粒（每粒重 0.5g），日 2 次，温开水送服。

小儿则根据年龄适当减量，用成人的 1/3 或 1/2 量。

【适应人群】 任何人群。

【用药指征】

形貌：面色偏红，唇红。

症状：①上腹隐痛，饱胀，心口嘈杂，反酸，食道或胃有灼热感；

②恶心呕吐，嗳气频作，口干，纳减；

③小便偏黄，大便偏干。

舌象：舌红有齿印，苔薄黄或少苔。

脉象：细数。

【适用病症】

内科疾病：慢性浅表性胃炎、胆汁反流性胃炎、糜烂性胃炎、萎缩性胃炎、功能性消化不良。

小儿科疾病：小儿慢性胃炎。

【注意事项】

①胃痛，泛酸，胃胀，不喜冷食，大便稀溏，小便色清，舌淡红，苔水滑者不宜用。

②服药期间忌食辛辣刺激性食物。

④孕妇慎用。

【类方鉴别】

三九胃泰颗粒——气滞胃痛颗粒

药名	相同症状	不同症状
三九胃泰颗粒	胃痛，胃胀	泛酸，胃有灼热感，口干，小便黄，舌红苔黄
气滞胃痛颗粒		出汗少，手足冷，胸闷，舌黯红，苔薄白

【医案举隅】

1. 慢性浅表性胃炎（褚建东报道）

观察方法：2011年10月～2013年10月收治慢性浅表性胃炎患者90例，将其分为治疗组50例和对照组40例。治疗组服用三九胃泰颗粒，对照组口服奥美拉唑、阿莫西林和克拉霉素。观察其临床症状改善程度、胃镜检查结果和不良反应。结果：治疗组上腹疼痛显效率86%，有效率12%，总有效率98%；对照组总有效率92.5%。治疗组胃镜检查治愈率82%，对照组75%。认为：三九胃泰颗粒对慢性浅表性胃炎的临床疗效确切，不良反应少且廉价，值得临床推广应用。（《中国社区医师》2014年第28期）

2. 气滞血瘀型浅表性胃炎（张左田等报道）

观察方法：将63例患者随机分为治疗组37例（常规服用三九胃泰颗粒）

与对照组 26 例（常规服用胃苏颗粒），观察治疗前后临床症状和胃镜下胃黏膜变化情况。结果：治疗后三九胃泰颗粒组临床症状缓解和胃黏膜改善明显优于对照组（P＜0.01）。（《现代消化及介入诊疗》2012 年第 2 期）

附：

【方剂来源】现代经验方。

【作用原理】本方由清热燥湿，行气活血，柔肝止痛，健脾消肿药组成。方中三叉苦、黄芩清热燥湿，九里香、木香行气活血止痛，两面针活血消肿，地黄滋阴凉血，白芍养阴柔肝，缓急止痛，茯苓健脾渗湿消肿。故对胃炎引起的胃黏膜红肿充血糜烂有较好的疗效。

气滞胃痛颗粒

【药品性质】非处方药。

【方剂组成】柴胡、炙延胡索、枳壳、炙香附、白芍、炙甘草。

【剂型用量】

颗粒剂：每次 1 袋（每袋重 5g），日 3 次，开水冲化，待温服。

病情较重者可以适当加量。

小儿则根据年龄适当减量，用成人的 1/3 或 1/2 量，可加糖适量调服。

【适应人群】任何人群，以成人居多。

【用药指征】

形貌：面色黄黯，体型偏瘦。

症状：①胃脘胀痛，食后明显，或伴胸胁窜痛；

②嗳气频作；

③平素汗少，或无汗，手足不温；

④大便干结，或腹泻，泻而不畅；

⑤妇人经前乳胀，或痛经；

⑥小腿抽筋，遇冷易作；

⑦易抑郁、生气。

舌象：舌黯红，苔薄白。

脉象：沉细弦，重按有力。

【适用病症】

内科疾病：急慢性胃炎、消化不良、急慢性肠炎、抑郁症。

妇科疾病：月经不调、痛经。

【巧用活用】

①慢性胃炎，胃胀痛，口中黏腻，痰多，苔腻者，可配香砂养胃丸同用。

②急性胃炎，胃胀痛，泛酸，食道有烧灼感，可配三九胃泰颗粒同用。

③急性肠炎，腹痛腹泻，肠鸣，大便臭，可配香连丸同用。

【注意事项】

①急慢性胃炎，胃胀痛，口干甚，舌红，少苔者不宜用。

②急慢性胃肠炎，胃胀痛，伴面色苍白，泛吐清水，大便稀溏，腹冷痛，舌淡胖水滑者不宜用。

③高血压、青光眼患者慎用。

④平素手足冷，多汗者慎用。

【类方鉴别】

气滞胃痛颗粒——逍遥丸——越鞠保和丸

药名	相同症状	不同症状
气滞胃痛颗粒	胃痛	胃胀痛，手足冷，少汗，舌不胖大，脉沉而有力
逍遥丸		胃隐痛不胀，舌略胖大，脉细无力
越鞠丸（越鞠保和丸）		胃跳痛，心烦，唇舌偏紫，边尖红，苔腻，脉弦有力

气滞胃痛颗粒——三九胃泰颗粒

药名	相同症状	不同症状
气滞胃痛颗粒	胃痛，胃胀	出汗少，手足冷，胸闷，舌黯红，苔薄白
三九胃泰颗粒		泛酸，胃有灼热感，口干，小便黄，舌红苔黄

【医案举隅】

1. 慢性胃炎（李楠医案）

某男，38岁，经常胃胀，嗳气频作，曾做胃镜示：慢性浅表性胃炎。平时工作压力大，入冬手足冷，出汗少，大便时干时溏。嘱用：气滞胃痛颗粒1袋，每日3次，饭后服，症状缓解后改为每日2次，症状消失则停药，胃胀复发可以再服。药后告知，服后胃适，胃胀2天消失，手足转暖。后作为常备保健药。

2. 胃胀疼（张敏医案）

某女，65 岁，土耳其人，体胖肤白。2016 年初夏，饭后出现胃胀疼、胀气，嗳气频作，矢气不畅，入睡困难前来就诊。诊其关脉弦。患者老年丧偶，儿子娶了北京媳妇，生了个漂亮的混血孙子，长期跟随儿子生活在北京照顾孙子。笔者思忖，患者长期离乡背井，语言不通，照顾孙子琐事又多，难免气郁不畅。因其照顾孙子煎药不便，嘱温水冲服气滞胃痛颗粒 1 袋，日 3 次。1 天后其儿媳微信告知，婆婆服药后矢气通畅，胃胀疼、胀气显缓，嗳气未作。嘱继续服用至症状消失。

3. 胁下气窜（李楠医案）

皮某，男，70 岁。某日来诊，问其所苦，皆如不闻，唯伸手令先切脉。其脉沉取弦而有力，中取则唯右关见弦象，遂谓其病在右胁。彼闻言大笑，谓始可与言矣！自述右胁下不舒，有气如串珠，时时走窜，偶有胃痛。先往西医院，各种检查均未发现异常。复求之中医，医谓肝郁气滞，横逆犯胃，木香槟榔丸、槟榔顺气丸、柴胡疏肝丸、香砂养胃丸服之无数，皆不效。后又有谓气虚者，有谓血瘀者，依法治之亦不效。遂不肯轻信医生，必先切脉言病，相合者始服其药。余问愿服汤药否？彼谓汤药服之过多，实不欲再服。余思之再三，予气滞胃痛颗粒。彼见此方大惑，自来皆以胁下之病为主，虽偶有胃痛，何专事治胃？余曾忆气滞胃痛颗粒乃以四逆散为底方，故名为治胃，实为调肝。彼遂依言服药，两周后胁下气窜已去九成，嘱其停药，时时导引，调畅情志善后。

4. 胸痹、胃痛、腹痛（熊兴江医案）

患者杨某，男，82 岁。既往有冠心病史 20 余年，心脏三支病变，当时拒绝行搭桥治疗，保守治疗至今。本次因不稳定性心绞痛入院，给予抗凝、双联抗血小板、扩冠治疗后病情缓解。住院期间，突然诉说胸闷痛、胃痛、腹痛，询问得知，从中午吃炒黄瓜后开始出现不适，以前也不能吃水果、黄瓜一类食物。平素脾气急，动辄与家人生气，容易口臭，既往有胆结石病史。随即予气滞胃痛颗粒 2 袋，叫病人冲服。喝完 1 袋后疼痛缓解。患者住院期间虽然一直运用质子泵抑制剂抑酸护胃，但依然容易出现消化道反应。

5. 月经不调（史欣德医案）

某女，47 岁，2016 年 1 月 5 日电话咨询：半年来月经后期，近又过期 1 月未行，伴头痛，肩背紧，平素汗少，多食胃胀，大便尚可，手足冷。嘱服气滞胃痛颗粒，每次 1 袋，日 3 次。2 天后来电话告知：月经行，头痛消。

附：

【方剂来源】本方实为汉代张仲景《伤寒论》中四逆散加延胡索、香附两药而成。四逆散原文如下："少阴病，四逆，其人或咳或悸，或小便不利，或腹中痛，或泄利下重者，四逆散主之。甘草（炙）、枳实（破，水渍，炙干）、柴胡、芍药。上四味，各十分，捣筛，白饮和服方寸匕，日三服。咳者，加五味子、干姜各五分，并主下痢。悸者，加桂枝五分。小便不利者，加茯苓五分。腹中痛者，加附子一枚，炮令坼。泄利下重者，先以水五升，煮薤白三升，煮取三升，去滓，以散三方寸匕，内汤中，煮取一升半，分温再服。"

【作用原理】古方四逆散是一首治疗阳气郁闭、气血不能畅达的一首名方。方中柴胡疏散肝气之郁结，向上向外透达；枳壳调畅气机，理气消胀；白芍调血行血，缓急止痛；甘草补脾胃，助气之运化。延胡索、香附既能行气消胀，又能活血止痛。故此方主要针对肝气郁结，气血运行不畅的胃胀痛、四肢不温等多种病症。

左金丸

【药品性质】非处方药。

【方剂组成】黄连、吴茱萸。

【剂型用量】

水丸：每次 3～6g（每瓶 18g），日 2 次，温开水送服。

【适应人群】成年人。

【用药指征】

形貌：体形偏瘦，唇红。

症状：①胃脘嘈杂，泛酸灼热，嗳气，恶心呕吐；

②胁肋部疼痛，左胁痛居多；

③大便稀溏，或腹泻；

④小腿抽筋；

⑤小便色黄。

舌象：舌红，苔黄。

脉象：弦数。

【适用病症】

内科疾病：慢性浅表性胃炎、慢性萎缩性胃炎、慢性糜烂性胃炎、反流性食管炎、胆汁反流性胃炎、胃食管反流病、胃及十二指肠球部溃疡、慢性肠炎。

【巧用活用】

①慢性胃炎，泛酸伴口干，口苦，恶心欲吐，乏力者，可配小柴胡颗粒同用。

②反流性食管炎、胃食管反流病，半夜或晨起泛酸加重，多食胃胀，嗳气频作，汗少，手足冷，胸闷胁痛者，可配气滞胃痛颗粒或柴胡疏肝丸同用。

③胃十二指肠溃疡，胃脘隐痛不止，泛酸嘈杂，心烦，齿衄，早醒，肩紧胸闷，胁肋胀痛者，可配加味逍遥丸同用。

④慢性糜烂性胃炎，胃脘疼痛久不止，泛酸，胁痛，妇人伴痛经，月经色黯紫，泛酸，大便干结者，可配桂枝茯苓丸同用。

⑤慢性胃炎，食后胃胀气，泛酸，气短乏力，劳累后症状加重，不欲饮食，口黏，晨起咯痰，大便溏稀者，可配香砂六君丸或六君子丸同用。

【注意事项】

①泛酸而伴舌淡胖、水滑，面白无华，怕冷食，脉沉细无力者不可服。

②急慢性腹泻，大便不臭，怕冷食，或食冷加重者不宜服。

③对苦味敏感，食苦则恶心，食欲差者慎用。

【类方鉴别】

左金丸——香连丸

药名	相同症状	不同症状
左金丸	腹泻，呕吐，脉数	胃嘈杂泛酸，左胁痛
香连丸		肠鸣腹泻，或下利脓血，口渴，肛门灼痛

【医案举隅】

1. **胃泛酸（史欣德医案）**

某男，50岁，经常胃脘嘈杂泛酸，酸水上泛则食道胃脘有烧灼感，不能食辛辣，食则症状更重，心情不佳时症状加重，心烦易怒。胃镜检查提示：慢性浅表性胃炎伴胆汁反流。舌偏红，苔薄黄腻，脉弦数。嘱用：左金丸，每次

6g，日服 2 次。药后泛酸烧灼感即止。成为其常备药品。

2. 锑剂反应性呕吐（金国亮报道）

一卫姓男青年，工人，患慢性血吸虫病，在血吸虫病房住院治疗，采用酒石酸锑钾（简称锑剂）20 天疗法。至疗程第 7 天时，泛恶呕吐，难以忍受，遂要求中止治疗。当时我建议用中成药左金丸治之，每次 3g，1 日 3 次。药后 1 天，泛恶呕吐缓解。继续注射锑剂，配合服用左金丸，不再发生呕吐，以致疗程顺利结束。与此同时，该病房另有恶心呕吐反应者 8 人，经服用左金丸，均获得了止呕的效果。（《上海中医药杂志》1983 年第 3 期）

附：

【方剂来源】本方出自金元时期著名医家朱丹溪的《丹溪心法》。原方组成用法："黄连（一本作芩）六两，吴茱萸一两或半两。上为末，水为丸，或蒸饼为丸。每服五十丸，白汤送下。"主治"肝火胁痛。"

【作用原理】本方由一寒一热两药配伍成方。方中黄连味苦性寒而燥，泻心经之火，心火一去，则肺金无畏，得以制约在左之肝（按五行之理肝在左），故曰"左金"，使肝火不能犯胃。吴茱萸味辛性温，入厥阴肝经，既能行气开郁，又能引热下行。两药配伍，辛开苦降，制酸止呕，止泻止痛。

四磨汤口服液

【药品性质】非处方药。

【方剂组成】木香、枳壳、槟榔、乌药。

【剂型用量】

口服液：成人每次 20ml（每支 10ml），日 3 次，疗程 1 周；新生儿每次 3 ~ 5ml，日 3 次，疗程 2 天；幼儿每次 10ml，日 3 次，疗程 3 ~ 5 天。

【适应人群】任何人群，以成年人居多。

【用药指征】

形貌：面色黄黯。

症状：①胃脘、肚腹作胀，或腹胀痛，触诊腹部胀满叩诊呈鼓音；

②嗳气，纳呆；

③大便干结，或腹泻，泻而不畅；

④小儿哭闹不安。

舌象：舌淡红，苔薄白。

脉象：弦有力。

【适用病症】

内科疾病：功能性消化不良、老年习惯性便秘、糖尿病胃轻瘫。

外科疾病：腰或腹部术后胃肠功能障碍。

小儿科疾病：婴幼儿功能性便秘、小儿功能性消化不良、小儿厌食症、小儿肠痉挛、新生儿胃食管反流、肠易激综合征。

【注意事项】

①乏力，气短，劳累后症状加重，脉虚无力等气虚所致的腹胀、腹痛忌用。

②婴幼儿、术后患者建议在医生指导下使用。

③肠梗阻、肠道肿瘤、消化道术后禁用。

④孕妇、哺乳期妇女慎用。

【医案举隅】

1. 老年性便秘（陈佩文等报道）

观察方法：将270例病人随机分为观察组、对照1组、对照2组各90例。观察组用四磨汤口服液，对照1组用当归龙荟丸，对照2组用聚乙二醇粉剂。分别观察3组用药前后大便次数、排便时间间隔以及其他症状，如腹胀、口干、气短等。结果：观察组总有效率98.9%，对照1组总有效率92.2%，对照2组总有效率87.8%。认为：四磨汤口服液通便效果更佳，治疗老年性便秘无不良反应。（《江西医药》2008年第1期）

2. 新生儿功能性消化不良（唐伟等报道）

观察方法：将60例功能性消化不良的新生儿患者随机分成两组，治疗组27例，对照组33例。治疗组用四磨汤口服液治疗，对照组用乳酶生治疗，观察治疗前后症状改善情况。结果：总有效率治疗组为88.9%，对照组为69.7%，治疗组的临床疗效优于对照组（$P < 0.05$）。（《中医药导报》2010年第10期）

3. 糖尿病胃轻瘫（丘伟中等报道）

观察方法：治疗组40例用四磨汤口服液治疗，对照组38例用莫沙必利治疗，分别观察两组的疗效差别。结果发现：四磨汤组总有效率87.5%，莫沙必利组89.4%，两组对比无显著性差（$P > 0.05$）。（《现代医院》2005年第1期）

附:

【方剂来源】 此方出明代医家翁仲仁的《痘疹金镜录》。原方组成用法:"槟榔、木香、枳壳、乌药。用姜汤各磨服。"功用:"行气行痰。"主治:"天吊,风痰壅滞发惊。"

【作用原理】 此方由4味药组成,因药味芳香,久煎恐影响疗效,采用先磨浓汁再和水煎服的方法,故名"四磨汤"。四药均为理气之品,作用专一,方中槟榔、枳壳为破气快膈峻利之品,乌药能宣行十二经之经气,木香调胃肠之滞气。诸药协同,有破气、散气、降气、通气等作用,气机通畅,则肚腹胀满疼痛、大便不畅诸症可消。

加味保和丸

【药品性质】 非处方药。

【方剂组成】 麸炒白术、茯苓、陈皮、姜炙厚朴、枳实、麸炒枳壳、醋炙香附、炒山楂、麸炒六神曲、炒麦芽、法半夏。

【剂型用量】

水丸:每次1袋(每袋重6g),温开水送服,日2次。

病情较重者可以适当加量。

小儿则根据年龄适当减量,用成人的1/3或1/2量,可用开水化开丸药,待温,加糖适量调服;也可将丸药入小布包,加水适量,煎服。

【适应人群】 任何人,以小儿、老人居多。

【用药指征】

形貌:体型偏胖者多。

症状:①脘腹胀满或疼痛,恶心呕吐,嗳腐吞酸;

②不欲饮食,或过多荤食;

③口臭,矢气多,或矢气臭;

④腹泻,里急后重,或便秘,大便臭,甚则臭如败卵;

⑤进食(尤其肉食)过多后半夜咳嗽;

舌象:舌淡红,胖,苔白厚腻。

脉象:脉弦或滑。

【适用病症】

内科疾病：消化不良、急慢性胃炎、急慢性肠炎、糖尿病胃轻瘫、慢性支气管炎缓解期、阿尔茨海默病早期、老年习惯性便秘。

小儿科疾病：小儿消化不良、小儿食积感冒、小儿食积咳嗽。

【巧用活用】

①腹泻次数多，大便热臭，可与香连丸同用，若口臭甚，便秘，与三黄片同用。

②小儿感冒咳嗽，鼻塞流涕，喉中有痰声，腹胀，舌苔厚，可与感冒清热颗粒同用。

【注意事项】

①口不黏，口干欲饮，舌苔少而不腻者不宜用。

②胃脘胀满，泛酸苦水，胃有烧灼感者不宜用。

③腹泻，大便次数多，无里急后重感，大便不臭者不宜用。

④感冒咳嗽，无痰，食欲正常者不宜用。

【类方鉴别】

加味保和丸——保和丸

药名	相同症状	不同症状
加味保和丸	脘腹胀满疼痛，嗳腐吞酸，厌食呕吐，苔厚腻，脉滑	脘腹胀突出，舌不红
保和丸		口疮，舌红，小便黄

附：

【方剂来源】本方为明代《保命歌括》加味保和丸的变方。原书组成用法："山楂、神曲（炒）、半夏（洗）、茯苓各三两，白术五两，香附（酒浸）、厚朴（姜汁炒）、萝卜子（炒）、陈皮、连翘各二两，苍术（制炒）、枳实（麸炒）、净黄连（酒炒）、黄芩（酒炒）各二两。上为细末，姜汁煮蒸饼为丸，如梧桐子大。每服五十丸，食后白汤送下。"功用："消痰利气，扶脾胃，进饮食。"较中成药加味保和丸方少了枳壳、麦芽，多了"萝卜子、连翘、苍术、黄连、黄芩"。

【作用原理】此方主要由消食药与健脾助运、理气化痰、和胃止呕药组成。主要适用于脾胃虚弱，饮食停积，但尚未化热的类型。方中山楂、神曲、麦芽消肉、米、面等诸积，白术、茯苓健脾燥湿助运，半夏燥湿化痰止呕，陈皮、厚朴、枳实、枳壳、香附均为理气之品，有行气助运消胀功效，故此方理气力量较强，对食积所致的胃胀、腹胀效果较好。

附子理中丸

【**药品性质**】 非处方药。

【**方剂组成**】 制附子、党参、炒白术、干姜、甘草。

【**剂型用量**】

大蜜丸：每次 1 丸（每丸重 9g），日 2～3 次，嚼碎后温开水送服。

浓缩丸：每次 8～12 丸，日 3 次，温开水送服。

水蜜丸：每次 6g，日 2～3 次，温开水送服。

小儿则根据年龄适当减量，用成人的 1/4 或 1/3 量，可用开水化开丸药，待温，加糖适量调服；也可将丸药入小布包，加水适量，煎服。

【**适应人群**】 任何人群。

【**用药指征**】

形貌：面色苍白少华。

症状：①脘腹冷痛或绞痛，得温则减，食冷加重；

②呕吐清水，或泛酸水，食欲差，不欲冷食；

③大便稀溏，日数次，或便秘，多日不解；

④神疲乏力，气短，怕冷，手足不温；

⑤小便色清。

舌象：舌淡胖，水滑苔。

脉象：脉沉细少力，或沉细迟。

【**适用病症**】

内科疾病：急慢性胃肠炎、胃及十二指肠球部溃疡、慢性结肠炎、胃或结肠息肉、冠心病、老年习惯性便秘。

小儿科疾病：小儿慢性肠炎、婴幼儿秋季腹泻。

【**巧用活用**】

①慢性肠炎，腹泻不止，伴大便臭，肠鸣，脉略数者，可配香连丸同用。

②脘腹冷痛不止，大便数日不解，面黄无华，心悸，口臭，可配三黄片

同用。

③婴幼儿秋季腹泻，可每次用大蜜丸半丸，用75%的酒精棉球常规消毒神阙穴（肚脐）后，将丸药纳入，外用胶布固定，2天换药1次，换药3次无效则停用，皮肤过敏者即停用。（参见《中国社区医师》2006年第23期）

【注意事项】

①脘腹疼痛，伴口干欲饮水，舌红，苔黄干，脉数者不宜用。

②呕吐物酸臭如败卵者不宜用。

③腹痛腹泻，里急后重，肛门灼热，小便黄赤量少者不宜用。

④便秘，大便干结如粒，腹胀满拒按者不宜用。

【类方鉴别】

附子理中丸——香砂六君丸

药名	相同症状	不同症状
附子理中丸	脘腹疼痛，呕吐，腹泻，乏力，舌淡胖	脘腹冷痛或绞痛，食冷加重，手足冷，舌苔水滑
香砂六君丸		脘腹胀痛，咯白痰，恶心呕吐，嗳气，苔白腻

【医案举隅】

1. 泛酸（史欣德医案）

学生宋某，女，23岁。2007年秋天某日课后求诊。述：胃脘不适，泛酸苦水，反复不止近半月余，已服中药疏肝利胆汤剂七付无效。察面色苍白无华，精神疲倦，舌淡胖大，苔水滑。问诊告知：近半年经常因勤工俭学而不吃中午饭，喝冷水，大便偏稀。切诊：手足不温，脉沉细无力。判断为中焦阳气受损，脾胃运化失常。嘱改用：附子理中丸，按说明书剂量1日2次，温开水送服。2天后告知：泛酸症状消失。

2. 过敏性鼻炎（毛海龙医案）

患者，男性，36岁。患季节性过敏性鼻炎5年，每年秋季（立秋）都会流清涕不止，鼻痒难忍，今年尤其加重，清晨喷嚏连连，少则5~6个，多则20余个。鼻塞严重，晚上睡觉常被鼻塞憋醒，平时怕冷，易感冒，经常感觉体内发冷。符合阴寒体质特性：精神萎靡，面容困倦，形体偏胖，容易疲倦，畏寒喜温。建议鼻塞严重时用萘甲唑啉滴鼻液缓解症状，治疗以附子理中丸2丸，每日 3 次口服，10 天为一疗程。患者服用 2 天后明显感觉睡眠安然，鼻塞减轻，滴鼻液由开始每日不定期使用，到后期已经基本停用。建议第 2 疗程附子理中丸 1 丸，每日 3 次口服，坚持服用 1 月余。后期随访，过敏症状基本消失，同时患者的慢性腹泻症状也治愈。（《吉林大学学报（医学版）》2012 年第 2 期）

3. 肠梗阻（高顺平医案）

贾某，男，46 岁，我家邻居。去年 7 月中旬突发腹痛，遂至当地县中医院诊治，行 B 超、X 线、结肠镜等检查，诊断为粪石所致肠梗阻，出院时带大承气汤 4 剂。服药期间大便虽能每日一行，但自觉胃部冷痛不舒。半月后病复如故，遂至我家询问我电话，准备次日来我院检查。电话中自诉腹痛难忍，能否有啥办法可暂时止痛。细询其大便 3 日未行，脘腹胀满冷痛。思考后嘱其药店买一盒附子理中丸，每次 2 丸，每日 2 次，大黄 30g 开水泡服，每日 2 次，大便通后去大黄不用，只服附子理中丸。第 2 天并未至我院就诊，晚间打电话询问方知，昨天第 1 次服药 1 小时，畅泻 3 次，稀水便中伴有硬块，腹痛顿除。两月后患者打电话诉，上次服药 1 次大便通畅，后只服附子理中丸，已两月余，脘腹冷痛亦愈，是否继续服用。嘱其可停药。（《光明中医》2012 年第 12 期）

4. 腹泻（李楠医案）

李某，男，63 岁。饮冷后腹泻 2 天，每日七八次，状如清水，不臭，泻前小腹冷痛。舌淡胖，有齿痕，苔薄白多津，脉沉关尺弱。服附子理中丸 2 日后泻止。

5. 泄泻（林亭秀医案）

男孩，2 岁，2015 年 9 月下旬，夜间突然腹痛，呕吐，泄泻，饮食不进，食则吐泻并作，第 2 日发烧至 38.2℃，送至北京煤炭医院儿科，粪检：白细胞增高，血检：白细胞增高。诊断：秋季腹泻，给予止吐、抗炎补液治疗。输液后呕吐止，仍发热，泄泻，且程度较前更甚，发热高达 41℃，口服美林退热，并温水擦拭全身给予物理降温，然 4 小时后发热又作，泄泻日 6～8 次，泄泻物开始臭如败卵，后变为水样便，或黏冻样便，血检：白细胞正常，抗炎补液治疗后发热、泄泻不能缓解。转至北京某中医院儿科门诊，予中药免煎颗粒：葛根芩连汤和银翘散加减，口服西药头孢克肟颗粒，服药第 2 天体温降至 37℃，患儿精神萎靡，昏昏欲睡，不欲饮食，面色晦暗，四肢发凉，仍泄泻日 7～8 次，考虑吐泻发热后中焦阳气受损，先给予香砂六君丸无效，遂改服附子理中丸（大蜜丸），每次 1/3 丸，日 3 次，1 日后泄泻次数即减少至每日 2～3 次，精神稍振，欲进食，连续服 2 日，后以米粥少量多次喂食善后，病遂向愈。

6. 失眠（郭海燕医案）

李某，女，45 岁，山东德州籍。2016 年 3 月 14 日初诊。主诉：失眠 1 年，腹中积气感，饮食不当则早醒，艾盐外敷脐部则眠安。平素易感冒，怕冷，恶冷食，恶水果，疲乏，舌质黯，苔黄。处方：附子理中丸，每次 1 丸，1 天 2 次。15 日后，患者致电，诉近日眠安，疲乏感消失，腹胀明显减轻，诉已可以进食少量水果。嘱患者继服 2 周。

7. 纳呆便溏（相铸笑医案）

刘女士，43 岁，银行行长。形体消瘦，肤白，因食欲差来诊。主述乏力，大便不成形，日 1 次。舌淡，苔微厚白，脉弱。先用香砂六君汤剂 1 周。复诊述：食欲好转，仍没力气，大便仍不成形。问：怕冷否？述：很怕冷，开窗吹着凉风就胃不舒服，拉肚子。嘱用附子理中丸，按说明书量服。1 周后复诊述：药后体力增加，食欲改善，自觉身暖不再怕冷。嘱再服 2 个月。1 月后领朋友来诊，见面色明显改善，眼睛有神，并告知体重增加了 6 斤（已 20 年体重未增），非常高兴。

8. 头痛（相铸笑医案）

罗某，男，39 岁。常年头痛，见风就满头疼，去痛片常一次性购买上百粒。常年服用并随身携带，早晚容易头痛发作，发作时必须服用止痛药，一两天发作 1 次，因发作频繁来诊。体形中等，面色㿠白，二便正常，舌淡红，苔薄白，脉细无力。一诊处方：羌活、防风、川芎、当归、细辛、炒白芍、藁本、炙甘草。二诊诉头疼减轻，但服用此方胃胀，不消化。察舌如上，脉寸尺无脉根，右关尺独弱，遂明白原来是阳弱。患者担心服药伤胃，不敢再服汤剂，想改服中成药。嘱用附子理中丸，按说明书量服。三诊时告诉我此药真是神药，服药后不但头疼 1 周未作，而且睡眠质量明显提高。

9. 腹痛腹泻（熊兴江医案）

笔者母亲，慢性腹痛、腹泻多年，平素时有腹痛，大便每日至少 2 次，不成形，气味不重，受凉及吃鱼虾海鲜后症状加重。面色萎黄，无光泽，舌淡红苔薄白，脉沉。二十余年前有胆囊炎病史。服附子理中汤 3 剂后腹痛症状缓解，腹泻减为每日 2 次，后改服附子理中丸以巩固疗效。以后再次出现腹泻时临时予藿香正气水口服。有意思的是，后来母亲来京居住，在未服药的情况下，大便每日1次，成形，可以吃生冷海鲜，而一旦回南方则又容易腹痛、腹泻。北方气候偏燥热，由此可见一斑。

附：

【方剂来源】本方出自宋代陈言的《三因极一病证方论》，原书为汤剂，曰："附子理中汤，治五脏中寒，口噤，四肢强直，失音不语。昔有武士守边，大雪，出帐外观瞻，忽然晕倒，时林继作随行医官，灌以此药，两剂遂醒。大附子（炮，去皮、脐）、人参、干姜（炮）、甘草（炙）、白术各等分。上为锉散，每服四大钱，水一盏半，煎七分，去滓，不以时服。口噤，则斡开灌之。"

至宋代《太平惠民和剂局方》为丸，原文如下："附子理中丸，治脾胃冷弱，心腹绞痛，呕吐泄利，霍乱转筋，体冷微汗，手足厥寒，心下逆满，腹中雷鸣，呕哕不止，饮食不进，及一切沉寒痼冷，并皆治之。附子（炮，去皮、脐）、人参（去芦）、干姜（炮）、甘草（炙）、白术各三两。上为细末，用炼蜜和为丸，每两作一十丸。每服一丸，以水一盏，化破，煎至七分，稍热服之，空心、食前。"又云"伤寒三二日，五七日，身体疼痛不可转侧，自汗，四肢厥冷，泻而不渴，或吐逆泄泻，脐腹痛，或有咽喉痛者，可与理中丸、理中汤。四肢冷甚，腹痛气急者，与姜附汤，多加甘草煎，及附子理中丸并服。"又云："伤寒腹痛有寒证，因服冷药过多，大便自利，腹中痛，手足冷者，可与理中丸，甚者与附子理中丸、理中汤。未效，用姜附汤多加甘草煎，用诸热药即止。"

【作用原理】此丸是治疗脾胃虚寒证的一首方剂。方中制附子温补脾肾之阳，祛寒湿止疼痛；干姜温运脾阳，止呕止泻；党参补中益气，白术健脾·燥湿，甘草益气补中，缓急止痛，调和诸药。全方重点在温补中焦阳气，散寒止痛止泻。

参苓白术丸

【药品性质】非处方药。

【方剂组成】人参、茯苓、麸炒白术、山药、炒白扁豆、莲子、炒薏苡仁、砂仁、桔梗、甘草。

【剂型用量】

丸剂：每次6g（每100粒重6g），日2～3次，温开水送服。

小儿则根据年龄适当减量，用成人的1/3或1/2量，可用开水化开丸药，待温，加糖适量调服；也可将丸药入小布包，加水适量，煎服。

【适应人群】 任何人群。

【用药指征】

形貌：面色偏黄少华，体型偏瘦。

症状：①食欲差，胃脘痞噎，或腹满；

②容易腹泻，或久泻不止，大便不臭；

③咳嗽气喘，伴大便溏稀；

④大病后乏力，精神短少，懒食；

⑤白天烦渴欲饮水，夜则渴止；

⑥面目肢体劳累后易浮肿；

⑦经行腹泻。

舌象：舌淡红嫩偏胖大，苔薄白腻。

脉象：细弱少力，或右关脉明显细弱。

【适用病症】

内科疾病：消化不良、慢性胃炎、慢性结肠炎、胃肠功能紊乱、肠易激综合征、老年厌食症、慢性支气管炎、支气管哮喘缓解期、肺气肿、肺心病、慢性心衰。

小儿科疾病：小儿消化不良、小儿厌食症、小儿哮喘、小儿慢性支气管炎。

【巧用活用】

①慢性腹泻：伴肠鸣，矢气臭，心率快，可与香连丸同用。

②咳嗽：伴痰多，色白，易咯，胃胀，嗳气多，与香砂养胃丸同用。

③经行腹泻：伴经前乳胀，心烦，肩紧，与逍遥丸同用。

【注意事项】

①腹泻而臭，大便不畅，小便黄者不宜用。

②咳嗽痰多而黄稠不宜用。

③干咳无痰，咽喉干燥不宜用。

④因含薏仁米，故孕妇慎用。

【类方鉴别】

参苓白术丸——附子理中丸

药名	相同症状	不同症状
参苓白术丸	慢性腹泻、腹胀，大便不臭	面色黄，食欲差，气短，舌淡嫩红，苔白
附子理中丸		面色苍白，腹中冷痛，舌淡润水滑

【医案举隅】

1. 小儿疳劳吐血（万密斋医案）

教谕许厚子，年十四，吐血，医作痰火治，不效。脉之，两尺右关皆不足。曰：年未二八，脉当沉紧，今反不足，当作胎禀怯弱之病。然观宗师体厚，何以有此，必夫人当有虚病，或乳少得之也。许曰：其母孕时果病，产后无乳。问治法，曰：十六岁后病此者曰劳，十五岁前病此者曰疳，疳即劳也。宜用六味地黄丸以补肾，参苓白术丸以补脾，病自安矣。如言服之，一月而愈。（《续名医类案·疳》卷三十）

2. 便溏（李楠医案）

王某，男，71岁。平素便溏，日2~3次，黏滞不畅，常觉身重乏力，气短，口黏。嘱服参苓白术丸，两月后大便成形，日1~2次，排便顺畅，乏力、气短、口黏亦有改善。

附：

【方剂来源】本方出自宋代《太平惠民和剂局方》卷三，原书名"参苓白术散"。原文组成用法："莲子肉（去皮）、薏苡仁、缩砂仁、桔梗（炒令深黄色）各一斤，白扁豆（姜汁浸，去皮，微炒）一斤半，白茯苓、人参（去芦）、甘草（炒）、白术、山药各二斤。上为细末。每服二钱，枣汤调下。"功效"久服养气育神，醒脾悦色，顺正辟邪。"主治："脾胃虚弱，饮食不进，多困少力，中满痞噎，心忪气喘，呕吐泄泻，及伤寒咳噫。"

【作用原理】此方是益气健脾名方"四君子汤"（人参、白术、茯苓、甘草）的一个加味方，其中人参补肺脾之气，白术健脾燥湿，茯苓健脾利水，安神宁心，甘草味甘健脾补气，润肺止咳，调和诸药。脾胃喜甘而恶秽，喜燥而恶湿，喜利而恶滞，故加入山药、莲肉、扁豆、薏苡仁四种味甘淡的亦食亦药之品，其中山药大补脾胃，又益肺肾；莲肉、扁豆、薏苡仁甘而微燥，既健脾，又利湿；再入辛香而燥的砂仁，可以开胃醒脾；加桔梗升提入肺，止咳利咽。全方药味平和，健脾养肺，只要对证，老少咸宜。

香连丸

【**药品性质**】处方药。

【**方剂组成**】萸黄连、木香。

【**剂型用量**】

水丸：每次 1 支（每支 3g），或每次 3～6g（每瓶重 18g），日 2～3 次，温开水送服。

小儿则根据年龄适当减量，用成人的 1/3 或 1/2 量。可用温开水将丸药化开，加糖适量调服。

【**适应人群**】任何人群，以成年人居多。

【**用药指征**】

形貌：体型正常或偏瘦，唇红。

症状：①腹泻，大便臭，或便下脓血，里急后重；

②腹痛腹胀，肠鸣，或胃脘痞闷；

③恶心呕吐，口渴，不思饮食；

④小便黄赤。

舌象：舌红，苔黄。

脉象：滑数。

【**适用病症**】

内科疾病：急慢性肠炎、痢疾、慢性结肠炎、浅表性胃炎。

【**巧用活用**】

①慢性肠炎，腹泻日久不止，大便臭，食冷加重，小腹冷痛，肠鸣，脉略数者，可配附子理中丸同用。

②腹泻久不止，大便臭、矢气臭，心率快，面目虚浮，下肢轻度浮肿，劳累后症状加重，可与参苓白术丸同用。

③腹泻久不止，大便气秽，小便偏黄，晨起咯白痰，量较多，恶心呕吐，腹胀，脉数者，可配香砂六君丸同用。

【注意事项】

①腹泻，小便色清，下肢肿，舌淡胖，苔水滑者不宜用。

②腹泻腹痛，痛则泻，泻后痛止，大便不臭，小便不黄，舌苔薄白者不宜用。

③急性腹泻如水样便，大便不臭，腹胀甚，食欲下降，舌淡苔白厚腻者不宜用。

④孕妇慎用。

【类方鉴别】

香连丸——左金丸

药名	相同症状	不同症状
香连丸	腹泻，呕吐，脉数	肠鸣腹泻，或下利脓血，口渴，肛门灼痛
左金丸		胃嘈杂泛酸，左胁痛

【医案举隅】

1. 慢性腹泻（史欣德医案）

朋友表哥张某，男，44岁。饭后特别是午饭后腹痛，腹泻，大便有黏液，每日2～3次，泻后痛减，食用生冷、海鲜则尤甚。曾服用诺氟沙星等西药，当时可以缓解，但停药即复作，病已半年，影响工作生活。2014年10月特意从江苏老家来北京求治。察体型中等，不胖不瘦，虽经常腹泻，但面色如常人，除上述症状外均无异常。舌略偏红，苔根微腻，脉滑。建议用：香连丸，每次3g，日2～3次。结果服用一周后来电话告知：症状完全消失，至今未再发。

2. 腹泻（熊兴江医案）

笔者因出差期间不洁饮食后出现发热，腹痛，腹泻，经治疗后症状减轻，唯留腹泻，稍有不慎即加重，每日3～4次，影响工作，适逢外出期间，颇为所苦，随即嚼服随身携带的香连丸水丸一瓶，药后腹泻止，腹泻改善明显。感慨本方止泻疗效迅速。

附：

【方剂来源】 本方出自宋代《太平惠民和剂局方》，原方名"大香连丸"。原文曰："治丈夫、妇人肠胃虚弱，冷热不调，泄泻烦渴，米谷不化，腹胀肠鸣，胸膈痞闷，胁肋胀满，或下痢脓血，里急后重，夜起频并，不思饮食，或小便不利，肢体怠惰，渐即瘦弱，并宜服之。黄连（去芦、须，二十两，用茱萸十两同炒令赤，去茱萸不用），木香（不见火，四两八钱八分），上件为细末，醋糊为丸，如梧桐子大。每服二十丸，饭饮吞下。"

【作用原理】本方实由黄连、吴茱萸、木香3味药组成。方中黄连苦寒，清热燥湿，止呕止泻，用吴茱萸炒制后其寒性大减，燥湿和胃止泻力量增加；湿阻气滞，故用木香辛散行气止痛消胀，能更好地缓解腹胀腹痛症状。

香砂六君丸

【药品性质】非处方药。

【方剂组成】木香、砂仁、党参、炒白术、茯苓、炙甘草、陈皮、制半夏、生姜、大枣。

【剂型用量】

浓缩丸：每次12丸（每8丸相当于原生药3g），日2~3次，温开水送服。

水丸：每次6~9g（每袋重6g），日2~3次，温开水送服。

小儿则根据年龄适当减量，用成人的1/3或1/2量，可用开水化开丸药，待温，加糖适量调服；也可将丸药入小布包，加水适量，煎服。

【适应人群】任何人群，以成年人居多。

【用药指征】

形貌：形体偏瘦，面色少华或萎黄，手掌色黄。

症状：①脘腹胀满，疲劳、冷食后加重，嗳气频作，食欲不振；

②头晕气短乏力，不耐劳累；

③晨起咳吐白痰，口黏，或恶心欲吐；

④咽喉有异物感，或咽喉胀痛、黏腻感，吞咽时痛甚；

⑤腹泻，肠鸣，或长期便溏，1日数次，或夹不消化物；

⑥小便色清。

⑦久站劳累后下肢易浮肿。

舌象：舌淡偏胖，苔白腻。

脉象：细滑无力。

【适用病症】

内科疾病：功能性消化不良、慢性胃炎、胃及十二指肠球部溃疡、慢性结肠炎、糖尿病胃轻瘫、慢性支气管炎缓解期。

五官科疾病：慢性咽喉炎、咽喉神经官能症。

小儿科疾病：小儿消化不良、小儿慢性肠炎。

【巧用活用】

①消化不良，食欲不振，伴口臭，牙龈红肿，矢气臭，舌苔厚腻者，可加保和丸同用。

②慢性结肠炎腹泻不止，若大便气秽，小便偏黄，脉数者，可配香连丸同用。

【注意事项】

①急性胃肠炎的面色苍白，脘腹胀痛，恶心呕吐，水泻者不宜用。

②慢性腹泻，大便夹血或白色黏液，里急后重，腹痛者不宜用。

③慢性咽炎，咽喉疼痛，咽部红肿者不宜用。

【类方鉴别】

香砂六君丸——香砂养胃丸

药名	相同症状	不同症状
香砂六君丸	脘腹胀，嗳气，恶心欲吐，腹泻，咽肿痛	疲劳后症状加重，面色少华，脉虚
香砂养胃丸		心情郁闷后症状加重，嗳气声响，口咽黏较重，脉实有力

【医案举隅】

小儿慢性腹泻（史欣德医案）

朋友女儿3岁，经常腹泻，感冒咳嗽。这次感冒后又出现大便稀溏，日3～4次，不臭。察形瘦，面色黄黯，舌淡，苔白腻。嘱用：香砂六君丸成人量的1/3，开水泡化后温服，日2次。1周后来电话告知：大便已成形，日1次。后家中常备此药，一遇类似情况就服几天，大便多能转正常。

附：

【方剂来源】本方为清代名医柯韵伯所创，方载清代名医罗美所著的《古今名医方论》一书，原方为汤剂，名"香砂六君子汤"。组成用法："人参一钱，白术二钱，茯苓二钱，甘草七分，陈皮八分，半夏一钱，砂仁八分，木香七分。上加生姜二钱，水煎服。"治疗："气虚肿满，痰饮结聚，脾胃不和，变生诸证者。"

【作用原理】本方由补气基本方"四君子汤"与化痰基本方"二陈汤"加木香、砂仁组合而成。方中党参、白术、红枣益气健脾，茯苓健脾利水，半夏燥湿化痰止呕，陈皮理气化痰止呕，木香行气和中止痛，砂仁行气温中止泻，炙甘草补气兼调和诸药，生姜散寒止呕止咳。此方既能补气又能理气，且能化痰止呕，整体药性偏于温燥，故适用于脾虚而痰湿偏甚的病证。

香砂平胃颗粒

【药品性质】非处方药。

【方剂组成】炒苍术、陈皮、甘草、姜炙厚朴、醋炙香附、砂仁。

【剂型用量】

颗粒剂：每次 1～2 袋（每袋重 5g/10g），日 3 次，开水冲化，待温服。

小儿则根据年龄适当减量，用成人的 1/3 或 1/2 量。

【适应人群】任何人群。

【用药指征】

形貌：体形偏胖者居多，面色偏黄。

症状：①腹胀腹泻，日数十次，肠鸣，大便酸臭；

②胃胀胃痛，或胸膈满闷；

③口中黏腻，不欲饮食；

④恶心欲吐，嗳气。

舌象：舌淡红，苔白厚腻。

脉象：濡，或细缓，或右关弦。

【适用病症】

内科疾病：急慢性肠炎、慢性胃炎、功能性消化不良。

小儿科疾病：小儿急性肠炎、胃肠型感冒、小儿伤食泻。

【注意事项】

①腹泻而大便臭秽，肛门灼热感，里急后重，尿黄赤短少者不宜用。

②胃胀，泛酸嘈杂，有灼热感，苔黄者不宜用。

【医案举隅】

舌僵舌痛（付莹坤医案）

梁某（本人母亲），女，67 岁，既往有高血压病史，长期规律服药，平素无明显不适。2 周前自觉舌体运动欠灵，曾自我怀疑患脑血管病，但未去诊治。舌体运动不灵逐渐加重，正常言语出现舌痛，食不知味，食纳减少。2016 年 7 月 9 日来我处察其舌体胖大，较平日正常时约增厚一倍，舌面满布厚腻苔，纳差，眠可，二便正常。欲以平胃散加减治疗，但母亲要求使用成药，遂以香砂平胃颗粒按照说明书服用，服用 1 次后自觉症状已有减轻，服药 1 周后症状完全消失。

附：

【方剂来源】 本方载于明代名医万全所撰的《保命歌括》一书，原方为丸，多神曲一味。原方组成用法："苍术（米泔浸，炒）五两，厚朴（酒炒）、陈皮各三两，甘草、香附子（盐水浸透）、神曲（炒）、砂仁各一两。上为细末，荷叶水煮粳米粉为丸，如梧桐子大。每服五十丸，生姜、大枣汤送下。"功用主治："消食积，补脾胃。伤食泄泻，心腹胀满，下泄必臭，湿气作酸，先用下法去其积滞之物，待酸臭去尽，以本方和之。"

【作用原理】 本方主要治疗外感湿邪，或伤食所致的腹胀腹泻。方中苍术燥湿健脾止泻，厚朴理气宽中、燥湿除胀，陈皮燥湿和胃止呕，香附理气止痛，砂仁化湿醒脾和胃，甘草补中益气、调和诸药。

香砂养胃丸

【药品性质】 非处方药。

【方剂组成】 木香、砂仁、白术、陈皮、茯苓、制半夏、醋香附、炒枳实、豆蔻（去壳）、姜厚朴、广藿香、甘草。

【剂型用量】

浓缩丸：每次 8 粒（相当于原生药 3g），日 3 次，温开水送服。

水丸：每次 1 袋（每袋重 9g），日 2 次，温开水送服。

【适应人群】 任何人群，以成年人居多。

【用药指征】

形貌：面色偏黄，或微肿。

症状：①胃脘饱胀，食后更甚，嗳气频作，或脘腹气窜胀痛；

②恶心，呕吐酸水，嘈杂不适，口中黏腻；

③咽喉肿痛，咽中黏腻有痰；

④咳嗽，半夜或发作，或晨起咯吐白黏痰，量偏多；

⑤大便黏，解而不畅，或腹泻。

舌象：舌淡或淡红，舌体偏胖，苔白厚腻。

脉象：滑或弦滑。

【适用病症】

内科疾病：慢性浅表性胃炎、慢性萎缩性胃炎、慢性支气管炎、胃肠功能紊乱、糖尿病胃轻瘫、化疗后呕吐、慢性肠炎。

五官科疾病：急慢性咽炎。

小儿科疾病：小儿厌食症。

【巧用活用】

①慢性咳嗽，伴乏力气短，痰多，色白，易咯，胃胀，大便稀溏者，可与参苓白术丸同用。

②慢性胃炎，胃胀伴口干，时泛酸水，苔薄黄者，可与三九胃泰颗粒同服。

③慢性胃炎，伴胃脘隐痛，肩紧，胸闷，或胁痛，舌苔白腻，舌体偏胖有齿痕者，可与逍遥丸同服。

④咳喘，痰多，色白，口黏，胸闷脘痞，头昏头胀，可与藿香正气水（丸）同服。

⑤饮食过量后半夜咳嗽气喘，口中黏腻，口臭，胃胀者，可与保和丸同用。

【注意事项】

①胃脘胀闷，口干口渴，舌红少苔者不宜用。

②恶心呕吐，口干苦，口臭，牙龈红肿，舌苔黄腻者不宜用。

③腹泻，里急后重，肛门灼热，小便黄赤短少者不宜用。

④孕妇慎用。

【类方鉴别】

香砂养胃丸——香砂六君丸

药名	相同症状	不同症状
香砂养胃丸	脘腹胀，嗳气，恶心欲吐，咳嗽吐痰，腹泻，咽肿痛	心情郁闷后症状加重，嗳气声响，口、咽黏腻较重，脉实有力
香砂六君丸		疲劳后症状加重，面色少华，脉虚

【医案举隅】

1. 胃脘胀（史欣德医案）

友人母亲，60岁。平素食欲差，长年怕荤食，每闻楼道里邻居炒菜的味道则欲吐，经常不明原因头晕欲倒，不能多食，略多食则胃脘作胀，嗳气频作。察其面色㿠白少华，倦怠面容，少气无力，闻其嗳气声响亮，大便常年偏干不畅，舌黯红，苔白腻，脉弦有力。嘱常备香砂养胃丸，胃脘不适则按说明书量服，症状消失则停。药后不久则可正常食肉，闻烧菜味已无恶心感，大便正常，至今已20年，头晕、呕吐已极少发作。

2. 咽痛（史欣德医案）

十多年前某日，自己突然咽喉肿痛，吞咽时更甚，咽中黏腻感，极其不适。自认为"上火"，不停用西瓜霜含片、薄荷糖等含服，当时可以缓解片刻，须臾咽肿痛、黏腻感更重。仔细反思后猛然醒悟，应当老老实实按中医方法辨证治疗。咽喉肿痛、黏腻感明显，当与"痰"有关，治疗不能清热而应当化痰，而香砂养胃丸中含有大量燥湿化痰药，于是取出8粒浓缩丸，放入口中嚼化后咽下，很快咽痛、咽黏腻的症状大大减轻，咽中清凉感犹如含了薄荷糖，再嚼服8粒后症状完全消失。自此感慨中医辨证的重要性与灵活性。

3. 半夜咳喘（史欣德医案）

本人50多岁后，若晚上过食，特别是多吃油腻食物后，半夜1~2时即会咳嗽气喘而醒，同时感觉口中黏腻，咯吐白黏痰数口。若不用药，后半夜则难以入睡。每遇这种情况，即嚼食香砂养胃浓缩丸12~16粒，温开水送服，即可缓解，安睡至天明。后屡试不爽，让其他患者使用也多有效。

4. 鼻炎咳嗽（史欣德医案）

任某，女，32岁，音乐老师。2016年7月13日初诊。体型瘦高，痛苦面容，面赤唇红，眉头紧锁，烦躁不安。因鼻塞、喷嚏、咳嗽、咯大量白痰反复不愈来就诊。用了逍遥、龙胆、柴桂汤等汤方后症状逐渐减轻。8 月初第 3 次复诊时告知，因要去外地出差，服汤药不便，希望开中成药。于是嘱用：香砂养胃丸，说明书量，每日 3 次。2016 年 8 月 24 日出差回京后来复诊，见其面色红润，心平气和。患者高兴地说：服香砂养胃丸后大便排得非常通畅，自觉腹围缩小了一大圈，咳嗽已止，咯痰也明显减少，鼻塞消除，仅余鼻音略重，感觉自己像换了一个人，心情变得很好。不明白为何一个治疗胃病的药居然就治好了这么重的咳嗽、鼻炎，感觉非常神奇，并一再表示感谢。

附：

【方剂来源】 本方出自清代名医沈金鳌所撰的《杂病源流犀烛》一书，原书为汤剂，名"香砂养胃汤"。原书组成："白术、陈皮、茯苓、半夏各一钱，香附、砂仁、木香、枳实、蔻仁、厚朴、藿香各七分，甘草三分，姜三片，枣二枚。"功效："调养脾胃，升降阴阳。"主治："饮食不消致痞。"

【作用原理】 本方主要由理气与化痰两大类药物组成，具有行气燥湿，化痰醒胃，止呕止咳作用。方中白术补益中气，燥湿醒脾开胃；半夏燥湿化痰，和胃止呕；茯苓健脾利水，渗湿消肿；香附、木香、陈皮、厚朴、枳实、砂仁、豆蔻均有理气作用，可畅通气机，气行则水行，水行则不能生痰，且陈皮、厚朴、枳实、砂仁等均能燥湿，化滞消痞；甘草调和诸药，生姜配红枣，健中散寒，和胃止呕。

保和丸

【药品性质】 非处方药。

【方剂组成】 焦山楂、炒六神曲、制半夏、茯苓、陈皮、连翘、炒莱菔子、炒麦芽。

【剂型用量】

浓缩丸：每次 8 粒（相当于原生药 3g），日 2~3 次，温开水送服或嚼后温开水送服；

水丸：每次 1 袋（每袋重 6g），日 2 次，温开水送服。

病情较重者可以适当加量。

小儿则根据年龄适当减量，用成人的 1/3 或 1/2 量，可用开水化开丸药，待温，加糖适量调服；也可将丸药入小布包，加水适量，煎服；或含服。

【适应人群】 任何人，以小儿、老人居多。

【用药指征】

形貌：体型偏胖者多，面红、唇红、牙龈红。

症状：①脘腹胀满或疼痛，恶心呕吐，嗳腐吞酸；

②不欲饮食，或食欲过旺，过多荤食；

③口臭，牙龈红肿，口黏，口腔溃疡、色红；

④腹泻，里急后重，或便秘，大便臭，甚则臭如败卵；

⑤矢气多，或矢气臭；

⑥进食（尤其肉食）过多则后半夜咳嗽；

⑦头汗过多，尤其进食时，睡眠不安，满床打滚。

舌象：舌红，苔厚腻。

脉象：脉弦或滑。

【适用病症】

内科疾病：消化不良、急慢性胃炎、急慢性肠炎、糖尿病胃轻瘫、慢性支气管炎缓解期、阿尔茨海默病早期、老年习惯性便秘。

五官科疾病：口腔溃疡、慢性牙周炎。

小儿科疾病：小儿消化不良、小儿食积感冒、小儿食积咳嗽、小儿习惯性便秘。

【巧用活用】

①消化不良，食欲不振，胃胀明显者，可加香砂养胃丸同用。

②消化不良，食欲不振，乏力，晨起咯大量白痰，大便溏稀者，可加香砂六君丸同用。

③腹泻次数多，大便热臭，可与香连丸同用，若口臭甚，便秘，与三黄片同用。

④小儿感冒咳嗽，鼻塞流涕，喉中有痰声，腹胀，舌苔厚，可与感冒清热颗粒同用。

【注意事项】

①口不黏，口干欲饮，舌苔少者不宜用。

②脘腹胀，食冷后加重者不宜。

③大便稀，或腹泻，大便不臭者不宜。

④感冒咳嗽，无痰，食欲正常者不宜。

【类方鉴别】

保和丸——加味保和丸

药名	相同症状	不同症状
保和丸	脘腹胀满疼痛，嗳腐吞酸，厌食呕吐，苔厚腻，脉滑	口疮，舌红，小便黄
加味保和丸		脘腹胀突出，舌不红

【医案举隅】

1. 口腔溃疡（史欣德医案）

某日坐学校班车回家，一同事问：其父亲60多岁，近来总是出现口腔溃疡，反复发作，问有什么办法。我问：你父亲是不是胃口很好，爱肉食，食量比较大？回答说：是。于是建议用保和丸，每次8粒，日3次。同事有点担心，说：父亲症状比较重，最好能开汤药。我坚持说先服中成药1周试试。结果同事1周后告知，口腔溃疡完全消失。

2. 头汗多（李楠医案）

王某，女，4岁。平素头汗极多，稍微活动或进食即满头大汗，如逢夏季，更汗出如雨。形瘦，喜食肉，无餐不肉，大便偏干，两日一行，气味酸臭。令服保和丸，月余后其母前来就诊，告知头汗大减，大便已不酸臭。

3. 脑梗死后口臭（史欣德医案）

亲戚贾奶奶，88岁。2014某日脑梗死住院，病情控制后出现严重的口臭，儿子来电话形容比大粪还臭，大便数日未行，舌苔厚。遂嘱用：保和丸（浓缩丸）20粒，日3次，饭后服；三黄片3粒，日2次，空腹服。2天后来电话告知：大便畅行，口臭消失。

4. 预防食积哮喘（史欣德医案）

赵某，男，27岁。有哮喘家族史，其外公、舅舅、堂舅等都有比较严重的哮喘病（需要用西药控制）。自幼喜欢肉食，容易感冒咳嗽。2岁多时，某日突然发作哮喘，呼吸困难，气短难续，手足、口唇青紫，急煎中药汤剂灌服，另用高度白酒频擦手足后缓解，1天后哮喘止。其后凡见口臭、苔略厚，或多食，特别是肉食过量后，即令服保和丸6~8粒，日2~3次，成为其常备中成药，哮喘再未大发作，偶有小发作时，用汤药数剂即止。没有因哮喘用过1次西药，现已年过27岁。

5. 慢性支气管炎（熊兴江医案）

朋友母亲，因慢性支气管炎反复发作多年就诊。初诊时见其皮肤白，汗多，黑眼圈，问是不是大便偏干，回答说数日一行。予桂枝加厚朴杏子汤原方，3剂后咳喘消失。后腰椎间盘突出，予桂枝加苓术附汤好转。后咳喘再次发作，曾予射干麻黄加石膏汤等经典名方控制。咳喘缓解后，常觉喉中有痰，咳之不出，询问得知，胃口好，能吃，有口气，偶有口苦，舌老黯红，苔色白，脉弦。予保和丸、苏子降气丸，按照说明书用法一起服用。1周后告知，喉中有痰基本消失，咳喘未作。

附：

【方剂来源】 本方出自元代《丹溪心法》："保和丸，治一切食积。山楂六两，神曲二两，半夏、茯苓各三两，陈皮、连翘、萝卜子各一两。上为末，炊饼丸如梧子大。每服七八十丸，食远白汤下。""保和丸亦治因积作后重者。"

【作用原理】 此方实由消食药与化痰理气和胃药组成，故可用于因食积引起的多种病证，以胃肠道、呼吸道、口腔病变居多。方中山楂消肉积，神曲消酒食陈腐之积，莱菔子消面食积，半夏、陈皮理气和胃，燥湿化痰止呕，茯苓健脾利湿，连翘清热散结，现代研究发现连翘有很好的抗菌、抗病毒作用，对消化道、呼吸道、泌尿道的炎症都有很好的治疗作用。

柴胡舒肝丸

【药品性质】 非处方药。

【方剂组成】 白芍、槟榔、薄荷、柴胡、陈皮、大黄、当归、豆蔻、莪术、防风、茯苓、甘草、厚朴、黄芩、姜半夏、桔梗、六神曲、木香、青皮、三棱、山楂、乌药、香附、枳壳、紫苏梗。

【剂型用量】

大蜜丸：每次1丸（每丸重10g），日2次，温开水送服。

【适应人群】 成年人。

【用药指征】

形貌：形体偏瘦，面黄。

症状：①两胁或左胁胀痛，或胸闷，胃胀痛，脘腹痞闷；

②嗳气频作，或呃逆连声，不能自制；

③恶心，呕吐酸水；

④纳差，口苦，口臭，咽干，或咽中有异物梗阻感；

⑤腹泻，泻而不畅，大便臭秽，小便黄；

⑥月经不调，或痛经；

⑦上症大多在生气、心情不佳时发生。

舌象：舌偏红，苔白或黄，腻。

脉象：弦，或沉弦。

【适用病症】

内科疾病：急慢性胃炎、消化不良（食积症）、消化性溃疡、急慢性胆囊炎、慢性肝炎、神经官能症。

妇科疾病：月经不调、痛经。

五官科疾病：咽喉神经官能症（梅核气）。

【注意事项】

①胁痛，胃痛隐隐，胃不胀，不嗳气，舌嫩红，苔薄白，脉细弱，面色少华，精神萎靡者不宜用。

②月经不调，痛经，小腹冷痛，得温则舒，腹不胀，月经量少色淡，面色无华，脉细无力者不宜用。

③胁痛口苦，恶心，食欲不振，伴头晕，乏力，神疲，心烦，舌淡红，苔薄白，脉浮无力者不宜用。

④孕妇忌用，哺乳期妇女慎用。

【类方鉴别】

柴胡疏肝丸——逍遥丸

药名	相同症状	不同症状
柴胡疏肝丸	胁痛，胸闷	胃胀痛，口臭，嗳气，吐酸水，大便不畅，舌黄或白厚腻，脉弦有力
逍遥丸		舌略胖大，苔薄，脉细无力

附：

【方剂来源】现代经验方。实为宋代《太平惠民和剂局方》"逍遥散"、元代《丹溪心法》"保和丸"与明代《景岳全书》所载古方"柴胡疏肝散"（治胁肋疼痛，寒热往来。醋炒陈皮、柴胡各二钱，川芎、麸炒枳壳、芍药各一钱半，炙甘草五分，香附一钱半。水一钟半，煎八分，食前服。）三方合方的加减方。

【作用原理】本方药味较多，通调气血水，以调气为主。方中柴胡、薄荷、防风疏肝解郁；枳壳、豆蔻、香附、陈皮、厚朴、木香、槟榔、青皮、乌药、紫苏梗、三棱、莪术均为行气破气止痛药；当归、白芍养血活血，柔肝止痛；姜半夏、桔梗、茯苓化痰健脾利水；黄芩、大黄清热泻火，攻下积滞；山楂、六神曲消食和中；甘草益气健脾，调和诸药。

麻仁润肠丸

【药品性质】非处方药。

【方剂组成】火麻仁、苦杏仁（去皮炒）、大黄、木香、陈皮、白芍。

【剂型用量】

大蜜丸：每次 1~2 丸（每丸重 6g），日 2 次，空腹嚼碎后温开水送服。

小缩丸：每次 1~2 袋（每袋重 6g），日 2 次，空腹温开水送服。

小儿则根据年龄适当减量，用成人的 1/3 或 1/2 量，可用开水化开丸药，待温，加糖适量调服；也可将丸药入小布包，加水适量，煎服。

【适应人群】成年人。

【用药指征】

形貌：面红，或唇红。

症状：①大便干结，数日不行；

②腹胀满，或腹痛，或口臭、矢气臭；

③小便黄，小便频而多。

舌象：舌红，苔黄或焦黄而燥。

脉象：滑数，或尺弦有力。

【适用病症】

内科疾病：功能性便秘、老年习惯性便秘。

【注意事项】

①腹不胀满、数日不大便无所苦、大便不通但并不干结者均非所宜。

②大便干结，但面白无华，乏力，气短，胸闷，小便色清，舌不红，脉不数者不宜用。

③老年顽固性便秘，腹不胀满，腰酸腿软，舌光红少苔，脉细弱者不宜用。

④孕妇忌用，哺乳期妇女慎用。

⑤药后大便畅行，大便每日超过 3 次者当停服。

【医案举隅】

1. 便秘唇干（刘渡舟医案）

刘某，男，28 岁。患大便燥结，五六日排解 1 次。每次大便时，往往因努责用力而汗出湿衣，但腹中无所苦。口唇发干，用舌津舐之则起厚皮如痂，撕之则唇破血出。脉沉滑，舌苔黄。此是胃强脾弱的脾约证。疏以麻子仁丸一料，服尽而愈。（《经方临证指南》）

2. 便秘伴夜尿频数（大塚敬节医案）

82 岁老年妇女，主诉来院求治大便秘结，夜尿频数。无心悸亢进与浮肿，饮食一般，无口渴，夜尿 4~5 行，影响睡眠。与麻子仁丸，药效甚佳。大便日一行，夜尿 1~2 次。停药后又再度便秘，继服此丸适量。（《临床应用汉方处方解说》）

3. 老年中风后便秘（史欣德医案）

邻居老太太，76 岁，形体肥胖，2013 年中风后半年，半身不遂，行动不便，但食欲佳，且喜肉食，致反复上呼吸道感染，发热，咳嗽，大便干结，常以杏苏二陈汤加味方汤剂很快病情能控制。近期因大便干结，不自行，烦躁不安，夜里经常吵闹不能安睡，也影响全家人休息。察面偏红，唇红，口臭，腹部满，舌红，苔黄腻，脉弦滑有力。嘱用：麻仁润肠丸，按说明书量，早晚空腹各服 1 次。结果：服药 3 次后，1 天解了 3 次大便，第 1 次解下大量干结大便，后 2 次为稀便，晚上已能安睡，口已不臭，舌苔厚腻情况也改善。嘱减为每日早上空腹服 1 次，再服 2 天停药。后凡遇大便二三天不解即服此丸，至今情况稳定，也不再发热咳嗽。

4. 混合痔、便秘（熊兴江医案）

某男，初中生。主因大便干结、出血两周就诊。当时患者正值初三，学习压力较大，大便时间不规律，每次排便极其痛苦，大便干结如球，伴鲜血便，口干，饮水不多，胃口好，无明显腹胀、腹痛，睡眠可。观其面色黄黯，满脸痤疮，舌红，苔白厚，脉沉。予麻子仁丸，1次1丸，每日2次。3日后告知服药至第2天，大便通畅，不干结，且自从大便干结之后出现的"小便频数、清长"现象也消失了。

附：

【方剂来源】 本方为《伤寒论》麻子仁丸的加减方，组方原理相同。原文曰："趺阳脉浮而涩，浮则胃气强，涩则小便数，浮涩相抟，大便则硬，其脾为约，麻子仁丸主之。麻子仁二升，芍药半斤，枳实半斤（炙），大黄一斤（去皮），厚朴一尺（炙，去皮），杏仁一升（去皮尖，熬，别作脂）。上六味，蜜和丸如梧桐子大。饮服十丸，日三服。渐加，以知为度。"

《太平惠民和剂局方》有更详细的症状描述："脾约麻仁丸，治肠胃燥涩，津液耗少，大便坚硬，或秘不通，脐腹胀满，腰背拘急，及有风人大便结燥。又治小便利数，大便因硬而不渴者，谓之脾约，此药主之。厚朴（去粗皮，姜汁炒）、芍药、枳实（麸炒）各半斤，大黄（蒸，焙）一斤，杏仁（去皮、尖，炒研）、麻仁（别研）各五两。上味捣筛，蜜和丸如梧桐子大。每服二十丸，临卧温水下，以大便通利为度，未利再服。"

【作用原理】 此为一首治疗肠道有积、气机不畅、津液偏走膀胱，导致小便偏多、大便干结的成方。方中火麻仁润燥滑肠通便，杏仁降气润肠通便，大黄泻火攻积通便，白芍破坚积、活血止痛，木香、陈皮畅通肠胃气机。诸药配伍，气血畅通，津液布散，肠道润滑，大便自通。

三、心脑血管系统疾病用药

天王补心丸

【药品性质】处方药。

【方剂组成】丹参、当归、石菖蒲、党参、茯苓、五味子、麦冬、天冬、地黄、玄参、制远志、炒酸枣仁、柏子仁、桔梗、甘草、朱砂。

【剂型用量】

大蜜丸：每次1丸（每袋重9g），日2次，嚼碎后温开水送服。

浓缩丸：每次8丸（相当于原生药3g），日2~3次，温开水送服。

水蜜丸：每次1袋（每袋重6g/9g），日2次，温开水送服。

【适应人群】成年人。

【用药指征】

形貌：形体偏瘦，面颊色赤。

症状：①心神不宁，烦躁不安，头疼，入睡难，多梦，睡而不实；
②倦怠乏力，心悸怔忡，自汗盗汗，健忘；
③口舌生疮，唇干咽干，口渴欲饮；
④手足心热，肢体酸痛；
⑤大便偏干，小便偏黄。

舌象：舌偏红，少苔。

脉象：细数无力，或结代。

【适用病症】

内科疾病：心律失常（房颤、室性房性早搏等）、失眠症、甲状腺功能亢进症、血管神经性头痛。

妇科疾病：更年期综合征。

五官科疾病：复发性口腔溃疡。

【巧用活用】

①失眠，心悸，心烦，早泄，小便黄，会阴潮湿，可配知柏地黄丸同用。

②更年期综合征，心悸，胸闷，烦躁，烘热汗出，早醒，可合加味逍遥丸同用。

【注意事项】

①本品含有朱砂，中病即止，不宜久服。

②烦躁易怒，入睡难，心悸，牙龈萎缩，舌体瘦小，光红无苔者不宜用。

③心悸，气短，胸闷，面色苍白，汗出怕风，不欲饮食，大便稀溏，舌淡胖，脉浮缓无力者不宜用。

④口腔溃疡反复发作，口臭，舌红，苔厚腻者不宜用。

⑤孕妇、哺乳期妇女、儿童禁用，肝肾功能不全者慎用。

【类方鉴别】

天王补心丸——柏子养心丸

药名	相同症状	不同症状
天王补心丹	失眠，心悸，气短，大便干	心烦，口干，手足心热，小便偏黄，舌红少苔
柏子养心丸		惊悸，头痛，胸痛，咯痰，小便色清，舌淡略紫

【医案举隅】

1. 甲状腺功能亢进症（颜德馨医案）

姜某，男，38 岁。患甲状腺功能亢进，动则心悸多汗，服此丸（天王补心丹）6g，1 日 2 次，迅速控制症状，延续 3 年症情稳定。（《颜德馨诊治疑难病秘笈》）

2. 失眠（郭海燕医案）

刘某，女，52 岁。2014 年 8 月 13 日初诊。主诉：失眠 1 年。正值更年期，月经紊乱，烘热汗出，烦躁，失眠，彻夜不眠，即使偶入眠，亦是梦多烦乱，不可名状，脾气暴躁，白天精神差。查体：形体壮实，焦虑貌，面色无华，头发蓬乱，眼窝黯黑。舌红，苔薄，脉细数。处方：天王补心丸，1 次 1 丸，1 日 2 次。服用 2 周。2014 年 8 月 27 日二诊：患者诉目前夜间能入睡 2～3 小时左右，白天精神较前好转，烦乱感减轻。继服上方 2 周。2 周后睡眠基本稳定，改方调理更年期症状。

附：

【方剂来源】本方出自明代著名医家薛己的《校注妇人良方》，原书曰："妇人热劳，由心肺壅热，伤于气血，以致心神烦躁，颊赤头疼，眼涩唇干，口舌生疮，神思昏倦，四肢壮热，食饮无味，肢体酸疼，心忪盗汗，肌肤日瘦，或寒热往来。当审其所因，调补气血，其病自愈矣。愚按：前症乃壮火食气，虚火煎熬真阴之所致也。……（若）心经血虚，天王补心丹。……天王补心丹，宁心保神，益血固精，壮力强志，令人不忘，清三焦，化痰涎，祛烦热，除惊悸，疗咽干，育养心神。人参（去芦）、茯苓、玄参、丹参、桔梗、远志各五钱，当归（酒浸）、五味、麦门冬（去心）、天门冬、柏子仁、酸枣仁（炒）各一两，生地黄四两。上为末，炼蜜丸桐子大，用朱砂为衣。每服二三十丸，临卧竹叶煎汤送下。一方多石菖蒲、熟地黄、杜仲、百部、茯神、甘草。此方内天麦门冬、玄参、生地，虽能降火生血化痰，然其性沉寒，损伤脾胃，克伐生气，若人饮食少思，大便不实者，不宜用。"

【作用原理】这是一首益气养阴，养血活血，安神镇静的方剂。方中生地黄清心凉血，养阴生津，配天冬、麦冬、玄参加强其养阴清热作用；人参、当归益气养血，人参配麦冬、五味子为生脉饮的组合，能益气养阴，生津敛汗，安神助眠；茯苓、石菖蒲、制远志配人参是古方"开心散"的组合，能益气安神，增强记忆；酸枣仁、柏子仁养心安神；丹参养血活血，清心安神；桔梗宣肺利咽，载诸药上行；甘草益气兼调和诸药；朱砂镇心安神。

归脾丸（人参归脾丸）

【药品性质】非处方药。

【方剂组成】人参、麸炒白术、茯苓、蜜炙甘草、蜜炙黄芪、当归、木香、炙远志、龙眼肉、炒酸枣仁。

【剂型用量】

大蜜丸（人参归脾丸）：每次 1 丸（每丸重 9g），日 2 次，嚼碎后温开水送服。

浓缩丸：每次 8 丸（相当于原生药 3g），日 2~3 次，温开水送服。

水蜜丸：每次6g（每瓶重60g），日2次，温开水送服。

小儿则根据年龄适当减量，用成人的1/3或1/2量，可用开水化开丸药，待温，加糖适量调服；也可将丸药入小布包，加水适量，煎服。

【适应人群】任何人群。

【用药指征】

形貌：形体偏瘦，面色苍白少华，精神倦怠。

症状：①气短懒言，语声低微，自汗盗汗；

②头昏，心悸，失眠，多梦，健忘；

③食欲不振，四肢酸软；

④吐血、鼻衄、尿血、便血、崩漏；

⑤胃痛、腹痛、胸痛；

⑥大便不调，小便色清。

舌象：舌色淡，质嫩，苔薄。

脉象：细软，或沉细弱，或浮洪，重按无力。

【适用病症】

内科疾病：慢性疲劳综合征、房颤等心律失常、心动过缓、病毒性心肌炎后遗症、抑郁症、失眠症、上消化道出血、缺铁性贫血、再生障碍性贫血、血小板减少性紫癜、慢性肾炎、肾盂肾炎、盘状红斑狼疮。

外科疾病：外伤大出血后失眠、痔疮出血。

妇科疾病：功能性子宫出血、更年期综合征。

小儿科疾病：小儿肾炎血尿、小儿紫癜性肾炎。

【巧用活用】

①更年期综合征，心悸失眠，腰膝酸软，足冷便溏，可配桂附地黄丸同用。

②眩晕，失眠，乏力多汗严重者，可配补中益气丸同用。

③失眠，心悸，胸痛，伴肩紧，情志抑郁者，可与逍遥丸同服。

【注意事项】

①失眠，心悸伴见胆小易惊，痰多，舌胖大苔厚腻者不宜服。

②吐血、衄血、尿血、便血、崩漏，伴小便黄，脉数有力者不宜服。

③食欲不振，大便稀，解而不畅，口臭者不宜服。

【类方鉴别】

归脾丸——人参养荣丸——十全大补丸

药名	相同症状	不同症状
归脾丸		各种出血病症，失眠，食欲差
人参养荣丸	面色无华，气短乏力，心悸	咳嗽，喘，咯痰，失眠
十全大补丸		骨脊拘急疼痛，脚膝无力

【医案举隅】

1. 盘状红斑狼疮（朱仁康医案）

赵某，女，31 岁。初诊日期：1973 年 5 月 24 日。主诉：鼻部出现红斑 1 年。1 年前发现在鼻背两侧有二小块红斑，未予重视，逐渐扩大至指头大，晒太阳后又有扩大之势。自觉心悸气短，身倦无力，伴有自汗。检查：鼻背两侧可见两片境界清晰黯紫红色斑片，约为 2cm×3cm 大小，略有脱屑，两颊亦有黄豆大小之类似红斑，轻度萎缩。西医诊断：盘状红斑狼疮。辨证：肝郁伤脾，心脾两虚。治疗：补养心脾为主。方剂：归脾汤加减。方药：黄芪 12g，炒白术 9g，党参 9g，当归 9g，远志 9g，莲子肉 9g，炒枣仁 12g，茯苓 9g，木香 3g，炙甘草 6g，生姜 3 片，大枣 7 个。7 剂，水煎服。二诊（1973 年 6 月 2 日）：脸鼻红斑较前为淡，体疲乏力，心悸诸症略见好转。脉软滑，舌淡，苔薄布。前方去枣仁加龙眼肉 9g，白芍 9g。水煎服，14 剂。三诊（1973 年 7 月 6 日）：鼻背部红斑色淡，皮肤渐趋萎缩。嘱继服前方。四诊（1973 年 9 月 24 日）：患者回老家服前方 14 剂后病情稳定，鼻背红斑角化皮损已趋消退，左颊眉间留小片红斑萎缩性损害未全消退。有时尚感心悸气短。嘱可间断续服前方，并配合服人参归脾丸，以竟全功。（《朱仁康临床经验集》）

2. 产后恶露不尽（史欣德医案）

某女，28 岁，中等体型。1999 年 4 月 28 日初诊。述产后 2 月来，下身出血始终淋漓不止，量不多，色淡，且伴睡眠不实，心悸，乏力。察面色少华，舌淡红，苔薄白，脉细短少力。嘱用归脾丸浓缩丸，每次 8 粒，日 3 次。随访告知：3 天后出血止，睡眠明显改善。

3. 闭经（史欣德医案）

南京朋友 2016 年 3 月 9 日来电话说：朋友的女儿 18 岁，考入清华大学，闭经5月，2016年2月20日血液检查提示：促卵细胞生成素偏高（10.07mU/ml），其他指标正常，子宫及附件超声检查未见异常。用了一些方法治疗无效，家人很担心。2016年3月11日面诊。除闭经外，睡眠浅，乏力，面少华，舌嫩淡红，脉细。嘱用人参归脾丸（大蜜丸）1盒，每次1丸，日2次，早晚服，第4天来电话说：月经来了，同时感觉睡眠质量明显提高。

4. 失眠（李楠医案）

彭某，女，38岁，失眠月余，入睡困难，需服用安眠药方可入睡，睡眠轻浅易醒，多梦，健忘，乏力，气短，月经2月一行，量极少，色黯。舌淡苔薄，脉弦细而弱。令其常服归脾丸。1周左右，睡眠开始改善，月余后停服安眠药仍能入睡，半年余月经30余日一行，量渐增多。

5. 月经量少（熊兴江医案）

某女，33岁，诉月经量少3年余，每次月经经期4天，周期25天，面色萎黄无华，两颧部黄褐斑，纳可，睡眠略差，易早醒，二便可。舌质黯红，苔薄白，脉细弦。既往有流产病史。嘱服归脾丸，每次8粒，1天3次。连服2个周期后，月经量较前增多，经期7天，周期28天左右。

附：

【方剂来源】 本方出自明代薛己的《正体类要》。原文："归脾汤，治跌扑等症，气血损伤，或思虑伤脾，血虚火动，寤而不寐，或心脾作痛，怠惰嗜卧，怔忡惊悸，自汗盗汗，大便不调，或血上下妄行，其功甚捷。白术、当归、白茯苓、黄芪（炒）、龙眼肉、远志、酸枣仁（炒）各一钱，木香五分，甘草（炙）三分，人参一钱。加姜、枣，水煎服。"

【作用原理】 本方为一首气血双补、宁心安神、健脾摄血剂。方中参、芪、术、草益气补脾以统血摄血；龙眼肉、酸枣仁、茯苓养血补心以安神定志；当归养血活血，远志化痰安神定志；木香行气助运，可防补益药滋腻碍胃。

华佗再造丸

【药品性质】 处方药。

【方剂组成】 川芎、吴茱萸、冰片、当归、白芍、红参、五味子、马钱子、红花、南星等。

【剂型用量】

浓缩水蜜丸：每次 1/2～1 袋（每袋重 8g），重症患者每次服 1～2 袋，日 2～3 次，温开水送服。

【适应人群】 成年人。

【用药指征】

形貌：表情呆滞，口眼喝斜。

症状：①半身不遂，身体拘挛、疼痛、麻木，活动不利；

②语言口齿不清，反应迟钝；

③头目不清，或头痛；

④胸闷胸痛，心悸；

⑤大便不干，或便溏；

⑥小便不黄。

舌象：舌紫黯，舌下静脉迂曲。

脉象：弦涩缓。

【适用病症】

内科疾病：脑卒中后遗症、缺血性脑梗死、血管性痴呆、冠心病心绞痛、血管神经性头痛、血栓闭塞性脉管炎、特发性三叉神经痛、顽固性面瘫。

男科疾病：精液不液化症。

【注意事项】

①此方药性偏温，烦躁易怒，面红目赤，口臭，大便干结、臭秽，小便黄赤者忌用。

②脑出血初期忌用。

③孕妇忌服。

【医案举隅】

1. 脑出血恢复期（孙绍臣等报道）

观察方法：对 300 例脑出血恢复期患者进行随机复合对照研究。治疗组 180 例用华佗再造丸治疗，对照组 120 例用单纯西药治疗，两组治疗前各方面情况均相似（P＞0.05），具有可比性。结果：治疗前两组神经功能缺损平均积分值相似，恢复期结束时，两组积分均不同程度减小，但治疗组平均积分值与对照组比较，差异有非常显著性（P＜0.01%）。两组颅脑 CT 显示：治疗后两组血肿全部吸收率差异有显著性差异（P＜0.05），治疗组优于对照组。两组总的生活能力（病残程度）改善比较：治疗组痊愈78例（43.3％），好转96例（53.3％），无效6例（3.4％），总有效率为96.7％；对照组痊愈32例（26.6％），好转45例（37.5％），无效43例（35.8％），总有效率为64.2％。两组疗效对比，治疗组疗效明显优于对照组（P＜0.01％）。同时观察治疗组风痰阻络、气虚血瘀型疗效显著优于对照组（P＜0.01）。两组治疗前中医证候积分相似，恢复期结束时两组积分均有显著下降，但治疗后治疗组积分值与对照组比较有显著差异（P＜0.01）。认为：华佗再造丸治疗脑出血恢复期疗效确切。（《吉林中医药》2007年第5期）

2. 永久性心房颤动（吕雪霞报道）

共观察中医辨证属于心阳不振、心血瘀阻型36例，其中男28例，女8例；年龄50～87岁，平均65岁；病程最短3个月，最长20年，平均5年。其中原发病是风湿性心脏病8例，冠心病6例，高血压10例，甲亢4例，心肌病1例，单纯房颤无明显原因的7例。治疗方法：华佗再造丸，早晚各服1次，每次2g，约12粒。服药期间如有燥热感，可用白菊花蜜糖水送服。合并心气虚弱者，可加服黄芪生脉饮，每日3次，每次10ml。连服30天为1个疗程，用药3个疗程后观察效果。疗效标准参照《临床疾病诊断依据治愈好转标准》制定。治愈：经药物治疗后恢复窦性心律；好转：经治疗后症状减轻，房颤未转成窦性心律，心室率控制在70～80次／分；无效：治疗前后症状、心律无明显改善。结果：治愈22例，好转11例，无效3例，总有效率91.67％。（《广西中医药》2001年第2期）

附：

【方剂来源】建国初期"京城四大名医"之一冉雪峰祖传秘方。

【作用原理】活血化瘀，化痰通络，行气止痛。现代实验研究表明，本方能抗凝血，抗血栓，改善血液流变性，增加脑部血流量，促进脑出血后血肿病灶的清除与修复；抑制家兔血小板聚集；增加颈总动脉、颈内动脉血流量；增加离体心脏冠状动脉的血流量。

松龄血脉康胶囊

【药品性质】处方药。

【方剂组成】鲜松叶、葛根、珍珠层粉。

【剂型用量】

胶囊剂：每次 3 粒（每粒重 0.5g），日 3 次，温开水送服。

【适应人群】 成年人，以中老年人居多。

【用药指征】

形貌：面色潮红，眉头紧锁。

症状：①头痛头胀，眩晕，耳鸣，目赤；

②心悸，心烦易怒，难入睡，或多梦；

③口干口苦，咽干；

④腰膝酸软；

⑤头发稀少。

舌象：舌色红，苔薄。

脉象：弦细数。

【适用病症】

内科疾病：高血压病、原发性高脂血症、动脉硬化、脑血栓。

妇科疾病：更年期综合征。

【注意事项】

①上症伴见面色苍白、舌淡胖、脉细缓无力者不宜用。

②孕妇慎用。

【医案举隅】

1. 原发性高血压（蔡艳芳等报道）

观察方法：所有患者用药前检测血压、血、尿常规，肝、肾功能。服其他降压药的患者停药 1 周。观察组给予松龄血脉康胶囊口服，一次 3 粒，日 3 次。饭后服用，2 周后效果不佳可增加剂量为 4 粒，日 3 次。每 2 周复查血压、心率，血、尿常规，肝、肾功能及体表心电图和胸片，记录不良反应及停药原因。疗程 6 周。治疗中不同时服用其他降压药物。结果：158 例患者中显效 98 例，占 62.02%，有效 31 例，占 19.62%，无效 29 例，占 18.35%，总有效率81.64%。头晕、头痛、胸闷、心悸、失眠等临床症状均得到明显改善。不良反应轻微，仅有便秘、面红潮红各 1 例，且于用药 2 周后消失。与治疗前相比 SBP、DBP、HR、TC、TG 均不同程度下降，HDL－C 则升高，差异有统计学意义。（《中国医药指南》2011 年第 30 期）

2. 顽固性眩晕（李克俊报道）

观察方法：选择120例顽固性眩晕患者，随机分为两组，分别为治疗组60例，口服松龄血脉康胶囊；对照组60例，口服盐酸氟桂利嗪胶囊，观察两组疗效。结果：治疗组总有效率93.3%，对照组总有效率70%，两组总有效率有显著差异。（《光明中医》2012年第9期）

3. 更年期综合征（赵脉峰报道）

观察方法：选择2010年10月~2012年10月于我科就诊的更年期综合征患者146例，采用随机对照原则分为治疗组、对照组，每组73例。所有患者给予谷维素10~20mg/次，2~3次/d；己烯雌酚片0.25~1mg/次，1次/d，连续3周后停药1周，连续使用2个月。治疗组患者同时给予松龄血脉康胶囊口服，3粒/次，3次/d。结果：治疗后，对照组和治疗组总有效率分别为82.2%和93.2%；与治疗前相比，治疗后2组患者的促卵泡激素水平都有所下降，差异具有统计学意义（P<0.05），2组患者之间比较，差异具有统计学意义（P<0.05）；治疗后2组患者的促黄体生成激素水平和血雌二醇水平都得到了显著的提高，2组比较，差异具有统计学意义（P<0.05）；治疗后，治疗组在躯体症状、抑郁症状以及焦虑症状改善情况方面优于对照组，2组比较，差异具有统计学意义（P<0.05）。（《世界中医药》2014年第6期）

附：

【方剂来源】 现代经验方。

【作用原理】 此方虽仅3味药，但组方思路有特点。方中鲜松叶即松树的松针，气味芳香，味苦性温，松树四季长青，能活千年，生命力旺盛，常作为长寿的象征，取类比象，此物能抗衰老。古代本草文献记载能治风湿痛，生毛发，安五脏，疗头痛。现代药理研究发现：本品有很好的降血脂、延缓衰老、镇静、抗炎、镇痛等作用；葛根能升举清阳，止渴止泻，改善头部供血等作用；珍珠层粉能平降上冲之虚火，镇惊安神，与葛根一升一降，使清阳得升，虚火能降，从而达到降脂、降压、延缓衰老的作用。

参松养心胶囊

【药品性质】 处方药。

【方剂组成】 人参、麦冬、山茱萸、丹参、酸枣仁（炒）、桑寄生、赤芍、土鳖虫、甘松、黄连、南五味子、龙骨。

【剂型用量】

胶囊剂：每次2～4粒（每粒重0.4g），日3次，温开水送服。

【适应人群】 成年人。

【用药指征】

形貌：形体偏瘦，精神不足，唇紫黯。

症状：①心悸，乏力，气短，口干，易汗出；

②胸闷，胸痛；

③心烦失眠，入睡难，或睡而不实，多梦，或盗汗；

④劳累后症状加重。

舌象：舌黯红嫩，舌苔偏少。

脉象：细弱结代，或细数。

【适用病症】

内科疾病：冠心病心律失常、心肌炎后心律失常、高脂血症、脑卒中后抑郁、焦虑症、失眠症、神经衰弱。

妇科疾病：更年期综合征。

【注意事项】

①面色黄黯、苍白，心动过缓，汗少者不宜用。

②舌苔黄厚腻之心悸失眠不宜用。

③心悸而大便干结如粒者慎用。

④孕妇禁用。

附：

【方剂来源】 现代经验方。

【作用原理】 本方由益气养阴古代名方"生脉饮"（人参、麦门冬、五味子）的基础上加味而成。方中人参补益心脾之气，甘松理气宽胸，麦门冬养心胃之阴，山茱萸养肝肾之阴，桑寄生补肝肾、强筋骨，丹参、赤芍、土鳖虫活血化瘀，酸枣仁、五味子养肝安神，龙骨镇心安神，黄连清心泻火安神，方中山茱萸、酸枣仁、五味子、龙骨都有收敛心气、宁心安神作用。全方益气养阴为基础，兼收外散之心气，祛心脉之瘀阻，清心降火，通补并施，散收并用（以收为主），气血同调，寒温兼顾，略偏寒性。

柏子养心丸

【**药品性质**】非处方药。

【**方剂组成**】柏子仁、党参、炙黄芪、川芎、当归、茯苓、制远志、酸枣仁、肉桂、醋五味子、半夏曲、炙甘草、朱砂。

【**剂型用量**】

大蜜丸：每次 1 丸（每丸重 9g），日 2 次，温开水送服。

小蜜丸：每次 6～9g，日 2 次，温开水送服。

【**适应人群**】成年体质虚弱者。

【**用药指征**】

形貌：面色少华，唇淡紫，语声偏低，或气短懒言。

症状：①心悸，易惊；

②入睡难，或睡后易醒，多梦；

③记忆力下降；

④早起咯少量白痰；

⑤大便偏干，小便色清；

⑥头痛、心前区痛；

⑦症状在劳心、劳力后加重。

舌象：淡胖，色淡略紫，苔薄腻。

脉象：细无力，而滑，或结代。

【**适用病症**】

内科疾病：失眠症、抑郁症、冠心病、心律失常。

【**巧用活用**】

①老年失眠患者，伴耳鸣，腰酸腿软，小便不畅或尿频者，可合金匮肾气丸同用。

②失眠伴有食后胃胀，痰偏多者，可与香砂养胃丸同用。

【**注意事项**】

①本药含有朱砂，不能过用、久用，中病即止。

②心烦易怒，小便黄，舌红赤的火热证的心悸、失眠证不宜用。

③孕妇、哺乳期妇女、小儿禁用。

④肝肾功能不良者慎用。

【类方鉴别】

柏子养心丸——天王补心丹

药名	相同症状	不同症状
柏子养心丸	失眠，心悸，气短，大便干	惊悸，头痛，胸痛，咯痰，小便色清，舌淡略紫
天王补心丹		心烦，口干，手足心热，小便偏黄，舌红少苔

附：

【方剂来源】 本方出自《北京市中药成方选集》，原书名"柏子养心丹"。原书："柏子仁二钱五分，黄芪一两，茯苓二两，酸枣仁（炒）二钱五分，川芎一两，当归一两，半夏曲一两，甘草一钱，人参（去芦）二钱五分，肉桂（去粗皮）二钱五分，五味子（炙）二钱五分，远志（炙）二钱五分。上为细粉，炼蜜为丸，重三钱，朱砂为衣。每服一丸，日服二次，温开水送下。功用：补气养血，安神益智。主治：心血不足，精神恍惚，怔忡惊悸，失眠健忘。"

【作用原理】 这是一首略偏温补性质的安神宁心方。方中除养心安神的柏子仁外，还加入了6种不同类型的安神药：包括健脾化饮、宁心安神的茯苓、化痰安神的半夏、养肝安神的酸枣仁、化痰安神定志的远志、收敛安神的五味子、重镇安神的朱砂。所以本方有良好的安神作用。

此外，方中的党参、黄芪、肉桂、炙甘草能温补阳气，当归、川芎养血兼能活血，具有气血双补的作用，五药合力可以增强心脏动力，改善心肌供血。说明本方主要针对虚性的心悸、失眠证，特点是劳心、劳力后症状加重。

方中有古方酸枣仁汤的成分，但少了知母，所以虚烦的症状应该不明显；多了朱砂，镇静作用强，故应该有易惊的症状。

有化痰利水的半夏、茯苓，可以兼有痰多、面肢微肿，舌偏胖大、苔腻等症状；有川芎、当归活血止痛药，症状中可以伴有头痛、心痛等疼痛问题；柏子仁、当归都有润肠通便作用，所以大便偏干者更好；五味子酸收，能敛汗，用于失眠而伴有自汗、盗汗者更适合。

复方丹参滴丸

【药品性质】 非处方药。

【方剂组成】丹参、三七、冰片。

【剂型用量】

滴丸：每次 5～10 丸（每丸重 25mg），日 3 次，舌下含服或吞服。

【适应人群】成年人，以中老年人居多。

【用药指征】

形貌：面色偏黯，唇色偏紫。

症状：①心前区经常有憋闷感，生气后加重；

②胸刺痛，或突然心绞痛，或痛牵及后背，或背痛彻胸；

③心烦，入睡难或睡眠不实。

舌象：舌紫红，或有瘀斑，苔薄白或薄黄。

脉象：弦涩或结代。

【适用病症】

内科疾病：冠心病心绞痛、高原心肌缺氧症、动脉硬化。

【巧用活用】

①冠心病胸闷胸痛，伴肩紧，善叹息，可配逍遥丸同用。

②冠心病胸闷痛，伴头痛失眠，胃胀嗳气，皮肤干燥，大便干结，可配血府逐瘀颗粒同用。

③冠心病心绞痛，伴气短乏力、多汗、口渴，可配生脉饮同用。

【注意事项】

①方中含有寒性的冰片，胃寒怕冷食小便清长者不宜用。

②冠心病胸闷，乏力气短，劳累后加重，面色苍白，大便稀溏者不宜用。

③剧烈心绞痛患者含服无效者应及时去医院急诊。

④肝肾功能异常者慎用；孕妇禁用。

【类方鉴别】

复方丹参滴丸——速效救心丸——麝香保心丸

药名	相同症状	不同症状
复方丹参滴丸		心烦，入睡难，或睡眠不实，舌紫红
速效救心丸	冠心病心绞痛	胸闷胸痛症状较重
麝香保心丸		心悸气短，劳累受寒后加重

【医案举隅】

1. 冠心病劳累性心绞痛（符裕报道）

观察方法：随机选取300例从2012年7月～2015年8月在我院（海南省文昌市人民医院）接受治疗的冠心病劳累性心绞痛患者，将患者平均分配，观察组150人，对照组150人，对照组给予单硝酸异山梨酯胶囊治疗，观察组给予复方丹参滴丸治疗，在用药1个月内随时观察并对比两组患者的临床症状改善情况。结果：经过1个月观察后，对照组患者总有效率（56.00%），远远低于观察组患者总有效率（96.67%），差异具有统计学意义（P<0.05）。（《心血管病防治知识（学术版）》2016年第3期）

2. 早期糖尿病视网膜病变（马梦瑾等报道）

观察方法：将82例2型糖尿病并发糖尿病视网膜病变患者随机分为治疗组（48例）和对照组（34例）。2组均给予降糖、降脂和降压类药物常规治疗，治疗组加用复方丹参滴丸，3次/d，15粒/次口服，疗程为24周；2组患者在治疗前后分别检查空腹血糖、糖化血红蛋白、肝肾功能以及眼底镜行眼底检查、眼底照相、眼底造影等，以观察糖尿病眼底病变的变化情况。结果：治疗组和对照组的眼底病变均较治疗前好转，差异有统计学意义（P<0.05），且治疗组的微血管瘤、出血斑、渗出及黄斑水肿情况较对照组改善更明显，差异有统计学意义（P<0.05）。（《世界中医药》2016年第3期）

3. 冠心病不稳定性心绞痛（熊兴江医案）

张某，男，63岁。既往有冠心病病史，1年前曾行冠脉造影术，提示三支病变，患者拒绝行搭桥治疗术，一直采用药物保守治疗。3天前胸闷胸痛症状加重，伴咽部发紧，活动后症状加重，休息及含服硝酸甘油后能够缓解。就诊时见其伴有脸色黯红，唇色偏紫，口气重，口干，纳可，眠可，二便可。舌质红，苔薄黄，脉弦。考虑到患者的心绞痛属于热证，立即予复方丹参滴丸10粒舌下含服，约2分钟后胸闷痛缓解。再予中药口服治疗。嘱咐患者规律服用复方丹参滴丸，1次10粒，每日3次。

附：

【方剂来源】 现代经验方。

【作用原理】 此方虽然仅3味，但活血化瘀、芳香开窍、理气止痛作用较强。方中丹参既能养血又能活血祛瘀止痛，兼能清心除烦安神。三七既能活血又能止血，是一味安全有效的化瘀通络止痛药，活血又不会导致出血。冰片味芳香，走窜力强，能较快速的达到开窍行气止痛作用，缓解心绞痛症状。

速效救心丸

【**药品性质**】处方药。

【**方剂组成**】川芎、冰片。

【**剂型用量**】

滴丸：每次 4～6 粒（每粒重 40mg），含服，日 3 次；急性发作时，可 1 次含服 10～15 粒。

【**适应人群**】成年人，以中老年人居多。

【**用药指征**】

形貌：形体较壮实，唇色紫黯。

症状：①胸闷，心痛，呈隐痛或刺痛，痛处固定不移；

②心痛牵及左臂内侧或后背心脏对应点；

③心悸，或惊惕不安；

④上述症状活动后减轻，口干，小便偏黄；

⑤头痛，或胃痛，或腰痛；

⑥妇人经前腹痛。

舌象：紫红。

脉象：弦涩。

【**适用病症**】

内科疾病：冠心病心绞痛、心律失常、高血压病、血管神经性头痛、三叉神经痛、肾绞痛。

妇科疾病：原发性痛经。

皮肤科疾病：带状疱疹。

【**巧用活用**】

①带状疱疹，皮肤灼热痒痛，在内服同时可用冷开水化丸药数粒外涂患处。

②痛经，月经色黯血块多，大便干结者，可配桂枝茯苓丸同用。

【注意事项】

①胸闷心痛，活动后加重，并伴气短懒言，舌红少苔者不宜用。

②中重度心绞痛、心律失常者慎用。

③严重心绞痛药后不能缓解，应及时去医院急诊。

④孕妇禁用。

【类方鉴别】

速效救心丸——麝香保心丸——复方丹参滴丸

药名	相同症状	不同症状
速效救心丸		胸闷胸痛症状较重
麝香保心丸	冠心病心绞痛	心悸气短，劳累受寒后加重
复方丹参滴丸		心烦，入睡难，或睡眠不实，舌紫红

【医案举隅】

1. 冠心病不稳定型心绞痛（张培影等报道）

观察速效救心丸治疗冠心病不稳定型心绞痛的临床疗效和对不稳定斑块的影响。方法：依据诊断标准筛选冠心病不稳定型心绞痛患者60例，随机分为对照组和治疗组，对照组在常规西药治疗基础上心绞痛发作时舌下含服硝酸甘油0.5mg，治疗组在常规西药治疗基础上加用速效救心丸（每次5粒，每日3次）；观察临床疗效、静息心电图ST段变化，测定治疗前后血清基质金属蛋白酶-9（MMP-9）和C反应蛋白（CRP）水平。结果：速效救心丸治疗不稳定型心绞痛起效迅速、疗效显著，治疗前后比较具有明显抗心肌缺血作用（$P < 0.01$），和硝酸甘油比较无明显差异；能降低基质金属蛋白MMP-9和CRP水平（$P < 0.05$）。认为：速效救心丸是治疗不稳定型心绞痛的一种可靠速效中药制剂，还具有稳定斑块作用，临床可常规服用治疗冠心病不稳定型心绞痛。（《中成药》2008年第4期）

2. 冠心病心绞痛（施海报道）

观察方法：70例患者随机分为治疗组40例，对照组30例。治疗组给予速效救心丸含服，每次5粒，每日3次；对照组给予消心痛口服，每次10mg，每日3次。4周为1个疗程，观察治疗后心绞痛及心电图变化。结果：速效救心丸、消心痛对心绞痛均有疗效，总有效率分别为92.5%和90.0%（$P > 0.05$）。

两组无显著差异。速效救心丸对心电图改善优于消心痛，总有效率分别为 57.5% 和 30.0%（P<0.05）。（《中成药》2002 年第 11 期）

3. 原发性痛经（魏震报道）

观察方法：速效组 43 例患者舌下含服速效救心丸治疗，芬必得组 41 例口服芬必得治疗，月月舒组 29 例冲服月月舒痛经宝颗粒治疗。结果：速效组总有效率 90.70%，芬必得组为 80.49%，月月舒组为 100.00%。速效组起效时间明显短于其他 2 组，痛经伴随症状有明显改善，优于芬必得组。认为：速效救心丸治疗原发性痛经疗效满意。（《北京中医药大学学报（中医临床版）》2013 年第 6 期）

4. 冠心病不稳定性心绞痛（熊兴江医案）

马某，老年男性，既往有高血压、高脂血症、糖尿病、慢性阻塞性肺病、膀胱癌手术切除术病史，1 月前于呼吸科住院期间出现胸闷胸痛，活动后加重，查心肌肌钙蛋白 I：6.25ng/ml，诊断为急性非 ST 段抬高型心肌梗死，冠脉造影示累及右冠，给予保守治疗。后患者病情好转出院，出院后仍有胸闷胸痛发作，以闷痛为主，含服硝酸甘油及休息后缓解，患者脸色黯，唇淡紫，消瘦，情绪焦虑，纳可，眠可，便秘，小便不畅。舌淡紫，苔薄白，脉浮。考虑患者不稳定性心绞痛属于瘀血内阻，予速效救心丸，每次 10 粒，每天 3 次。药后胸闷胸痛缓解，嘱咐患者坚持服用。

5. 冠心病心律失常（熊兴江医案）

张某，老年女性，既往有冠心病病史，患者多次因胸闷喘憋反复发作住院治疗，曾行冠脉造影显示慢血流，胸闷喘憋发作时多次行心电图检查，未见 ST 段明显变化。某日值班时，诉说心慌，查其纳可，眠差，大便干结，每日需服用通便药物，小便可。舌黯红，苔薄白，脉沉。心电监护显示：房性早搏、室性早搏。患者情绪焦虑，喋喋不休，对病情非常担心，予速效救心丸 10 粒，舌下含服，约 2 分钟后心慌缓解。后嘱咐患者常年服用速效救心丸以巩固。

附：

【方剂来源】 现代经验方。

【作用原理】 此方仅 2 味药组成，作用专一。方中川芎为血中气药，有很好的行气活血、祛瘀止痛作用，对全身不同部位的疼痛均有效，头部、胸部疼痛作用更佳。冰片芳香通窍，通络止痛。两药都为行气走窜药，故主要针对体质不虚、气机郁滞、血脉瘀阻所致的冠心病心绞痛及其他多种疼痛症。

脑力宝丸

【药品性质】 非处方药。

【方剂组成】 远志、地黄、五味子、地骨皮、菟丝子、茯苓、石菖蒲、川芎、维生素 E、维生素 B_1。

【剂型用量】

浓缩丸：每次 4 丸（每丸重 0.2g），日 3 次，温开水送服。

【适应人群】 成年人，中老年人居多。

【用药指征】

形貌：体形偏瘦，面色少华。

症状：①健忘，特别是近事遗忘；

②失眠梦多，入睡难，烦躁不安，或头痛头晕，头目不清；

③烘热汗出，或潮热盗汗；

④神疲体倦，自觉脑力下降，怕思考，思维不敏捷；

⑤咽中有痰，口中黏；

⑥小便偏黄。

舌象：舌偏红，苔白微腻。

脉象：细数。

【适用病症】

内科疾病：神经衰弱、阿尔茨海默病早期、轻中度抑郁症。

妇科疾病：更年期综合征。

【巧用活用】

①健忘，失眠，每天晨起咯吐大量黏白痰，苔厚腻者，可配香砂六君丸同用。

②失眠，健忘，伴心悸气短，神疲乏力，舌淡嫩者，可配归脾丸或人参养荣丸同用。

③更年期综合征，烘热出汗，早醒，胸闷肩紧，齿龃者，可与加味逍遥丸同服。

【注意事项】

①失眠健忘，伴面色苍白，怕冷汗多，不欲冷食，尿色清者不宜用。

②服后大便泻下，食欲下降者当停用。

③服药期间遇感冒发热时当停用。

④孕妇慎服。

附：

【方剂来源】 本方实际是唐代名医孙思邈《备急千金要方》中"开心散"的加减方。原方组成："远志、人参各四分，茯苓二两，菖蒲一两。上药治下筛。每服方寸匕，饮送下，一日三次。"主治："好忘。"

【作用原理】 方中地黄、菟丝子养阴清热、补肝益肾，远志、五味子宁心安神、增加记忆，茯苓、石菖蒲健脾利水、开窍醒脑，地骨皮配地黄清虚热、除骨蒸，川芎活血行气、止头痛。又加入抗氧化剂的维生素 E、营养神经的维生素 B_1，对于肝肾不足、虚火偏旺、心神失养等衰老引起的健忘失眠、头目不清、思维能力下降等有一定效果。

脑心通胶囊

【药品性质】 处方药。

【方剂组成】 黄芪、赤芍、丹参、当归、川芎、桃仁、红花、制乳香、制没药、鸡血藤、牛膝、桂枝、桑枝、地龙、全蝎、水蛭。

【剂型用量】

胶囊剂：每次 2~4 粒（每粒重 0.4g），日 3 次，食后温开水送服。

片剂：每次 2~4 粒（每片重 0.45g），日 3 次，食后温开水送服。

【适应人群】 成年人，以中老人居多。

【用药指征】

形貌：体形偏胖者多。

症状：①中风后半身不遂，肢体麻木，或疼痛，或拘挛；

②口眼㖞斜，舌强语謇，口角不自主流涎；

③头昏，神疲乏力，自汗出；

④胸闷气短，心前区疼痛，心悸；

⑤大便干结，小便频数，或遗尿。

舌象：舌紫黯，苔薄。

脉象：脉细涩无力。

【适用病症】

内科疾病：脑梗死、冠心病心绞痛、老年血管性痴呆。

外科疾病：糖尿病周围神经病变。

【注意事项】

①中风后半身不遂，汗多，怕风冷，不欲冷食，大便稀溏，舌体胖大者不宜用。

②中风后头晕，失眠，多梦，易惊，胆小怕事，悲伤欲哭，浮肿，舌苔厚腻者不宜用。

③中风后烦躁易怒，面红赤，口臭，大便干结，舌红，苔黄腻，脉弦数有力者不宜用。

④急性心肌梗死，心前区绞痛，面色苍白，出冷汗，手足如冰者不宜用。

⑤孕妇禁用，有出血症者慎用。

附：

【方剂来源】 本方实为清代名医王清仁《医林改错》补阳还五汤的加味方。原文曰："补阳还五汤，此方治半身不遂，口眼㖞斜，语言謇涩，口角流涎，大便干燥，小便频数，遗尿不禁。黄芪四两（生），归尾二钱，赤芍钱半，地龙一钱（去土），川芎一钱，桃仁一钱，红花一钱。水煎服。初得半身不遂，依本方加防风一钱，服四五剂后去之。如患者先有入耳之言，畏惧黄芪，只得迁就人情，用一二两，以后渐加至四两。至微效时，日服两剂，岂不是八两。两剂服五六日，每日仍服一剂。如已病三两个月，前医遵古方用寒凉药过多，加附子四五钱。如用散风药过多，加党参四五钱，若未服，则不必加。此法虽良善之方，然病久气太亏，肩膀脱落二三指缝，胳膊曲而扳不直，脚孤拐骨向外倒，哑不能言一字，皆不能愈之症，虽不能愈，常服可保病不加重。若服此方愈后，药不可断，或隔三五日吃一付，或七八日吃一付，不吃，恐将来得气厥之症。方内黄芪，不论何处所产，药力总是一样，皆可用。"

【作用原理】 这是一首补气活血、化瘀通络方。用于治疗气虚血瘀引起的心脑血管病。方中用大量黄芪补气扶正，配当归、川芎、赤芍、丹参、鸡血藤养血活血，桃仁、红花、制乳香、制没药、水蛭活血化瘀，通络止痛，桂枝、桑枝、牛膝、地龙、全蝎疏通经络，缓解疼痛拘挛等症。现代动物实验提示：本方对"血瘀"模型的全血高切、低切黏度、血浆黏度、还原黏度、血小板黏附率均有显著降低作用，抑制血栓形成，增加脑血流量，增加犬心肌供血，改善心功能，缩小心肌梗死范围等作用。

稳心颗粒

【药品性质】 处方药。

【方剂组成】 党参、黄精、三七、琥珀、甘松。

【剂型用量】

颗粒剂：每次 1 袋（每袋重 5g/9g），日 3 次，开水冲化，待温服。

【适应人群】 成年人，以中老年人居多。

【用药指征】

形貌：形体偏瘦，面色黯或紫黯。

症状：①劳累后心前区憋闷疼痛；

②动则短气喘息；

③易疲劳，常有无力感；

④心悸不宁；

⑤心烦，入睡难，或早醒，或多梦。

舌象：色黯紫，或有瘀斑。

脉象：细无力，或结代。

【适用病症】

内科疾病：冠心病心绞痛、室性早搏、房性早搏、焦虑症、失眠症、心脏神经官能症、病毒性心肌炎。

【注意事项】

①重症心脏疾病当慎用。

②心悸，失眠，舌胖大，苔厚腻者不宜用。

③孕妇慎用。

【类方鉴别】

稳心颗粒——生脉饮

药名	相同症状	不同症状
稳心颗粒	心悸气短，脉细无力或结代	胸闷胸痛明显，舌黯红或紫
生脉饮		口干欲饮，汗多，舌嫩红少苔

附：

【方剂来源】 非传统古方。

【作用原理】 此方配伍不复杂，主要由健脾益气的党参，益气养阴的黄精，止血活血、化瘀止痛的三七，镇惊安神的琥珀，辛温开郁、理气止痛的甘松组成。全方既补又通，对冠心病气阴两虚，同时气血瘀阻所致的冠心病、失眠症等有效。

麝香保心丸

【药品性质】 处方药。

【方剂组成】 人工麝香、人参提取物、人工牛黄、肉桂、苏合香、蟾酥、冰片。

【剂型用量】

微丸：每次 1～2 丸（每丸重 22.5mg），日 2～3 次，舌下含服，或症状发作时含化服。

【适应人群】 成年人，以中老人居多。

【用药指征】

形貌：唇色紫黯，精神不振。

症状：①心前区疼痛，痛处固定不移，或胸痛牵及后背痛；

②胸中憋闷，或隐痛，劳累或遇冷加重；

③心悸，气短，乏力。

舌象：黯或紫。

脉象：弦无力，或脉迟涩。

【适用病症】

内科疾病：冠心病心绞痛、心肌梗死、心律失常、慢性心功能不全。

【注意事项】

①严重心绞痛药后不能缓解，应及时去医院急诊。

②本品有强心作用，不宜与洋地黄类药物同用。

③本品含有毒药蟾酥，故不宜过用久用；

④孕妇禁用。

【类方鉴别】

麝香保心丸——速效救心丸——复方丹参滴丸

药名	相同症状	不同症状
麝香保心丸		心悸气短，劳累受寒后加重
速效救心丸	冠心病心绞痛	胸闷胸痛症状较重
复方丹参滴丸		心烦，入睡难，或睡眠不实，舌紫红

【医案举隅】

1. 心肌梗死后心绞痛（范宇鸣等报道）

观察方法：106例心肌梗死后心绞痛患者，随机分为治疗组（54例）及对照组（52例）。对照组采用常规治疗，治疗组在常规治疗基础上加用麝香保心丸治疗。观察两组患者用药期间心绞痛症状改善、检验指标及心电图变化情况。结果：治疗后治疗组心绞痛症状改善总有效率96.3%，心电图改善总有效率83.3%，均明显优于对照组的84.6%，53.8%（$P<0.05$）。治疗组患者C-反应蛋白（CRP）、纤维蛋白原（FIB）及D-二聚体（D-D）水平降低明显，亦均优于对照组（$P<0.05$）。（《中国实用医药》2016年第10期）

2. 慢性心功能不全（王国珍等报道）

观察方法：将本院于2013年4月~2015年7月接收的66例慢性心功能不全患者纳入研究中，全部患者和其家属均签订知情同意书，以随机数字表法把66例慢性心功能不全患者分为对照组和实验组，各组病例数均为33例，两组患者均施予常规治疗，在此基础上，实验组患者加用麝香保心丸，观察和对比两组患者治疗前后左室短轴缩短率、左心室射血分数、左心室搏出量以及心输出量。结果：治疗后，两组患者血流动力学指标和心功能指标均明显改善，其中和对照组相比较，实验组患者各指标改善情况更为显著，组间数据通过统计学处理分析，差异显著，具有统计学意义（$P<0.05$）。（《内蒙古中医药》2016

年第 4 期)

3. 冠心病不稳定性心绞痛（熊兴江医案）

苏某，老年男性，既往有冠心病、高脂血症病史多年，2001 年于阜外医院行 CABG 术，2002 年、2004 年及 2016 年分别于外院行支架植入术，冠脉造影示：左主干三支病变，术后规律运用标准西药治疗，但胸闷气短反复发作，活动后加重，含服硝酸甘油及休息后缓解。刻下症见：胸闷，气短，乏力，容易汗出，纳可，眠可，二便可。舌淡红，苔薄白，脉沉无力。考虑患者皮肤白，唇不紫，瘀血征象不明显，且活动后胸闷气短加重，患者的心绞痛当属气虚证，予麝香保心丸每次 2 粒，每日 3 次，常年服用。后随访得知，患者心绞痛发作次数减少，病情较前平稳。

附：

【方剂来源】上海华山医院戴瑞鸿教授研制方。

【作用原理】本方为芳香开窍通络止痛药与补益药的组合。方中麝香、苏合香、冰片、蟾酥均为芳香通窍药，均能行气活血止痛；人参大补心气，肉桂温壮阳气，通络止痛；牛黄清心安神，开窍止痛。适用于心气不足、心阳亏虚、血脉瘀阻类型的胸闷胸痛症。

四、泌尿系统疾病用药

二妙丸

【药品性质】 非处方药。

【方剂组成】 苍术、黄柏。

【剂型用量】

水丸：每次 1~2 袋（每袋重 6g），日 2 次，温开水送服。

【适应人群】 成年人，以中老年男性居多。

【用药指征】

形貌：面色偏黄。

症状：①下肢痿软无力，或下肢沉重疼痛，或足膝关节红肿热痛；

②下肢丹毒，皮肤红赤灼热疼痛；

③男子阴囊湿痒，脚气起水疱湿痒；

④妇人白带量多色黄；

⑤肛周皮肤湿痒，小便不畅，或小便黄赤灼热。

舌象：舌偏红，苔根部黄腻。

脉象：滑数，尺脉明显。

【适用病症】

外科疾病：下肢丹毒、痛风性关节炎。

妇科疾病：真菌性阴道炎、慢性盆腔炎。

内科疾病：膝骨关节炎、膝关节滑膜炎。

皮肤科疾病：阴部湿疹、肛周湿疹。

【巧用活用】

①痛风关节痛甚者，可用生姜一大块，浓煎汁送服二妙丸。

②老年下肢痿软无力，腰膝酸软，小便黄赤者可配知柏地黄丸同用。

③阴囊湿痒，伴目赤，心烦易怒，小便黄赤、气秽者，可配龙胆泻肝丸同用。

【注意事项】

①下肢痿软无力，伴腰酸，久站久行加重，少苔或光苔者不宜用。

②下肢沉重冷痛，下肢肿胀，腹坠胀，舌淡胖大，苔水滑者不宜用。

③孕妇、哺乳期妇女慎用。

【类方鉴别】

二妙丸——四妙丸

药名	相同症状	不同症状
二妙丸	下肢痿软无力，或沉重疼痛，小便黄	下肢疼痛症状相对较轻
四妙丸		下肢疼痛症状更明显，皮肤多发小颗粒状疣状物

【医案举隅】

前列腺增生（李楠医案）

王某，男，65岁。前列腺增生两年余，小便困难，时有腰痛，下肢沉重乏力，大便黏滞不爽。初服前列康疗效不显，后转服肾气丸亦不效，其子从国外购买多种保健品，诸症皆无缓解，又不愿手术治疗，恰逢义诊，前来咨询。余观其舌根部有厚腻苔，谓可服二妙丸，停一切保健品及补药。见其面有难色，疑惑而去，料想未必依嘱服药，亦不以为意。月余后突至门诊，言回家试服二妙丸后，小便甚畅，特来告知。

附：

【方剂来源】 本方出自金元时期朱丹溪的《丹溪心法》一书，原书为散剂。原书曰："二妙散治筋骨疼痛因湿热者。有气加气药，血虚者加补药，痛甚者加生姜汁，热辣服之。黄柏（炒）、苍术（米泔浸，炒）。上二味为末，沸汤入姜汁调服。二物皆有雄壮之气，表实气实者，加酒少许佐之。若痰带热者，先以舟车丸，或导水丸、神芎丸下伐，后以趁痛散服之。"

【作用原理】 此方仅2味药，一寒一燥，主要治疗下焦湿热引起的上述多种病证。方中黄柏苦寒，清热燥湿，善清下焦湿热之邪；苍术辛苦温，能燥湿健脾，为治疗内外湿邪为患的有效药，脾健则湿去。

三金片

【药品性质】 处方药。

【方剂组成】 金樱根、菝葜、羊开口、金沙藤、积雪草。

【剂型用量】

片剂：小片（每片相当于饮片 2.1g）每次 5 片，大片（每片相当于饮片 3.5g）每次 3 片，日 3 ~ 4 次，慢性非细菌性前列腺炎疗程为 4 周。

小儿则根据年龄适当减量，用成人的 1/3 或 1/2 量。

【适应人群】 任何人群。

【用药指征】

形貌：面色或偏红，唇红，痛苦貌。

症状：①小便黄赤，或尿血，淋沥不畅，小便气秽；

②尿频尿急，尿道口涩痛；

③腰酸，小腹隐痛；

④妇人白带量多色黄，气秽；

⑤男子阴囊湿痒气秽。

舌象：舌红，苔根黄腻。

脉象：滑数。

【适用病症】

内科疾病：急性尿路感染、膀胱炎、急慢性肾盂肾炎、急慢性前列腺炎。

妇科疾病：女性尿道综合征、慢性盆腔炎、阴道炎。

小儿科疾病：小儿急性尿路感染。

【巧用活用】

①妇人带下，色黄量多，外阴瘙痒，胸胁痛，肩紧，心烦，小便黄赤，可配逍遥丸同用。

②慢性前列腺炎，小便坠痛明显，大便干结，舌紫红，尺脉弦，可配桂枝茯苓丸同用。

③尿路感染反复发作，多劳累后引发，平素乏力，气短，多汗，脉细少力者，可配补中益气丸同用。

【注意事项】

①小便频急，色清不黄者不宜用。

②孕妇慎用。

③服药期间忌食辛辣、油腻厚味食物。

【医案举隅】

1. 小儿小便痛（相铸笑医案）

一日门诊，患者看病后要求为其子诊治。其子，9岁，小便痛，因为上学，服汤药不方便，可否服用中成药？我观其舌红，问其小便黄痛，不敢上厕所，其脉关尺细数。嘱服"三金片"试试。3日后患者来电诉：其子服用2日疼痛感消失，并询问是否需要继续服用。我嘱其继服1周巩固疗效。

2. 淋证（相铸笑医案）

杨某，女，59。述患"顽疾"多年不愈，近来发作频繁，后得知，每遇冷，则犯"淋痛"，予中药治愈。2015年夏天，杨某来电诉，其在莱州海边生活已经2个月了，昨日吹风后"淋痛"突然复发，程度较原来轻，由于无法信任当地医生，希望我能给其开药。因当时她自称"顽疾"，后经本人治愈，所以记忆尤深。结束通话后，其发信息建议服：三金片与附子理中丸。次年春节，至我门诊诊查身体，问当时服药情况，告诉我服上药各1盒后，至今未复发。

3. 血尿（相铸笑医案）

我每晚都有上网回复网友咨询的习惯，某日看到一高中女同学留言，说自己尿血已多日，十分担心，细问之后得知，每于同房后第2日出现腹痛，腰痛，尿血，考虑为尿路感染。嘱用：三金片和左氧氟沙星1天，观察病情。次日告诉我已不尿血，腹痛、腰痛减轻，我嘱其连续服用10天以巩固疗效。

4. 阴囊潮湿（相铸笑医案）

因上案提到的女同学服用效果好，其男朋友怀疑自己也有炎症，故偷偷服用三金片。服用1周后托女同学转达变化，其平素阴囊潮湿，阴部有异味，需每日更换内裤，自服用三金片后觉得阴囊潮湿及内裤有异味的情况改善。我嘱其连续服用半月后停服，同时注意少食辛辣之品。

5. 慢性前列腺炎（周端求等报道）

观察方法：将130例慢性前列腺炎患者随机分为两组，治疗组（70例）给予三金片治疗，每次5片，每日4次，口服；对照组（60例）给予前列康片治疗，每次5片，每日3次，口服。两组均以30天为1个疗程，根据病情可连续服用1~2疗程，6个月后统计疗效。治疗前后进行慢性前列腺炎症状积分指数（NIH – CPSI）评分，并进行前列腺直肠指诊、前列腺液（EPS）检查判定临床疗效，观察安全性指标及不良反应。结果治疗组临床疗效总有效率为92.86%，对照组为70.00%，两组比较差异有统计学意义（P＜0.05）。两组患者治疗后较本组治疗前 NIH – CPSI 评分均明显降低（P＜0.05 或 P＜0.01）；两组治疗后比较，治疗组积分较对照组降低明显（P＜0.01）。两组均未发生不良反应。（《中医杂志》2013年第23期）

6. 儿童急性泌尿道感染（曹辉报道）

观察方法：将100例急性泌尿道感染患儿随机分成两组。治疗组三金片与抗生素联用，对照组只用与治疗组相同的抗生素。观察尿常规白细胞计数、临床症状变化及中段尿培养结果，以评定临床疗效及细菌学疗效。并进行1年的随访，了解复发及再感染情况。结果：治疗组治愈率为92%，显效率为8%，总有效率为100%，细菌清除率为97.50%，显效和症状消失时间分别为（6.8±1.2）d、（9.6±1.5）d，1年内复发率为12.50%，再感染率为4.17%。对照组治愈率为82%，显效率为8%，无效率为10%，总有效率为90%，细菌清除率为81.40%，显效和症状消失时间分别为（8.3±2.0）d、（12.4±2.7）d，复发率为28.89%，再感染率为13.33%。认为：三金片与抗生素联合应用，能明显缩短病程，提高细菌清除率，降低复发率及再感染率。（《中国医药导报》2008年第33期）

附：

【方剂来源】现代经验方。

【作用原理】本方主要由清热解毒、利湿通淋，兼益肾固涩药组成。方中菝葜、羊开口、金沙藤、积雪草均为清热解毒、利尿通淋药，菝葜兼能祛风湿，消肿止痛；金樱根为益肾固精涩肠止遗药，能治疗遗尿、滑精、崩漏、泄泻等病。故此方以利为主，兼少量收涩药，使利湿通淋而不伤正气为其配方特点。

四妙丸

【**药品性质**】非处方药。

【**方剂组成**】苍术、牛膝、盐炒黄柏、薏苡仁。

【**剂型用量**】

水丸：每次1袋（每袋重6g），日2次，温开水送服。

【**适应人群**】成年人，以中老年男性居多。

【**用药指征**】

形貌：面色偏黄。

症状：①下肢痿软无力，或下肢沉重疼痛，或足膝关节红肿热痛；

②下肢丹毒，皮肤红赤灼热疼痛，或下肢皮肤色黯紫；

③男子阴囊湿痒，脚气起水疱湿痒；

④妇人白带量多色黄；

⑤肛周皮肤湿痒，小便不畅，或小便黄赤灼热。

⑥面、颈、胸部皮肤多发小颗粒样疣状物。

舌象：舌偏红，苔根部黄腻。

脉象：滑数，尺脉明显。

【**适用病症**】

外科疾病：下肢丹毒、痛风性关节炎、半月板损伤。

妇科疾病：真菌性阴道炎、慢性盆腔炎。

内科疾病：膝骨关节炎、膝关节滑膜炎。

皮肤科疾病：阴部湿疹、肛周湿疹、扁平疣。

【**巧用活用**】

①痛风关节痛甚者，可用生姜一大块，浓煎汁送服四妙丸。

②痛风，足趾关节红紫肿胀疼痛明显者，可配桂枝茯苓丸同用。

③老年下肢痿软无力，腰膝酸软，小便黄赤者可配知柏地黄丸同用。

④阴囊湿痒，伴目赤，心烦易怒，小便黄赤、气秽者，可配龙胆泻肝丸同用。

【**注意事项**】

①下肢痿软无力，伴腰酸，久站久行加重，少苔或光苔者不宜用。

②下肢沉重冷痛，下肢肿胀，腹坠胀，舌淡胖大，苔水滑者不宜用。

③孕妇、哺乳期妇女慎用。

【类方鉴别】

二妙丸——四妙丸

药名	相同症状	不同症状
二妙丸	下肢痿软无力，或沉重疼痛，小便黄	下肢疼痛症状相对较轻，皮色不黯
四妙丸		下肢疼痛症状更明显，下肢皮肤色黯或紫，皮肤多发小颗粒状疣状物

【医案举隅】

1. 下肢肿胀（郭海燕医案）

张某，女，39岁，某大学环卫工人。2015年3月6日初诊。

主诉：双下肢肿胀2年。2年前逐渐开始出现双下肢肿胀，发沉，懒于走动，如灌铅感，逐渐加重，感觉自己工作都很吃力。查体：形体壮实，神情焦虑，双下肢肿，凹陷不明显。舌红，苔黄腻。尿常规、双下肢血管彩超未见异常。因经济条件差要求吃中成药。处方：四妙丸，1次1袋，1天3次。连服2周。2015年3月20日二诊：双下肢肿胀感减轻，仍发沉。继服上方，4周。2015年4月17日三诊：症状好转。

2. 腰椎间盘突出（张敏医案）

江某，男，27岁。中等身材，体形偏胖，面布油光。2015年7月某日，患者因腰椎间盘突出，腰骶酸沉前来就诊，伴有头昏沉，下肢沉重，盗汗，阴囊潮湿，大便溏黏不畅。舌红，苔黄腻，脉滑数，尺部沉滑明显。患者为江浙人，平素嗜食肥甘，正值夏季，气候潮湿闷热。结合脉象辨为：湿热困阻下焦。遂嘱患者内服四妙丸，并清淡饮食，少食生冷。服药7天后反馈，腰沉、头昏沉、盗汗、阴囊潮湿均明显减轻，下肢沉重感也消失。

附：

【方剂来源】本方出自清·张秉成的《成方便读》一书，原书曰："二妙丸，苍术、黄柏，治湿热盛于下焦而成痿证者。夫痿者萎也，有软弱不振之象，其病筋脉弛长，足不任地，步履歪斜，此皆湿热不攘，蕴留经络之中所致。然湿热之邪，虽盛于下，其始未尝不从脾胃而起。故治病者必求其本，清流者必洁其源。方中苍术辛苦而温，芳香而燥，直达中州，为燥湿强脾之主药。但病既传于下焦，又非治中可愈，故以黄柏苦寒下降之品，入肝肾直清下焦之湿热，标本并治，中下两宣，如邪气盛而正不虚者，即可用之。本方加牛膝，为三妙丸。以邪之所凑，其气必虚，若肝肾不虚，湿热决不流入筋骨。牛膝补肝肾，强筋骨，领苍术、黄柏入下焦而祛湿热也。再加苡仁，为四妙丸。因《内经》有云：治痿独取阳明。阳明者主润宗筋，宗筋主束筋骨而利机关也。苡仁独入阳明，祛湿热而利筋络，故四味合而用之，为治痿之妙药也。"

【作用原理】此方是在二妙丸的基础上加牛膝、苡仁，合为4味药，古名"四妙"。方中苍术辛苦温，能燥湿健脾，黄柏苦寒，清热燥湿，善清下焦湿热之邪；牛膝能补肝肾，强筋骨，同时又有活血通络作用，故湿阻经络，瘀塞不通，下肢疼痛明显者加之更佳；苡仁清热利湿，可助黄柏一臂之力，有利于消除皮肤湿疣、白带量多、阴部湿痒、下肢酸痛等症。

龙胆泻肝丸

【药品性质】非处方药。

【方剂组成】龙胆、柴胡、黄芩、炒栀子、泽泻、木通、盐炒车前子、酒炒当归、地黄、炙甘草。

【剂型用量】

水丸：每次1袋（每袋重6g），日2次，温开水送服。

【适应人群】成年人。

【用药指征】

形貌：目赤，唇红。

症状：①胁痛，或两胁皮肤起红疱疹，灼热刺痒疼痛；

②耳鸣耳聋，或耳内流黄水，痒痛；

③鼻塞，流清黏涕，或黄涕；

④口干口苦，心烦易怒；

⑤男子会阴皮肤潮湿，或瘙痒，或阳痿；

⑥女子带下色黄量多，阴痒，或阴唇肿痛；

⑦小便黄赤或尿白浊，或尿血。

⑧腰膝酸软，下肢无力。

舌象：舌红，或红赤，苔黄腻或少苔。

脉象：弦有力，或弦滑数。

【适用病症】

妇科疾病：细菌性阴道炎、急慢性盆腔炎、老年性阴道炎、外生殖器感染。

内科疾病：高血压病、急性胆囊炎、病毒性肝炎、慢性胃炎、急性尿路感染。

外科疾病：带状疱疹、三叉神经痛、面部痤疮、尖锐湿疣、会阴部慢性湿疹、多发性毛囊炎。

五官科疾病：过敏性鼻炎、突发性耳聋、化脓性中耳炎。

眼科疾病：急性结膜炎、麦粒肿。

【巧用活用】

①心烦多怒，失眠心悸，小便黄赤，大便干结，舌尖红赤，可配导赤丸同用。

②急性传染性结膜炎，伴头痛头胀，牙龈肿痛，小便黄赤，大便干结，可合黄连上清丸同用。

③多发毛囊炎，疖肿红赤有脓头，硬痛，小便黄赤，大便干结，可配防风通圣丸同用。

④老年性阴道炎，外阴湿痒，有黄带，气秽，腰酸，劳累后发病或症状加重，可配知柏地黄丸同用。

【注意事项】

①目红赤、痤疮、带状疱疹，伴面黯，多汗，小便色清淡，脉细无力者不宜用。

②本品含木通，故肾功能异常者忌用。

③儿童、哺乳期妇女、老年体弱者应在医师指导下服用。

④孕妇慎用。

【医案举隅】

1. 失眠（郭海燕医案）

黄某，男，42岁，湖南籍。2014年6月12日初诊。主诉：失眠4年。目前每晚服用佐匹克隆片方能入睡。入睡困难，夜间睡眠约2小时，梦多，近日彻夜不眠。两胁胀，小便黄，口苦。舌红，苔黄腻，脉弦。处方：龙胆泻肝丸，

1 次 1 袋，1 天 2 次。2014 年 6 月 19 日二诊：每晚睡眠时间为 7~8 小时，两胁胀消失，精神好转。效不更方，上方继服 1 周。

2. 头痛（李楠医案）

许某，男，37 岁。初咽喉疼痛，以为感冒，自服双黄连口服液后，咽痛缓解，但两颞侧头痛不止，伴目赤、口苦、齿衄，舌红，苔黄厚腻，脉弦有力。予龙胆泻肝丸，1 日后头痛缓解，3 日后诸症完全消失。

3. 牙痛（李楠医案）

杨某，男，26 岁。食辛辣后右侧牙龈肿痛，伴有灼热感，服牛黄清胃丸、甲硝唑皆无效。西医又谓其有龋齿，建议拔牙，其人自忖，痛在牙龈，而非牙齿，拔牙何益，遂问予有无中药可用。细询病症，除牙龈肿痛，小便色黄外无甚特异之处。又命其自拍舌象照片一张发来，见舌红苔厚腻，且服清胃热药无效，遂予龙胆泻肝丸，服后疼痛即开始缓解，2 日后肿消痛止。

4. 过敏性鼻炎（史欣德医案）

某男，22 岁。患鼻炎 3 年多，每年 5 月、10 月左右发病。正值五月，鼻炎又发，鼻塞声重，流大量清黏涕，喷嚏频作，目赤眼痒多眵，心烦易怒，口干口苦，小便黄赤，唇红舌红，苔黄腻，脉弦有力。因不方便煎药，希望能服中成药。嘱用：龙胆泻肝丸 1 袋，日 2 次。3 天后告知，上述症状明显缓解。嘱再服 3 天症状基本消失可停药观察。

5. 腿痛（史欣德医案）

本人 45 岁时，某日突感左下肢外侧胆经循行部位疼痛，有牵拉感，不能屈膝下蹲，蹲则疼痛加剧。当时回想其他全身问题，发现近日晨起有眼眵，晨尿偏黄，有轻度灼热感，判断为胆经湿热，阻滞经络，不通则痛。自服龙胆泻肝丸 1 袋，服后半小时疼痛消失。

6. 慢性盆腔炎（史欣德医案）

某女，32 岁。右少腹经常隐隐作痛，伴白带多，色黄，气秽，小便黄，口干口苦，妇科检查示：慢性盆腔炎。嘱服龙胆泻肝丸 1 袋，每日早晚各 1 次，2 天后症状明显缓解，1 周后症状消失。

7. 带下（孙子正医案）

中年女性周某，2014 年 9 月 15 日初诊。自述：近一月白带增多，色黄，气秽，外阴出红疹，瘙痒，小便疼，有灼热感，并自觉眩晕，下腹作胀。医院检查为：阴道炎、尿路感染，但吃消炎药少效，外用洗液有效，但反复发作，察体型中等偏胖，皮肤发黄，出油，舌苔黄厚腻，脉沉实滑。诊断为湿热下注。嘱用龙胆泻肝丸1盒，每日3次，每次1袋，平时饮菊花、荷叶茶，另用：龙胆泻肝丸10粒捣碎，开水冲泡，待冷凉后清洗外阴并按摩5分钟。治疗1周后病人症状基本消除。

8. 头部湿疹（孙子正案例）

2016年5月19日，日本人藤下举斤，经朋友介绍来就诊。述：头部前额发际后至头顶，及头部两侧胆经处红肿突起、脱皮、奇痒难忍，小便黄，量少，大便可。患者体格健壮，舌苔厚腻黄，中间有裂纹，前端红，左脉滑、沉，右脉洪、滑、实。发病后半年余，曾在日本做过针灸治疗，涂过药膏，都无效。自述在日本爱吃刺身、鲜活海鲜，喝烈酒，经常跟朋友或者客户聚餐，熬夜很晚回家，酒量很大，半夜经常饿醒起来吃东西。诊断为肝胆经湿热证。嘱用龙胆泻肝丸，每次1袋，日服3次，连服1周，同时清淡饮食。5月27号复诊，头部红肿已淡，瘙痒减轻，嘱继续服，改为早晚各1次，另加服夏桑菊颗粒，每次2袋，日2次。后经朋友反馈，症状消失。

附：

【方剂来源】本方据清代名医汪昂的《医方集解》说出自宋代的《太平惠民和剂局方》，但《局方》一书查无。《医方集解》曰："龙胆泻肝汤，治肝胆经实火湿热，胁痛耳聋，胆溢口苦，筋痿阴汗，阴肿阴痛，白浊溲血。（胁者，肝胆之部也，火盛故作痛；胆脉络于耳，故聋。肝者，将军之官也，谋虑出焉；胆者，中正之官也，决断出焉。胆虚故谋虑而不能决；胆气上溢，故口为之苦；肝主筋，湿热胜故筋痿；肝脉络于阴器，故或汗，或肿，或痛；白浊、溲血，皆肝火也）龙胆草（酒炒）、黄芩（炒）、栀子（酒炒）、泽泻、木通、车前子、当归（酒洗）、生地黄（酒炒）、柴胡、甘草（生用）。此足厥阴、少阳药也。龙胆泻厥阴之热（肝），柴胡平少阳之热（胆），黄芩、栀子清肺与三焦之热以佐之；泽泻泻肾经之湿，木通、车前泻小肠、膀胱之湿以佐之；然皆苦寒下泻之药，故用归、地以养血而补肝，用甘草以缓中而不使伤胃，为臣使也。"

【作用原理】本方主要由三部分药物组成，一为清热泻火药，即龙胆草、黄芩、栀子；二为清利水湿药，即泽泻、木通、车前子；三为清心凉血活血止痛药，即生地、当归。另，柴胡疏散透热，并引诸药入肝经，甘草清心泻火，兼调和诸药。可用于湿热郁于肝胆经所致的上述多种病症，特别是各种炎性疼痛症。

五、精神神经系统疾病用药

开胸顺气丸

【药品性质】处方药。

【方剂组成】槟榔、炒牵牛子、陈皮、木香、姜厚朴、醋三棱、醋莪术、猪牙皂。

【剂型用量】

水丸：每次1袋（每袋重6g），日2次，温开水送服。

【适应人群】成年人。

【用药指征】

形貌：面黄色黯，微肿。

症状：①胸胁胀满，时时叹气；

②胃脘疼痛，嗳气，食少纳呆；

③小腹或少腹胀痛，小便不利；

④大便燥结，或腹泻，泻而不畅，里急后重。

舌象：淡红，胖大，苔厚。

脉象：弦滑有力。

【适用病症】

内科疾病：急慢性胃炎、功能性消化不良、慢性肠炎。

外科疾病：肋软骨炎。

【注意事项】

①此方破气攻下力量较强，对老年、体弱、脉虚者的胸胁脘腹胀痛者不宜。

②腹泻，泻而通畅，完谷不化，或便秘，脉虚无力者不宜用。

③孕妇、产妇忌服。

【类方鉴别】

开胸顺气丸——木香顺气丸

药名	相同症状	不同症状
开胸顺气丸	胸闷，脘腹胀痛，大便不畅	兼积滞，泻下力量强，大便秘积难解，或腹泻，里急后重明显
木香顺气丸		兼湿邪，药性较平和，肠鸣，腹泻，苔白腻

【医案举隅】

抑郁、胃胀（郭海燕医案）

郭某，女，59岁。2014年10月就诊。诉3年前丈夫去世后，心情极度悲伤，出现胃胀饱满感，食欲不佳，大便不畅，3~5天一行，午后腹胀更明显，时打嗝。嘱服：开胸顺气丸，每次1袋，日3次口服。间断服用3个月后，腹胀好转，大便通畅，饮食正常。

附：

【方剂来源】本方出自《北京市中药成方选集》。原方组成用法："槟榔（炒）六两，二丑（炒）八两，陈皮二两，木香一两五钱，三棱（炒）二两，莪术（炙）二两，牙皂一两，厚朴（炙）二两。上为细末，过罗，茵陈熬水，泛为小丸。每服一至二钱，温开水送水。"功效："消积化滞，行气止痛。"主治："停食停水，气郁不舒，膨闷胀满，胃脘疼痛，红白痢疾，疟疾。"

【作用原理】此方由大量破气、理气、攻下药组成，故主要针对肠中有积滞、肺气不降的实证。方中槟榔、牵牛子破气消积，导滞逐水；木香、陈皮、厚朴行气和胃止痛；三棱、莪术行气活血，消积止痛；猪牙皂祛痰宽胸，利膈通便。诸药配合能消积化滞、顺气宽胸。

木香顺气丸

【药品性质】非处方药。

【方剂组成】木香、砂仁、醋香附、槟榔、甘草、陈皮、厚朴、炒枳壳、炒苍术、炒青皮、生姜。

【剂型用量】

水丸：每次 6 ~ 9g（每 100 丸重 6g），日 2 ~ 3 次，温开水送服。

【适应人群】 成年人。

【用药指征】

形貌：面色黄黯。

症状：①胸膈痞闷不适；

②胃脘或脘腹胀痛，食后更甚；

③腹泻，肠鸣，或大便不畅；

④嗳气频作，或伴恶心呕吐，纳呆。

舌象：舌淡红，苔白腻。

脉象：弦有力。

【适用病症】

内科疾病：急慢性胃炎、急慢性肠炎、功能性消化不良。

外科疾病：腹部手术后肠胀气。

【注意事项】

①胃脘作胀，食冷更重，口干苦，伴关节疼痛，舌淡红，苔薄白，脉浮细少力者不宜用。

②腹泻，大便臭秽，小便黄赤，舌苔黄腻者不宜用。

③上述诸症，伴舌红，舌体瘦小，少苔或光苔者不宜用。

④孕妇忌用。

【类方鉴别】

木香顺气丸——柴胡舒肝丸

药名	相同症状	不同症状
木香顺气丸	胸闷，脘腹胀，嗳气	药性偏温，口不干，小便不黄，舌不红，脉不数
柴胡舒肝丸		药性偏寒，口干苦，大便不畅，大便臭，小便黄，舌偏红，脉偏数

木香顺气丸——开胸顺气丸

药名	相同症状	不同症状
木香顺气丸	胸闷，脘腹胀痛，大便不畅	兼湿邪，药性较平和，肠鸣，腹泻，苔白腻
开胸顺气丸		兼积滞，泻下力量强，大便秘积，或腹泻，里急后重明显

【医案举隅】

1. 晚期原发性肝癌肠胀气（黄智芬报道）

观察方法：82 例患者随机分为木香顺气丸治疗组 44 例，单纯西药对照组 38 例。治疗组与对照组总有效率分别为 88.6%、60.5%。排气排便时间分别为平均 44h，57h，证候变化比较改善率分别为 91%、63.1%，组间比较 P＜0.01，观察表明木香顺气丸治疗晚期原发性肝癌肠胀气能促进胃肠蠕动，并能较快地使肛门排气、排便，恢复其正常功能。（《四川中医 2001 年第 8 期》）

2. 顽固性肝性腹胀（程良斌等报道）

观察方法：共观察 22 例患者，均为住院病人，其中重型肝炎 10 例，原发性肝癌晚期 3 例，肝硬化腹水伴肝肾综合征者 9 例。男 17 例，女 5 例。年龄最小 13 岁，最大 76 岁。所有病例均有顽固性腹胀，经用多潘立酮、西沙比利等治疗 3 日以上无效。改用中成药木香顺气丸 5 粒（30g）/次，研末，加食醋调成糊状，先行酒精脐部常规消毒，后将药敷于脐部，外辅 10cm×10cm 的消毒棉垫，再用塑料薄膜覆盖于上，最后用胶布四周固定，使形成密闭状态。2～3日 1 次，3 次为 1 疗程。结果：显效 7 例，有效 10 例，无效 5 例，总有效率为 77.27%。敷药期间，大部分患者自觉局部皮肤轻度瘙痒，少数患者局部出现皮疹、潮红。上述症状多较轻，停药 1～3 日后可自行消失，不影响治疗。（《中国中医药科技》1998 年第 1 期）

3. 阑尾炎术后腹胀（陈永年报道）

田某，男，40 岁。患急性阑尾炎经外科手术切除阑尾，术后 29 小时未有肛门排气，腹胀如鼓，恶心。患者不愿插管减压，要求另方治疗。经给予口服木香顺气丸 6g，于服药后 3 小时肛门排气 2 次，顿感腹胀减轻，以后逐渐转好，未再服用。（《中成药研究》1981 年第 9 期）

附：

【方剂来源】本方出自明代张景岳的《景岳全书》古方八阵，原书曰方出《统旨》，实为宋代《太平惠民和剂局方》"平胃散"（苍术、陈皮、厚朴、甘草）的加味方。原文："木香顺气散治气滞腹痛胁痛。木香、香附、槟榔、青皮、陈皮、枳壳、砂仁、厚朴（制）、苍术（各一钱）、炙甘草（五分）。水二钟，姜三片，煎八分，食远服。"

【作用原理】此方主要由大量行气燥湿药组成。方中木香、香附理气止痛；

厚朴、青皮行气燥湿，散结消积；枳壳、槟榔行气导滞宽中；陈皮、砂仁理气化湿和中；苍术燥湿健脾；甘草调和诸药。主要适用于湿阻气滞证。

加味逍遥丸

【药品性质】非处方药。

【方剂组成】柴胡、当归、白芍、麸炒白术、茯苓、甘草、牡丹皮、姜炙栀子、薄荷。

【剂型用量】

水丸：每次 1 袋（每袋重 6g），日 2 ~ 3 次，温开水送服。

小儿则根据年龄适当减量，用成人的 1/3 或 1/2 量，可用开水化开丸药，待温，加糖适量调服；也可将丸药入小布包，加水适量，煎服。

【适应人群】任何人群，以成年人居多。

【用药指征】

形貌：形体偏瘦，性格偏急，面颊色赤，唇色偏红。

症状：①胸闷喜叹气，或胸闷痛，肩背僵紧，或头痛目涩；

②胁痛胁胀，胃脘或少腹隐隐作痛，口干作渴；

③心烦易怒，潮热出汗，入睡难，或早醒，或盗汗；

④刷牙出血，或皮肤出现瘀斑瘀点，或咽喉肿痛化脓；

⑤女子经前乳胀乳痛，月经先期，量过多；

⑥大便偏干，小便偏黄或涩痛；

⑦症状常因生气、恼怒、抑郁等诱发或加重。

舌象：舌红，苔薄黄偏干。

脉象：细数。

【适用病症】

妇科疾病：月经不调（月经先期、排卵期出血）、经前紧张综合征、痛经、慢性盆腔炎、子宫肌瘤、卵巢囊肿、更年期综合征。

内科疾病：冠心病、胆囊炎、肋间神经痛、急慢性胃炎、焦虑抑郁症、失眠症、血管神经性头痛、特发性血小板减少性紫癜、早期糖尿病。

外科疾病：颈椎病、乳腺小叶增生、乳腺纤维瘤。

五官科疾病：急慢性咽炎、化脓性扁桃体炎、慢性鼻炎。

皮肤科疾病：黄褐斑。

小儿科疾病：小儿多动症。

【巧用活用】

①更年期烘热汗出，目睛疼痛，多眵，小便黄者，可配夏桑菊颗粒同用。

②失眠，胸闷，心烦，伴乏力，多汗心悸，口干欲饮者，可配生脉饮（颗粒）同用。

③痛经、子宫小肌瘤，伴月经色黯，血块多，尺脉弦而有力者，可配桂枝茯苓丸同用。

④冠心病胸闷痛，伴心烦，口干，唇色紫黯，小便黄，可配复方丹参片或丹参滴丸同用。

⑤胆囊炎右胁疼痛、肋间神经痛，伴乏力头晕，口干口苦，心烦恶心，可配小柴胡颗粒同用。

⑥急慢性胃炎，伴食道胃脘灼热，泛酸，舌苔薄黄者，可配三九胃泰颗粒同服。

⑦乳腺小叶增生、乳腺纤维瘤疼痛明显者，可配小金丹同用。

⑧小儿多动症，伴睡眠差，睡前头汗多，大便干，小便频，可配六味地黄丸同用。

【注意事项】

①舌红少苔，舌体瘦小者不宜服。

②脘腹痛，不喜冷食，大便经常稀溏者不宜用。

③妇人经期、孕妇及哺乳期妇女慎用。

④高血压病患者慎用，使用期间应每日检测血压，若血压持续升高则当停用。

【类方鉴别】

加味逍遥丸——逍遥丸

药名	相同症状	不同症状
加味逍遥丸	心烦，胸胁闷痛，肩背僵紧感，月经不调等	早醒，烘热出汗，齿衄，牙龈红，唇红，大便偏干，舌边尖红
逍遥丸		大便易稀，或前干后溏，舌黯红

【医案举隅】

1. 过敏性鼻炎（史欣德医案）

李某，男，23 岁，单位保安之子。2009 年秋天某日下班时来诊。述：鼻塞、流清涕、频繁打喷嚏，反复不止 1 月，每年春秋两季发作，持续 2 个多月，伴烦躁，早醒，肩紧，大便干，小便黄赤，影响工作、睡眠，非常痛苦。察面、手掌、唇色均偏紫黯，牙龈红肿，舌边尖色紫红，脉左细右弦，嘱用：加味逍遥丸合越鞠保和丸，每次各 1 袋，1 日 2 次，连服 5 天。5 天后其父见我高兴地说：儿子鼻炎症状完全好了。

2. 发热咽痛（史欣德医案）

2011 年冬天某日外出旅行，朋友儿子，21 岁，深夜突然发热（38.1℃），不恶寒，烦躁不安，咽喉痛，口干唇干，察牙龈红肿，扁桃体充血，舌红，苔黄，脉数。因晚上购药不便，只能在随身所带的中成药中翻找，发现加味逍遥丸 1 袋比较对证，令服。结果第 2 天一早告知：昨晚药后不久出了一身汗，随即症状减轻，早上体温已退，咽痛也消，自己感觉不用再服药了。

3. 更年期综合征（史欣德医案）

某女，50 岁。主述：近一年来月经先期，原多年 40 多天一行，现越来越提前，最短 20 天一行，伴潮热出汗，每天数十次，外阴有灼热感，性生活后有烧灼样疼痛，夜寐早醒，易腰酸膝软，小便黄赤，大便黏，解而不畅，舌紫红，苔薄黄，脉细数。嘱用：加味逍遥丸 1 袋，六味地黄丸（浓缩丸）8 粒，每日 2 次，早晚饭后服。1 周后复诊述：潮热次数明显减少，睡眠改善。嘱原方继续，症状减轻后，加味逍遥丸减量，改为每日 1 次。后月经基本保持在 30 天左右一行，至 52 岁时停经。

4. 特发性血小板减少性紫癜（史欣德医案）

朋友儿子 18 岁，高三学生，学习自觉用功，面临高考，非常紧张。2006 年某日朋友突然焦急地告诉我：儿子昨天全身突然出现许多密集的小红点，因儿子的堂哥几年前曾经得了严重的再生障碍性贫血，初起也表现为皮下见出血点，治疗很久才痊愈，所以全家人都非常担心孩子得同样的病。我一边安慰，一边解释：从中医角度看，孩子可能因高考心理压力过大，活动减少，气机郁滞，郁而化火；另外，最近可能孩子吃了许多高热量的食物（家长通常为了在孩子高考前增加营养而做许多荤食），助热生火，火甚则动血，故致皮下出血。建议服用中成药加味逍遥丸治疗（每次1袋，1日3次口服），并作血液检查。结果：检查仅发现血小板计数略减少，其他指标均正常。西医诊断为：特发性血小板减少性紫癜。服药1周后皮下出血点全部消退，复查血小板计数已恢复正常。

5. 嗜酸性胃炎（熊兴江医案）

孙某，女性，55岁。因胃痛反复发作2年就诊。患者2年前无明显诱因出现胃痛，夜间疼痛，基本每天夜间痛醒，于当地医院多次就诊，行胃镜检查，确诊为"嗜酸性胃炎"，并给予泼尼松口服。刻下：每天服用激素治疗，夜间胃痛依旧，口干，偶有口苦，无恶心、泛酸、嗳气，饮食可，睡眠差，大便或干或稀，最近大便可，成形，每日1次，小便黄。查其形体中等偏胖，肤色偏黯，舌质黯红，苔薄黄，脉沉数。予大柴胡加黄连汤，并加味逍遥丸嚼服，每次1袋，1日3次。3日后电话告知，服药后夜间胃痛再也没有发作。嘱继续服用。

附：

【方剂来源】本方出自明代著名医家薛己的《内科摘要》一书，《医学入门》又名"八味逍遥散"，现代《方剂学》名"丹栀逍遥散"。《内科摘要》曰："加味逍遥散，治肝脾血虚发热，或潮热晡热，或自汗盗汗，或头痛目涩，或怔忡不宁，或颊赤口干，或月经不调，或肚腹作痛，或小腹重坠，水道涩痛，或肿痛出脓，内热作渴等症。当归、芍药、茯苓、白术（炒）、柴胡各一钱，牡丹皮、山栀（炒）、甘草（炙）各五分，上水煎服。"

【作用原理】本方是在调气、调血、调水基本方逍遥丸的基础上加栀子、丹皮而成。作用部位主要在肝、脾两经，除疏肝健脾，养血调经作用外，增加了清热凉血、泻火除烦、活血止痛的作用。药性比逍遥丸偏凉，故对肝郁血虚、气郁化火，同时兼脾虚有湿的上述病证有效。

血府逐瘀颗粒（口服液、胶囊）

【药品性质】处方药。

【方剂组成】桃仁、红花、当归、川芎、地黄、赤芍、牛膝、柴胡、枳壳、桔梗、甘草。

【剂型用量】

颗粒剂：每次1袋（每袋重6g），日3次，开水冲化，待温服。

口服液：每次 2 支（每支 10ml），日 3 次，口服。

胶囊剂：每次 6 粒（每粒重 0.4g），日 2 次，温开水送服。

小儿则根据年龄适当减量，用成人的 1/3 或 1/2 量。

【适应人群】任何人群，以成年人居多。

【用药指征】

形貌：面色黯黑，皮肤干燥。

症状：①头痛，胸闷胸痛，心慌心悸，入睡难，多梦；

②天亮出汗，或夜发一阵热，或心里热，身外凉；

③无故爱生气，或心情急躁善怒；

④嗳气频作，或呃逆，或干呕，或饮水易呛，或咽喉不适；

⑤自觉食自胸右下；

⑥下肢酸痛，或膝关节酸痛，大便干结；

⑦小儿夜啼。

舌象：舌体不胖，黯红，有瘀斑，苔薄。

脉象：沉细或关弦。

【适用病症】

内科疾病：失眠症、血管神经性头痛、冠心病心绞痛、心律失常、抑郁症、焦虑症。

外科疾病：下肢静脉曲张、男子精索静脉曲张性不育症、术后肠粘连。

妇科疾病：原发性痛经、闭经。

五官科疾病：慢性咽炎。

小儿科疾病：小儿夜啼。

【巧用活用】

①胸闷，胸痛，伴肩紧，舌胖大有齿痕，苔白腻者，可配逍遥丸同服。

②心烦易怒，齿衄，舌红，苔薄黄者，可配加味逍遥丸同用。

③心绞痛，胸中憋闷者，可配复方丹参滴丸同用。

④痛经，月经血块多，色黯，舌体胖大，可配桂枝茯苓丸同用。

【注意事项】

①有咳血、呕血、便血等出血症者慎用。

②头痛伴有目赤，多眵，小便黄赤者不宜用。

③失眠噩梦，心悸，胆小易惊，舌苔白厚腻者不宜用。

④大便溏稀，次数多，解而通畅者不宜用。

⑤孕妇禁用。

【医案举隅】

1. 抑郁症（史欣德医案）

朋友付某，女，42岁，平素性格开朗热情，近一月来因儿子初中毕业后出国读书，整日担忧，闷闷不乐，心情抑郁，对任何事情无兴趣，入睡难，多梦，一接儿子电话则会忍不住大哭。自己服了1周逍遥丸，但症状不能缓解，来诊。嘱服血府逐瘀口服液，每次2支，日3次。结果，服用2天后所有症状缓解，用至1周后心情完全恢复，每天能高高兴兴面对一切。

2. 失眠症（史欣德医案）

好友扈某，女，58岁。某日聚会，发现其面色黧黑，精神憔悴，与原来白皙细嫩的皮肤相比完全换了一个人。一问才知道已严重失眠半年多，经常彻夜不寐，胸闷胸痛，心烦易怒，大便干结，查舌紫黯，苔薄，脉沉弦。嘱用：血府逐瘀颗粒1包，日3次，开水冲泡后待温服。结果次日一早来电话告知，当晚服药1袋，一夜睡了5小时，非常高兴。继用一周后睡眠完全正常。

3. 头痛（郭海燕医案）

曲某，女，63岁。2014年10月9日初诊。主诉：头痛2年。头痛呈阵发性，时有头昏沉感。既往有脑梗死、痔疮病史。查体：形体偏瘦，面色黧黑，面部多发老年斑，双手皮肤干燥、皲裂、黧黑，双腿皮肤干燥脱屑。舌下络脉迂曲，脉涩。处方：血府逐瘀口服液，1次1支，1天3次。饭后服用。2014年11月9日复诊告知：服药后，头痛逐渐减轻，目前已无头痛。颜面皮肤、双手皮肤黧黑较前明显减退，双手皮肤干燥皲裂情况减轻。继续服用血府逐瘀口服液，服法同前。定期门诊，1月1次。直至2016年3月17日，患者颜面皮肤较前明显有光泽，自诉双手皮肤目前不涂手霜也很光滑，不再皲裂，双腿皮肤不再脱屑，头痛未再发，脑梗死未再发，亲友都夸其年轻数岁。

附：

【方剂来源】本方出自清代名医王清任的《医林改错》一书，原文："血府逐瘀汤，治胸中血府血瘀之症。……所治之病，开列于后。头痛：……无表证，无里证，无气虚、痰饮等症，忽犯忽好，百方不效，用此方一剂而愈。胸疼：

……有忽然胸疼，前方（指木金散、瓜蒌薤白白酒汤、陷胸汤、柴胡汤等）皆不应，用此方一付，痛立止。胸不任物……。胸任重物……。天亮出汗：……用补气、固表、滋阴、降火，服之不效，而反加重者，不知血瘀亦令人自汗、盗汗，用血府逐瘀汤，一两付而汗止。食自胸右下：食自胃管而下，宜从正中。食入咽，有从胸右边咽下者，……肺管正中，血府有瘀血，将胃管挤靠于右。轻者易治，无碍饮食也；重则难治，挤靠胃管，弯而细，有碍饮食也。此方可效，痊愈难。心里热：身外凉，心里热，故名灯笼病，内有血瘀。认为虚热，愈补愈瘀；认为实火，愈凉愈凝。三两付血活热退。瞥闷：即小事不能开展，即是血瘀，三付可好。急躁：平素和平，有病急躁，是血瘀，一二付必好。夜睡梦多：是血瘀，此方一两付全愈，外无良方。呃逆：因血府血瘀，将通左气门、右气门归并心上一根气管从外挤严，吸气不能下行，随上出，故呃气。若血瘀甚，气管闭塞，出入之气不通，闷绝而死。……无论伤寒、瘟疫、杂症，一见呃逆，速用此方，无论轻重，一付即效，此余之心法也。饮水即呛：饮水即呛乃会厌有血滞，用此方极效。……不眠：夜不能睡，用安神养血药治之不效者，此方若神。小儿夜啼：何得白日不啼？夜啼者，血瘀也，此方一两付全愈。心跳心忙：心跳心忙用归脾安神等方不效，用此方百发百中。夜不安：夜不安者，将卧则起，坐未稳又欲睡，一夜无宁刻，重者满床乱滚，此血府血瘀，此方服十余付可除根。俗言肝气病：无故爱生气，是血府血瘀，不可以气治，此方应手效。干呕：无他症，唯干呕，血瘀之症，用此方化血，而呕立止。晚发一阵热：每晚内热，兼皮肤热一时，此方一付可愈，重者两付。血府逐瘀汤方：当归三钱，生地三钱，桃仁四钱，红花三钱，枳壳二钱，赤芍二钱，柴胡一钱，甘草二钱，桔梗一钱半，川芎一钱半，牛膝三钱。水煎服。"

【作用原理】本方主要由养血活血与理气药组成。方中桃仁、红花活血化瘀，当归、川芎、赤芍、生地养血活血，此六药即元代王好古《医垒元戎》一书中所载的治疗血瘀腰痛名方"桃红四物汤"的组成；柴胡、白芍、枳壳、甘草为汉代仲景名方"四逆散"，用于治疗气郁血瘀所致的脉沉细、四肢厥冷；桔梗宣肺化痰利咽，与降气宽胸的枳壳配伍，一宣一降，开通胸中之气机；牛膝逐瘀通经，引血下行，强筋壮骨。各药协同，使气机畅行，瘀血得化，各周身组织器官血供充足，上述血府瘀血证即可得到缓解。

逍遥丸（颗粒）

【药品性质】非处方药。

【方剂组成】柴胡、当归、白芍、炒白术、茯苓、炙甘草、薄荷、生姜。

【剂型用量】

浓缩丸：每次 8 粒（相当于原生药 3g），日 2～3 次，温开水送服或嚼后温开水送服。

颗粒剂：每次 1 袋（每袋 8g），日 2～3 次，开水冲化，待温服。

病情急，较重者可以适当加量。

小儿则根据年龄适当减量，用成人的 1/3 或 1/2 量，可用开水化开丸药，待温，加糖适量调服；也可将丸药入小布包，加水适量，煎服。

【适应人群】成人或小儿，成人居多，女性居多。

【用药指征】

形貌：形多偏瘦，面黄少华，唇色偏淡。

症状：①易疲劳，轻度抑郁或烦躁；

②胸闷喜叹气，或胸闷痛；

③肩背有明显的僵紧感；

④女子经前乳房胀痛，月经量少色淡，或闭经，或不孕；

⑤胁痛胁胀，胃脘或小腹隐隐作痛；

⑥大便或干或稀，或前干后稀；

⑦症状常因生气、恼怒、抑郁等诱发或加重。

舌象：舌略胖，或有齿痕，舌色黯微紫，苔薄。

脉象：脉细，或左细右弦。

【适用病症】

妇科疾病：月经不调（月经前后无定期）、经前紧张综合征、痛经、闭经、慢性盆腔炎小腹痛、子宫肌瘤、不孕症、更年期潮热、更年期眼睛痛。

内科疾病：冠心病胸闷痛、胆囊炎胁肋痛、肋间神经痛、急慢性胃炎胃脘痛、焦虑抑郁症、失眠症、神经官能症、血管神经性头痛、早期糖尿病、慢性疲劳综合征。

外科疾病：颈椎病肩颈痛、乳腺小叶增生、乳腺纤维瘤、皮下脂肪瘤、足跟痛。

五官科疾病：慢性咽炎、慢性鼻炎。

小儿科疾病：小儿厌食症、小儿多动症、儿童肠易激综合征。

【巧用活用】

①更年期潮热，伴有气短乏力，心悸，口干，入睡难者，可配生脉饮（颗粒）同用。

②痛经、子宫小肌瘤，伴有月经色黯，血块多，尺脉弦而有力者，可配桂枝茯苓丸同用。

③不孕症、更年期潮热，伴有久站久行则腰酸腿软，尺脉无力者，可配六味地黄丸同用。

④冠心病胸闷痛，伴有心烦、唇色紫黯，小便黄，可配复方丹参片、丹参滴丸同用。

⑤失眠症，若伴有乏力，心悸气短，食欲差，月经量偏多或闭经，舌淡嫩，脉细无力者，可配归脾丸同用。

⑥胆囊炎胁肋痛、肋间神经痛，伴有乏力头晕，口干口苦，心烦恶心，可配小柴胡颗粒同用。

⑦急慢性胃炎，伴胃烧灼感，泛酸水，舌苔薄黄者，可配三九胃泰颗粒同服。

⑧慢性肠炎腹泻，伴心悸（心率偏快），胃脘不适，大便气秽，肠鸣，小便黄，脉数者，可配香连丸同用。

⑨慢性咽炎、慢性咳嗽、牙痛，伴有咽部充血，咽干，痰白稠或黄，可配银黄颗粒，或双黄连口服液，或板蓝根颗粒同用。

⑩乳腺小叶增生、乳腺纤维瘤疼痛明显者，可配小金丹同用。

⑪小儿厌食症，伴有易呕吐、心烦，小便黄，可配小柴胡颗粒同用。

⑫小儿多动症，伴有面色黯，睡眠差，睡前头汗多，大便干，小便频，可配六味地黄丸同用。

【注意事项】

①舌红少苔，舌体瘦小者不宜服。

②慢性病通常需服用1~3个月左右，症状基本消失后可停药观察。

③急性胃脘隐痛，疼痛较重者可适当一次增加药量至 12～16 粒，嚼碎后用温水送服，通常 10～30 分钟左右疼痛缓解或消失，症状消失后即可停服。

④高血压病患者慎用，若使用，应每日检测血压，血压持续升高则当停服。

【类方鉴别】

逍遥丸——加味逍遥丸

药名	相同症状	不同症状
逍遥丸	胸胁闷痛，心烦，肩背僵紧感，月经不调等	大便易稀，舌黯红
加味逍遥丸		大便偏干，早醒，潮热出汗，齿衄，牙龈红，唇红，舌边尖红

逍遥丸——气滞胃痛颗粒——越鞠保和丸

药名	相同症状	不同症状
逍遥丸	胃痛	胃隐痛，舌略胖大，脉细无力
气滞胃痛颗粒		胃胀痛，手足冷，少汗，舌不胖大，脉沉而有力
越鞠保和丸		胃脘部位呈跳痛感，心烦，唇舌偏紫，边尖红，苔腻，脉弦有力

逍遥丸——柴胡舒肝丸

药名	相同症状	不同症状
逍遥丸	胁痛胸闷	舌略胖大，苔薄，脉细无力
柴胡舒肝丸		胃胀痛，口臭，嗳气，吐酸水，大便不畅，舌黄或白厚腻，脉弦有力

逍遥丸——小柴胡颗粒

药名	相同症状	不同症状
逍遥丸	胸闷肩紧，头晕，乏力	舌略胖大，苔薄，脉细无力
小柴胡颗粒		心烦，口苦口干，食欲差，恶心，苔白

【医案举隅】

1. 胁痛（万友生医案）

李某，女，45 岁。久患两胁尤其是右胁时痛，每当精神稍受刺激即发作，发则胁痛牵引两侧少腹亦痛，胸腹有紧束感。近又复发，食欲减退，食后脘胀。

舌红，苔薄白，脉弦细。1971年11月8日初诊，投以逍遥散全方。柴胡10g，白芍10g，甘草10g，当归10g，焦白术10g，茯苓10g，薄荷5g，生姜10g。连服3剂，胁痛即止，胸腹即舒，而食增神旺。但停药后，因事焦急，胁痛又作，再进3剂，胁痛又止。而停药又作，并感口苦口干，守上方加丹皮5g，栀子5g，再进3剂，胁痛又止。此后坚持上方，每发即服，服后即止，连服数月，遂不复发。（《万友生医案选》）

2. 头痛呕吐，饮食不思（王堉医案）

先生之弟妇患头痛发呕，饮食不思。时瘟疫盛行，疑为时症。余偶到塾，其侄兰芬兄言其状，并邀之治。问身觉憎寒壮热乎？曰：否。问身痛鼻塞乎？曰：否。然则非时症。诊其脉则左关弦滑，余俱细弱。告兰芬曰：此脾虚肝郁也。作时症治，必散之，虚而散，则大误矣。兰芬请一方，因以逍遥散进。余过而忘之，越数日，见兰芬，告余曰：药才二服，病全除矣。（《醉花窗医案》）

3. 头痛（张敏医案）

熟人儿子陶某，男，25岁，2010年9月某日电话问诊。述头痛已1月，具体位置难以描述，自觉整个头部疼痛难忍。患者父母很紧张，曾在当地省人民医院做头颅CT、脑部血管超声等检查均未发现异常。诊断为"神经性头痛"，给予调节神经功能的西药治疗，效果不显。患者因头痛已经难以坚持工作，病休在家。仔细询问后得知：患者刚参加工作，压力较大，焦虑紧张，经常担心工作出差错，伴见入睡难，眠浅，早醒，每日凌晨4~5时则醒，食欲不振，大便时干时溏。疑为肝郁乘脾，肝血不足，不能涵养肝阳，上扰清窍。嘱用：逍遥丸（浓缩丸），每日3次，每次8粒口服。1周后患者电话告知：服药后头痛逐渐缓解，睡眠好转，现头痛已消失，已可正常工作，非常感谢。后又发作1次头痛，自服逍遥丸后痛消。

4. 胃脘痛（史欣德医案）

某男，30岁左右。慢性浅表性胃炎至胃隐痛1月余，服用多种中西胃药无效。2009年初经朋友介绍来门诊求治。经查脉证均与逍遥丸吻合，建议服中成药逍遥丸。患者很疑惑地问：我的病反复治疗都无效，一种这么便宜的中成药就能管用吗？！再三要求开汤剂。通过解释勉强同意试试。结果：第2周复诊时特别高兴地告诉我，药后胃痛完全消失，今天是特意带父母等家人来看诊，并感谢！

5. 胃痛、高血糖（史欣德医案）

朋友婆婆周某，女，54岁。2014年5月20日初诊。主诉：上腹部无规律疼痛2月，加重2天。疼痛发作初期仅几分钟，后来发展至十几分钟，自行服用胃动力药、健胃消食片、芬必得等药能缓解，同时前往社区医院求诊并服用汤药，但疼痛仍不时发作。2个月后疼痛持续时间延长到1~6个小时，晚上不能睡觉，自认为得了癌症（因其亲弟弟去年年底胰腺癌去世，期间一直由其照顾，弟弟在确诊胰腺癌晚期之前也一直是肚脐下面疼痛，并有糖尿病史，医院一直按胃炎治疗）。2天前于北京某三甲医院检查，胃镜示：慢性浅表性胃炎，HP（−），CT示：肝左外叶高密度结节灶，性质待定。空腹血糖7.57mmol/L。服药2天疼痛无任何缓解，因症状和其弟弟发病前期相似，患者十分担忧，开始把存折、基金、银行卡等密码都告诉子女，并急于将其名下房产过户。朋友晚上打电话联系了我，根据其描述的病情，嘱先服逍遥丸8粒，日3次，嚼化后温开水送服。结果当晚痛止，正常睡觉、进食。2天后来门诊面诊，改用汤剂（逍遥散加味方）7剂，喝到第4剂时，自测空腹血糖为6mmol/L，7剂药后去附近卫生院抽血检查空腹血糖降为：4.6mmol/L，胃脘一直未痛，停药观察至今。

6. 胁痛（史欣德医案）

82岁父亲近日来总觉半夜胃部不适，影响睡眠，但不严重，并未引起重视。2015年7月10日半夜1时左右突然起床，欲自行服用香砂养胃丸，我闻声而起并询问之，诉胃脘偏右侧部位疼痛较厉害，按压右胁下胆囊区有压痛，但腹肌不紧，无压痛、反跳痛，未触及包块，脉象弦而规则，不数。于是嘱服12粒逍遥丸，嚼后温开水送下。结果一夜平稳，疼痛消失，一觉睡到次日早晨7时许。让其继续每晚服8粒，连续3天，未再发作。

7. 胁痛（史欣德医案）

本人学生王某，女，33岁。2014年4月9日来电述：胃脘部偏右疼痛半月余，B超检查显示：胆囊炎、胆结石（22mm×12mm；16mm×7mm），胃镜示：慢性胃炎。已用多种治疗胆囊炎、胃炎中西药物，但疼痛始终不能缓解。告知：舌肥大，有齿痕，苔白，脉沉细。已行经8天血不止，量少，二便正常。嘱即用：逍遥丸（浓缩丸）8粒，嚼碎后温开水送下。结果，次日来电高兴地说：嚼服逍遥丸半小时后脘腹痛即止。后逍遥丸8粒，每日3次，服至4月13日痛消。

8. 不孕症（史欣德医案）

张某，女，35 岁，2006 年 8 月 2 日初诊。不避孕 2 年未孕。平时经常小腹痛，月经后期，40～45 天一行，月期长，淋漓 10 余天方净。妇科检查示：慢性盆腔炎，子宫小肌瘤，输卵管通畅。曾间断服中药汤剂，症状不缓解，西医妇科建议做试管婴儿。查舌黯红，略胖有齿痕，苔偏少，脉沉细，左尺弱。嘱用：逍遥丸、六味地黄丸（均为浓缩丸），每次 8 粒，日 3 次。至 8 月底发现怀孕，次年 6 月底生产，母女平安。

9. 颈椎病（史欣德医案）

朋友某男，46 岁。长期伏案工作，经常肩颈僵硬疼痛、麻木，颈部 X 线片提示：颈椎骨质增生。近因工作量加大，肩颈疼痛加重 2 天，做颈肩部推拿、按摩后当时缓解，1 小时左右症状依旧。问如何解决，据舌脉与体质特征，建议服逍遥丸，8 粒，日 3 次，结果肩颈僵硬疼痛感半小时消失。

10. 小儿瘰疬类痫证（许豫和医案）

贺氏子，4 岁。潮热两月，腹膨人瘦，颈生瘰疬，烦躁咬牙，类乎痫证。医用消痞药杂治不效。予曰：此儿性躁多怒，盖禀母气而然。又食多郁之乳，宜以逍遥散治之。服四剂左半手足搐动，其家大恐，以为惊作。予曰：神气清爽，食粥一盂，非作惊之象，此肝气渐舒也。仍服逍遥散，二十剂而愈。（《橡村治验·痫》）

11. 月经不调（李楠医案）

张某，女，28 岁。月经后期，40 余日一行，量少，色黯，有血块，经前乳房胀痛，经行即小腹坠痛。肤色黯，形体瘦，面部痤疮此起彼伏，食纳少，大便两三日一行，不干，量少。嘱其按说明书量长服逍遥丸。共服 3 月余，结果：肤色渐明，面部痤疮明显减少，月经约 30 日一行，量略增，经前乳房胀痛减轻。

12. 儿童肠易激综合征（肖斌等报道）

肖氏等观察了逍遥丸治疗儿童（5～14 岁）肠易激综合征的临床疗效。观察组 32 例，采用口服逍遥丸治疗，4～6 岁每次 3g，7～14 岁每次 6g，每日 2 次，温开水送服。与空白对照组 31 例相比较。观察期间停用其他中西药物，必要时予对症处理。腹痛可使用解痉剂，如颠茄合剂；腹泻可选用止泻药，如蒙脱石粉；便秘者使用开塞露，共观察 8 周。结果：观察组和对照组的总有效率分别为 84.38%，38.71%（$P<0.01$）。发现逍遥丸在改善腹痛、腹胀，大便次数增多、排便不尽感及大便性状等方面均优于对照组。（《辽宁中医药大学学报》2012 年第 4 期）

附：

【方剂来源】 宋代《太平惠民和剂局方·治妇人诸疾》，原方名"逍遥散"。原文如下："血虚劳倦，五心烦热，肢体疼痛，头目昏重，心忡颊赤，口燥咽干，发热盗汗，减食嗜卧；及血热相搏，月水不调，脐腹胀痛，寒热如疟；又疗室女血弱阴虚，荣卫不和，痰嗽潮热，肌体羸瘦，渐成骨蒸。甘草（微炙赤）半两，当归（去苗，剉，微炒）、茯苓（去皮，白者）、芍药（白）、白术、柴胡（去苗）各一两。上为粗末，每服二钱，水一大盏，烧生姜一块（切破），薄荷少许，同煎至七分，去滓热服，不拘时候。"

【作用原理】 本方是一首调气、调血、调水的基本方，作用部位主要在肝、脾经，有疏肝健脾，养血调经作用。方中柴胡、薄荷疏肝理气，清透郁热，可解除胸闷、胁痛、肩紧、经前乳房胀痛潮热、往来寒热、烦热、面颊色赤、心烦等症，薄荷兼能利咽喉、利胆和胃，故可用于咽痛、食道灼热、胃泛酸苦水等症。当归、白芍养血活血，可缓解肝血虚或血瘀所致的各种疼痛，如头痛、目痛、肩背痛、胁痛、胃痛、腹痛、肢体疼痛、痛经等。白术、茯苓健脾利水，针对脾虚湿盛或水饮内停的神疲乏力、四肢沉重、下肢浮肿、肌肉松软、纳呆食少、食后腹胀、大便易溏或大便无力不畅，以及头晕、心悸、气短、咯痰等症。甘草配白术、茯苓能健脾益气。甘草配白芍能缓急止痛，治疗内脏与肢体的多种疼痛症。煨生姜味辛性升散，可顺肝之性，以解肝郁；又可暖胃祛痰止咳，以调中解郁，并能增进食欲，对食欲不振、咯痰、咳嗽、便溏等有效。全方药味不多，但因涉及气血水（津液）三方面问题，内外妇儿五官等各科多种疾病都可能有本方的适应证，故临床应用非常广泛。

越鞠丸（越鞠保和丸）

【药品性质】 非处方药。

【方剂组成】 醋制香附、川芎、炒栀子、炒苍术、炒六神曲。越鞠保和丸即上方再加木香、槟榔。

【剂型用量】

越鞠丸：水丸：每次 6～9（每袋重 6g/每瓶重 60g），日 2 次，温开水送服。

越鞠保和丸：水丸：每次 1 袋（每袋重 6g），日 2 次，温开水送服。

【适应人群】成年人。

【用药指征】

形貌：体形偏瘦，面色黯、偏黑，眉头紧锁，唇黯紫红。

症状：①胸闷胸痛，或心前区、后背对应点有撞击感，平卧加重；

②胃脘痞闷，或有跳痛感，食欲不振；

③嗳气吞酸，口黏口臭，齿衄，矢气臭；

④失眠，心烦易怒，易头痛；

⑤大便黏，不畅，小便色黄；

⑥心情抑郁，恼怒时症状加重。

舌象：舌黯紫红，苔薄黄腻。

脉象：弦滑。

【适用病症】

内科疾病：慢性胃炎、胆汁反流性胃炎、冠心病、抑郁症、失眠症。

妇科疾病：月经不调。

【巧用活用】

①胸闷，胁痛，肩紧，妇人经前乳房胀痛甚，月经不调者，可配逍遥丸同用。

②胃胀痛，难出汗，手足冷，小腿抽筋者，可配气滞胃痛颗粒同用。

③口臭，口腔溃疡，矢气臭秽，大便不畅，可配保和丸同用。

【注意事项】

①胃痛，不欲冷食，舌淡胖水滑，大便稀溏者不宜服。

②抑郁症，严重失眠，喜悲伤欲哭，舌淡，脉迟者不宜用。

③严重的冠心病心绞痛慎用。

④孕妇、哺乳期妇女慎用。

【类方鉴别】

越鞠丸（越鞠保和丸）——逍遥丸——气滞胃痛颗粒

药名	相同症状	不同症状
越鞠丸（越鞠保和丸）		胃跳痛，心烦，唇舌偏紫，边尖红，苔腻，脉弦有力
逍遥丸	胃痛	胃隐痛，舌略胖大，脉细无力
气滞胃痛颗粒		胃胀痛，手足冷，少汗，舌不胖大，脉沉而有力

【医案举隅】

1. 失眠（史欣德医案）

某男，34 岁。因工作不顺利，致心烦，失眠，入睡困难，口干，刷牙出血，胸闷，胸痛，喜叹息，小便黄，大便干，解而不畅，舌红，苔黄，脉弦有力。嘱用：越鞠保和丸，每次 1 袋，1 日 3 次。服药 1 周后告知：入睡已快，心烦明显改善，大便已通畅。

2. 鼻炎（史欣德医案）

某男，22 岁，单位保安员之子。患鼻炎 2 年，常年鼻塞不通，早起喷嚏频作。查面色、掌色黯黑，唇色偏紫，牙龈红肿，口臭，时胸闷、胃痛，或泛酸，肩紧不适，小便偏黄，舌略胖，色黯，舌边尖红赤，脉细滑。嘱用：越鞠保和丸、加味逍遥丸各 1 袋，日 2 次。1 周后告知：鼻塞已通，喷嚏已消，胸闷、胃痛未作。

附：

【方剂来源】 本方出自元代朱丹溪的《丹溪心法》（六郁门）一书，原书曰："越鞠丸，解诸郁。又名芎术丸。苍术、香附、抚芎、神曲、栀子各等分。上为末，水丸如绿豆大。"

【作用原理】 此方为朱丹溪治疗气、血、湿、食、痰、火六郁而设。方中香附行气，治疗气郁所致的胸闷脘痞；川芎活血化瘀，治疗血郁所致的各种疼痛；苍术燥湿健脾，可解湿郁（痰郁）；栀子清热除烦，治疗火郁所致的心烦、失眠、齿衄、尿黄；神曲消食积，可去食郁（痰郁）。加木香、槟榔，为越鞠保和丸，加强了香附的理气作用，疏通气郁的力量相对更强，若胸闷、脘腹作胀、大便不畅症状较重者，选用越鞠保和丸更好。

六、综合补益药

十全大补丸

【药品性质】非处方药。

【方剂组成】党参、炒白术、茯苓、炙甘草、当归、川芎、酒炒白芍、熟地黄、炙黄芪、肉桂。

【剂型用量】

大蜜丸：每次1丸（每丸重9g），日2次，嚼碎后温开水送服。

浓缩丸：每次8~10丸（每8粒相当于原生药3g），日2~3次，温开水送服。

水蜜丸：每次30粒（30粒重6g），日2次，温开水送服。

【适应人群】成年人，以中老年人居多。

【用药指征】

形貌：体型瘦弱，面色萎黄，精神倦怠。

症状：①少气乏力，四肢不温，自汗盗汗，不思饮食；

②或不明原因低热，潮热，遗精，五心烦热；

③腰背骨脊拘急疼痛，脚膝无力，或肢体麻木；

④咳嗽气喘；

⑤吐血，便血，月经过多，崩漏；

⑥皮肤疮疡、痈疽久不收口。

舌象：舌色淡，质嫩，苔薄。

脉象：细软，或沉细弱，或浮洪，重按无力。

【适用病症】

内科疾病：慢性疲劳综合征、低血压症、恶性肿瘤放化疗后骨髓抑制、房颤等心律失常、心动过缓、病毒性心肌炎后遗症、白细胞减少症、肺结核、慢性肝炎、再生障碍性贫血、缺铁性贫血、胃下垂。

妇科疾病：月经不调、胎动不安、难产、产后腹痛、产后缺乳、产后血崩。

外科疾病：痈疽疮疡久不收口、手术后流脓不止、股骨头坏死、瘘管久不愈合、下肢慢性溃疡。

【巧用活用】

①低血压，胃下垂，疲劳感严重，多汗者，动则气喘者，可与补中益气汤同用。

②月经不调，伴痛经，血块多，色黯紫，可与桂枝茯苓丸同用。

③下肢慢性溃疡，疮面渗液，湿痒疼痛，微红，可与四妙丸同用。

【注意事项】

①四肢不温，自汗盗汗，伴皮肤干燥，大便干结，脉沉细有力者不宜服。

②吐血、便血、月经过多、崩漏，伴小便黄，脉数有力者不宜服。

③食欲不振，大便稀，解而不畅，口臭者不宜服。

④咳嗽气喘，胸闷，咯痰黄稠，面浮肢肿者不宜用。

⑤脚膝无力，下肢沉重，会阴潮湿，小便黄赤气秽者不宜用。

⑥遇感冒发热时当暂停服用。

【类方鉴别】

十全大补丸——人参养荣丸——归脾丸

药名	相同症状	不同症状
十全大补丸	面色无华，气短乏力，心悸	骨脊拘急疼痛，脚膝无力
人参养荣丸		咳嗽，喘，咯痰，失眠
归脾丸		各种出血病症，失眠，食欲差

【医案举隅】

肠痈外溃（许履和医案）

沈某，男，成年。肠痈外溃，半载未愈，肿痛依然，脓水清稀，形瘦骨立，面白无华，胃呆纳少，脉形细数。夫细为血虚，数则阴伤，久病见此，是由气血虚而毒滞不化。大便带脓，内膜已损，恐难收功。勉拟十全大补汤合蜡矾丸治之。十全大补丸10g，1日服2次。蜡矾丸（黄蜡、白矾）2g，1日服2次。旬日后便脓已止。此后单服十全大补丸，经治三月，竟告痊愈。此证先以五五丹药线提脓，两月以后，脓水由稀转稠，是气血有来复之机，脓水将尽，改用九一丹（熟石膏、升丹）收功。（《许履和外科医案医话集》）

附：

【方剂来源】本方出自宋代吴彦夔《传信适用方》，原书名"十全散"，曰："十全散，补诸虚不足，养荣卫三焦、五脏六腑，冲和清快。人参（去芦）、白术、白芍药、白茯苓、黄芪、川芎、干熟地黄、当归（去芦尾）、桂（去皮）、甘草（炒）各等分。上哎咀，每服三钱，姜三片，枣二个，擘破，水一盏半，煎八分，不拘时候，去滓温服。"另《太平惠民和剂局方》（吴直阁增诸家名方）有更详细的描述："十全大补汤，治男子、妇人诸虚不足，五劳七伤，不进饮食，久病虚损，时发潮热，气攻骨脊，拘急疼痛，夜梦遗精，面色萎黄，脚膝无力，一切病后气不如旧，忧愁思虑伤动血气，喘嗽中满，脾肾气弱，五心烦闷，并皆治之。此药性温不热，平补有效，养气育神，醒脾止渴，顺正辟邪，温暖脾肾，其效不可具述。"

【作用原理】方中人参、白术、白茯苓、甘草4味即四君子汤，能益气补中，健脾养胃；当归、熟地黄、白芍药、川芎4味即四物汤，能养血滋阴，补肝益肾；黄芪大补肺气，与四君子同用，则补气之功更优，又用肉桂补元阳，暖脾胃。故本方既补气温阳，又补血滋阴，气血阴阳通补，故名"十全"。

人参养荣丸

【药品性质】非处方药。

【方剂组成】人参、土炒白术、茯苓、炙甘草、当归、熟地黄、麸炒白芍、炙黄芪、陈皮、制远志、肉桂、酒蒸五味子、蜂蜜、生姜、大枣。

【剂型用量】

大蜜丸：每次1丸（每丸重9g），日2次，嚼碎后温开水送服。

水蜜丸：每次1袋（每袋重6g），日2次，温开水送服。

【适应人群】成年人，以中老年人居多。

【用药指征】

形貌：体型偏瘦，或消瘦，面黄少华，精神不振。

症状：①乏力少气，动则气喘，多卧懒动，自汗盗汗；

②头昏，心虚惊悸，失眠，多梦，健忘；

③咳嗽，气喘，咯白痰；

④唇燥咽干，食欲不振，或呕吐，胃脘痛，便血；

⑤四肢沉重，腰背强痛，关节肌肉酸痛；

⑥腹泻便溏，小便拘急不畅。

舌象：舌色淡，质嫩，苔薄。

脉象：细软，或沉细弱，或浮洪，重按无力。

【适用病症】

内科疾病：慢性疲劳综合征、房颤等心律失常、心动过缓、病毒性心肌炎后遗症、抑郁症、失眠症、缺铁性贫血、慢性肠炎。

外科疾病：肌肤慢性溃疡、发背痈疽久不愈。

妇科疾病：月经不调（过多或过少），或闭经，产后血崩、更年期综合征。

小儿科疾病：小儿发热后失眠。

【注意事项】

①失眠，心悸伴见胆小易惊，痰多，舌胖大苔厚腻者不宜服。

②吐血、衄血、尿血、便血、崩漏，伴小便黄，脉数有力者不宜服。

③食欲不振，大便稀，解而不畅，口臭者不宜服。

④感冒发热病人不宜服用。

【类方鉴别】

人参养荣丸——归脾丸——十全大补丸

药名	相同症状	不同症状
人参养荣丸		咳嗽，喘，咯痰，失眠
归脾丸	面色无华，气短乏力，心悸	各种出血病症，失眠，食欲差
十全大补丸		骨脊拘急疼痛，脚膝无力

【医案举隅】

1. 不寐（马光亚医案）

陈某，男，42岁。初诊：1960年11月4日。失眠，彻夜不能合睫，病因是一个初学的针灸医生在他的面颊刺了一针。……这不过是一种巧合。脉虚细，身疲怯寒。处方：西党参 10g，黄芪 13g，熟地 13g，当归 10g，酒芍 13g，远志 5g，茯苓 10g，焦术 10g，肉桂 2.4g（分 2 次冲服），广皮 5g，炙草 3g，五味子 3g，生姜 2 片，大枣 3 枚。3 剂。患者脉细怯寒，是荣气弱，上方是人参养荣汤。服 3 帖，即能入睡，且能睡 4～5 小时。复诊时，我开一张丸方给他，就是人参养荣丸。（《台北临床三十年》）

2. 胃痛（史欣德医案）

崔某，女，44 岁。2016 年 1 月 27 日就诊。面黄少华，中等偏瘦体型，愁眉苦脸。主诉近二三年来经常胃隐痛，不能多食，乏力气短，心慌，夜寐易醒。察舌黯红，苔薄白，脉细弱无力。处方：人参养荣丸，大蜜丸，每次 1 丸，日服 2 次。2016 年 4 月 6 日因其他疾病来诊时说：服人参养荣丸 1 月后，胃痛已消，未再发作，食欲、体力明显改善，夜寐转实，表示非常感谢。

3. 崩漏（李楠医案）

王某，女，43 岁。因组织大型会议，持续工作一周余，工作即将结束时，恰逢月经来潮，血量暴增，半日许即觉头晕、无力、气短懒言，遂回家卧床休养。初期三四天出血色红量多，后血色渐淡，点滴不尽，持续十余日仍不止。期间始终在家卧床休养，而头晕、气短等症不能缓解，又增失眠一症。余谓此气随血脱，气血两虚之证，予人参养荣丸，服药 3 日后经血止，服药 1 个月诸症悉除。

附：

【方剂来源】 本方出自宋代陈言的《三因极一病证方论》，原书方名为"养荣丸"。至《太平惠民和剂局方》（淳祐新添方）名为"人参养荣汤"。原文曰："养荣汤，治积劳虚损，四肢沉滞，骨肉酸疼，吸吸少气，行动喘咳，小便拘急，腰背强痛，心虚惊悸，咽干唇燥，饮食无味，阴阳衰弱，悲忧惨戚，多卧少起，久者积年，急者百日，渐至瘦削，五脏气竭，难可振复。又治肺与大肠俱虚，咳嗽下利，喘乏少气，呕吐痰涎。黄芪、当归、桂心、甘草（炙）、橘皮、白术、人参各一两，白芍药三两，熟地黄、五味子、茯苓各三分，远志（去心，炒）半两。上为锉散，每服四大钱，水一盏半，姜三片，枣二个，煎至七分，去滓，空腹服。遗精便泄，加龙骨一两；咳嗽，加阿胶甚妙。""养荣汤治五疸，脚弱，心忪，口淡，耳响，微寒发热，气急，小便白浊，当作虚劳治之。"

【作用原理】本方与归脾丸、十全大补丸组成类似，三方均含人参、白术、茯苓、甘草，即补气健脾基本方"四君子汤"的组合；以及黄芪、当归，即养血基本方"当归补血汤"的组合，故三方都均能补气补血，治疗气血两虚诸证。本方与十全大补丸又增加了熟地、白芍两味滋阴养血药，桂枝（肉桂）温阳散寒止痛药，故两方助阳养阴的作用更强。本方不用川芎，活血走窜的力量小，补益的力量相对更强。另入远志、五味子，两者均有安神、止咳作用，前者兼能化痰，后者收涩敛汗止泻，故治疗心虚的失眠心悸，肺虚的咳嗽气喘、自汗盗汗，脾虚的腹泻等作用更佳。方中陈皮理气化痰，助补药的运化吸收，同时能化痰止咳。生姜、红枣补益调和中焦阴阳营卫。

大补阴丸

【药品性质】非处方药。

【方剂组成】熟地黄、盐知母、盐黄柏、醋龟甲、猪脊髓。

【剂型用量】

大蜜丸：每次1丸（每丸生9g），日2~3次，嚼碎后温开水送服。

水蜜丸：每次6g（每瓶60g），日2~3次，温开水送服。

【适应人群】成年人，老年人居多。

【用药指征】

形貌：形体消瘦，面色微红，或潮红，或红赤，唇干燥色深绛。

症状：①小便不利，或点滴而下，或短赤，或尿道酸胀痛；

②阴茎勃起，终日坚举不衰，滑精，遗精；

③头昏胀，腰膝酸痛，小腹坠胀；

④潮热，盗汗，心烦寐差；

⑤口渴欲饮，或咳嗽咯血、鼻衄，牙红肿热痛；

⑥大便秘结。

舌象：舌体瘦不胖大，嫩红，或舌边尖红，苔少，或薄黄，或薄腻。

脉象：尺脉洪滑，或细数。

【适用病症】

内科疾病：尿路结石、慢性尿路感染、乳糜尿、脑萎缩、阿尔茨海默病、失眠症、肺结核、糖尿病、慢性肾炎、老年习惯性便秘。

妇科疾病：不孕症、更年期综合征。

男科疾病：阴茎异常勃起、性交不射精、遗精、不育症。

五官科疾病：牙周炎。

【注意事项】

①小便不利、黄赤、臭，眼眵多，睑红，脉弦有力者不宜。

②牙龈红肿，口臭，舌苔黄厚腻，脉滑有力者不宜。

③不育，尿黄赤臭，唇红赤，心烦易怒，会阴潮湿，脉有力者不宜。

④食欲差，大便溏稀者慎用。

【类方鉴别】

大补阴丸——左归丸——知柏地黄丸

药名	相同症状	不同症状
大补阴丸	腰酸膝软，遗精，滑精，舌红嫩苔少	小便不利、黄，大便干，舌瘦
左归丸		小便不黄，眼干涩，舌瘦
知柏地黄丸		小便不利、黄，大便干，舌胖

【医案举隅】

脑萎缩（史欣德医案）

60 岁男性，企业领导，常年工作繁忙、压力大。近一年来，自觉头目昏胀不清，影响工作效率，CT 检查提示小脑萎缩。平时性急易怒，睡眠不实，腰酸膝软，周身经常有燥热感，大便常年干结，小便黄，舌嫩红，舌体偏瘦小，苔少，脉细数。嘱用大补阴丸大蜜丸，每次 1 丸，早晚饭前服。2 周后告知：头目不清感明显减轻。

附：

【方剂来源】 本方出自金元时期《丹溪心法》一书。原文曰："大补丸，降阴火，补肾水。黄柏（炒褐色）、知母（酒浸，炒）各四两，熟地（酒蒸）、龟版（酥炙）各六两。上为末，猪脊髓蜜丸。服七十九，空心，盐白汤下。"

【作用原理】 此方药味不多，方剂结构也不复杂。熟地黄、龟板、猪脊髓、蜂蜜多为血肉有情之品、食品，能填精补髓，大补肾阴肾精；黄柏、知母苦寒泻火，保阴生津，清利下焦。对肾阴肾精严重不足，兼有下焦湿热虚火者最为恰当。

五子衍宗丸

【药品性质】非处方药。

【方剂组成】枸杞子、炒菟丝子、覆盆子、蒸五味子、盐炒车前子。

【剂型用量】

大蜜丸：每次 1 丸（每丸重 9g），日 2 次，嚼碎后温开水送服。

水蜜丸：每次 6g（每瓶重 60g），日 2 次，温开水送服。

【适应人群】成年人，以男性居多。

【用药指征】

形貌：面色憔悴少华。

症状：①男子阳痿不育，精子数量少，活力不足；

②男子性冷淡，或遗精，早泄；

③月经量少，或崩漏，白带过多，婚后久不孕；

④视物模糊，眼干涩，不能久视；

⑤久站久行、劳累后易腰痛；

⑥小便不利，尿后有余沥；

⑦大便溏稀，日 2 ~ 3 次。

舌象：舌淡胖，苔薄白。

脉象：沉而细。

【适用病症】

男科疾病：阳痿、早泄、遗精、不育症、男性雄激素缺乏症。

妇科疾病：卵巢功能衰退、原发性不孕症、更年期综合征。

内科疾病：慢性肾炎、肾病综合征、慢性尿路感染、尿道综合征。

眼科疾病：视神经萎缩。

【巧用活用】

①男子不育，精子检查异常，腰酸，下肢无力，小便频多色淡，或淋沥不畅，舌胖淡，苔薄润，可配金匮肾气丸同用。

②更年期潮热，汗多，腰酸，下肢无力微肿，小便黄，舌胖偏红，苔少，

可配六味地黄丸同用。

【注意事项】

①阳痿、遗精、早泄，伴面色黯，心烦易怒，肩紧，胸闷，小便色黄，气秽，外阴潮湿者不宜用。

②女子崩漏，出血量多，色鲜红，舌红赤，脉数者不宜用。

③小便不利，尿后余沥，涩痛者不宜用。

④服药期间遇感冒发热时当停服。

【医案举隅】

便溏（史欣德医案）

马某，男，41岁。2015年初某日，因婚后5年妻子未孕求诊，述大便稀溏二十多年，从不成形，日2~3次，腹不胀不痛，平素容易腰酸，体形偏胖，面色黯，不欲冷食。舌胖淡黯，脉沉而细。检查示：精子活力偏弱。嘱用：五子衍宗丸，每次1丸，日2次，早晚分服。1月后告知：服后大便明显成形，停药一段时间后又转成溏便，再服又可成形。2016年4月28日复诊嘱：金匮肾气丸合五子衍宗丸，说明书量每日2次，继续治疗中。

附：

【方剂来源】 本方出自明代张时彻所辑的《摄生众妙方》。原方组成："甘州枸杞子八两，菟丝子八两（酒蒸，捣饼），辽五味子二两（研碎），覆盆子四两（酒洗，去目），车前子二两（扬净）。"用法："上各药俱择道地精新者，焙、晒干，共为细末，炼蜜为丸，如梧桐子大。每空心服九十丸，上床时五十丸，白沸汤或盐汤送下，冬月用温酒送下。"功用："男服此药，填精补髓，疏利肾气，种子。"

【作用原理】 本方药仅5味，皆由植物种仁组成，取类比象，以子补子（精子、卵子）。方中枸杞子、菟丝子均能补肾益精，枸杞子又能养肝明目，菟丝子且能扶阳，温而不燥，补而不滞；覆盆子形如桑葚、色如枸杞，其味甘甜，补肝益肾，明目固精，配五味子固肾涩精，止遗止泻；车前子利小便，实大便。全方补肾养肝，滋阴助阳，固精止遗，种嗣衍宗，故方名称"五子衍宗"。

六味地黄丸

【**药品性质**】非处方药。

【**方剂组成**】熟地黄、酒萸肉、牡丹皮、山药、茯苓、泽泻。

【**剂型用量**】

大蜜丸：每次 1 丸（每丸重 9g），日 2 次，嚼碎后温开水送服。

浓缩丸：每次 8 丸（相当于原生药 3g），日 2~3 次，温开水送服。

水蜜丸：每次 30 粒（每 100 丸重 20g），日 2 次，温开水送服。

小儿则根据年龄适当减量，用成人的 1/3 或 1/2 量，可用开水化开丸药，待温，加糖适量调服；也可将丸药入小布包，加水适量，煎服；或含服。

【**适应人群**】小儿、成人，以小儿及中老年人居多。

【**用药指征**】

形貌：体型偏瘦，面白少华或嫩红，或面色黧黑，小儿黑睛小。

症状：①自觉发热，或骨蒸潮热、脑热、手足心热，口渴，口疮；

②出汗异常：自汗、盗汗，或难出汗，小儿入睡时头汗多；

③小儿睡眠不安，好蹬被子，白天好动不安静，或抽搐；

④头晕眼花，耳鸣、目赤、目中白睛多、目无精光、畏明；

⑤腰痛、腰膝酸软、膝关节肿痛，或小腿肿、足跟痛，久站久行加重；

⑥大便干结如粒，或慢性腹泻；

⑦小便频、遗尿，或不利；

舌象：舌胖嫩，有齿印，色偏红，苔少或无苔。

脉象：细或细数，左尺尤弱。

【**适用病症**】

小儿科疾病：小儿先天发育不良（解颅、五迟五软）、小儿先天弱视、小儿多动症、小儿习惯性便秘、小儿慢性湿疹、小儿遗尿症。

内科疾病：慢性肾炎、肾病综合征、慢性肾盂肾炎、原发性高血压病、高脂血症、糖尿病、震颤麻痹、阿尔茨海默病、顽固性失眠症、支气管哮喘、老年慢性支气管炎、老年习惯性便秘。

妇科疾病：不孕症、月经不调、更年期综合征。

外科疾病：腰椎间盘突出症、骨质疏松症、骨关节退行性变。

五官科疾病：复发性口腔溃疡、神经性耳鸣、突发性耳聋、慢性牙周炎。

眼科疾病：中老年干眼症、白内障、糖尿病视网膜病变、眼底黄斑变性。

皮肤科疾病：顽固性痤疮、黄褐斑。

【巧用活用】

①小儿多动症，伴大便干结如粒，易鼻衄，合面睡，可与导赤丸同用。

②不孕症、更年期潮热、顽固性痤疮、黄褐斑，伴有肩紧胁痛，情志抑郁，经前乳房胀痛者，可配逍遥丸同用。

③腰椎间盘突出症，表现为腰膝酸软，下肢无力，脚气出水泡，痒，男子会阴部位潮湿，女子白带多，可与四妙丸同用。

④复发性口疮、牙周炎，伴有牙龈红肿，口臭，矢气臭，可与保和丸同服。

⑤中老年干眼症、白内障等，伴眼睛干涩，不能久视，可配石斛夜光丸同用。

【注意事项】

①小儿须在成人监护下使用丸剂，以免误呛入气管。

②长期使用本丸剂时，若遇感冒发热、腹泻等新病，当暂时停用。

③腰膝酸软，足冷，便溏，小便色清者不宜用。

④肝病、糖尿病、肾脏病等慢性严重疾病者，应在医师指导下使用。

⑤虽有上述用药指征、舌少苔，但舌体瘦小者，不宜用。

⑥用药后症状明显减退可减量用，症状完全消失即可停用；若再次出现相同症状时可继续用。

⑦孕妇慎用。

【类方鉴别】

六味地黄丸——金匮肾气丸——桂附地黄丸

药名	相同症状	不同症状
六味地黄丸		足热，小便色黄，潮热，多动，或面色嫩红
金匮肾气丸	腰酸、下肢浮肿，小便不利，舌胖大，苔少，面色黧黑	小腹拘急，小便不利、色清，夜尿多，口渴多饮，多尿，足冷，动则气喘，或咳喘，苔水滑，下肢无力、浮肿较重
桂附地黄丸		小腹拘急，小便不利、色清，夜尿多，口渴多饮，多尿，足冷，动则气喘，或咳喘，苔水滑

六味地黄丸——知柏地黄丸——杞菊地黄丸——明目地黄丸——麦味地黄丸

药名	相同症状	不同症状
六味地黄丸	腰酸、下肢浮肿，小便不利，色黄，舌胖大，苔少	先天发育不良等儿科疾病多用
知柏地黄丸		中老年多用，小便黄赤，女子白带色黄气秽，男子会阴潮湿
杞菊地黄丸		中老年多用，眼干涩，不能久视
明目地黄丸		中老年多用，眼干涩痛，不能久视，头胀头痛
麦味地黄丸		久咳不止，口干咽干，失眠

六味地黄丸——左归丸

药名	相同症状	不同症状
六味地黄丸	腰膝酸软，下肢无力，足跟痛	浮肿，舌胖嫩，偏红，苔少
左归丸		不浮肿，舌嫩红，舌体瘦，苔少

【医案举隅】

1. 鼻衄（史欣德医案）

王某，男，4 岁 9 个月。2016 年 1 月 29 日初诊。患儿家长述：2 年多来经常鼻子出血，声音经常嘶哑，睡眠不安稳，多翻动、蹬被子，刚入睡时头汗多，大便干，2～3 天一次，皮肤干，易出皮疹，痒。观察到小儿偏瘦，面色少华，唇红，舌尖红。嘱含服：六味地黄丸（浓缩丸），每次 3 粒，日 1 次，睡前服。3 月 25 日家长因病就诊时告知：孩子非常喜欢六味地黄丸，每天主动要求服，服 1 周后加至每日 5 粒，3 月初自行加至 8 粒。自服药后，鼻衄不再出现，睡眠安静，不再蹬被子，感冒也比以前少，皮疹减少，但皮肤干改善尚不明显。嘱继续服六味地黄丸 1 月。

2. 不孕症（史欣德医案）

张某，女，35 岁，2006 年 8 月 2 日初诊。不避孕 2 年未孕。平时经常小腹痛，月经后期，40～45 天一行，经期长，淋沥 10 余天方净。妇科检查示：慢性盆腔炎、子宫小肌瘤、输卵管通畅。曾间断服中药汤剂，症状不缓解，西医妇科建议做试管婴儿。察舌黯红，略胖有齿痕，苔偏少，脉沉细，左尺弱。嘱用：逍遥丸、六味地黄丸（均为浓缩丸），每次 8 粒，日 3 次。至 8 月底发现怀孕，次年 6 月底生产，母女平安。

3. 腰痛（李楠医案）

孙某，女，65 岁。腰痛 3 月余，伴腰酸无力，下肢沉重，时自遗尿，形体偏胖，舌红而胖，苔薄白，脉沉，两尺极弱。予六味地黄丸先后服用 3 月余，腰痛渐减，下肢渐有力。

4. 腰椎间盘突出症（熊兴江医案）

陈某，男，57 岁。腰痛 3 年就诊，曾于当地医院拍片，诊断为"腰椎间盘突出"，目前症见腰痛、腰酸，疼痛放射至右下肢，劳累后症状加重，无汗出，无畏寒，纳眠可，大便略干。舌质黯红，苔薄，脉细。嘱服六味地黄丸，1 次30 粒，每日 1 次，睡前服。半月后腰痛腰酸减轻。后让患者长期间断服用以巩固疗效。

5. 腱鞘囊肿（张敏医案）

赵某，女，36 岁。2011 年 3 月初诊。患者因腰酸、视物昏花、眼干涩多日前来就诊。查：形体消瘦，面颊略红，皮肤干燥，自诉久站或久行后腰酸空痛如折状，劳累后加重，纳食、睡眠正常，大便易干。诊脉时发现患者两手背有散在的色素沉着斑，右手桡侧腕背横纹处有一桂圆大小凸起，按之有韧性、酸痛。患者告知看过西医，被诊断为"腱鞘囊肿"，曾手术切除 1 次，现又复发。查其脉细，尺弱，舌淡胖，齿痕，苔薄少。诊为阴虚水停，嘱连续服六味地黄丸（浓缩丸，1 月，日 2 次，每次 12 粒。1 月后复诊，患者告知，腰酸、视物昏花、眼干涩均明显缓解，令患者惊讶的是腱鞘囊肿竟然在不知不觉中消失了，局部平坦如常，手背色素沉着斑也不见了。

6. 小儿皮炎（史欣德医案）

王某，女，8 岁。2016 年 7 月 15 日初诊。自 5 岁起，双肘窝、腘窝、后背起皮疹、瘙痒，春夏季尤重。察局部大片小红疹，抓痕，皮肤粗糙而干，无水泡。平时大便易干，矢气臭，余无明显异常。舌尖红，苔中根白腻，双侧关脉略弦。嘱用：六味地黄丸（浓缩丸），每次 3 粒，早晚饭后服，保和丸（浓缩丸），8 粒，中、晚饭后服。2016 年 8 月 26 日孩子母亲来就诊时非常高兴地告知：仅服药半个月，左侧肘窝皮疹完全消失，已经恢复成正常皮肤，其他部位皮疹也明显减轻。嘱继续服用。

附：

【方剂来源】本方出自宋代名医钱乙的《小儿药证直诀》，原文："地黄丸，治肾怯失音，囟开不合，神不足，目中白睛多，面色㿠白等方。熟地黄八钱，山萸肉、干山药各四钱，泽泻、牡丹皮、白茯苓（去皮）各三钱。上为末，炼蜜丸，如梧子大，空心温水化下三丸。""儿本虚怯，由胎气不成，则神不足，目中白睛多，其颅即解（囟开也），面色㿠白，此皆难养，纵长不过八八之数。若恣色欲，多不及四旬而亡。或有因病而致肾虚者，非也。又肾气不足，则下窜，盖骨重惟欲坠于下而缩身也。肾水，阴也，肾虚则畏明，皆宜补肾，地黄丸主之。""病吐泻及大病后，虽有声而不能言，又能咽药，此非失音，为肾怯，不能上接于阳故也。当补肾，地黄丸主之。"等。

【作用原理】方中重用熟地黄，滋阴补肾，填精益髓，为君药。山萸肉补养肝肾，并能涩精；山药补益脾阴，亦能固精，共为臣药。三药相配，滋养肝脾肾，称为"三补"。但熟地黄的用量是山萸肉与山药两味之和，故以补肾阴为主，补其不足以治本。配伍泽泻利湿泄浊，并防熟地黄之滋腻恋邪；牡丹皮清泄相火，并制山萸肉之温涩；茯苓淡渗脾湿，并助山药之健运。三药为"三泻"，渗湿浊，清虚热，平其偏胜以治标，均为佐药。六味合用，三补三泻，其中补药用量重于"泻药"，是以补为主；肝脾肾三阴并补，以补肾阴为主，这是本方的作用原理。最适合阴不足，又兼痰饮水停的各种病证。

左归丸

【药品性质】非处方药。

【方剂组成】熟地黄、菟丝子、牛膝、龟板胶、鹿角胶、山药、山茱萸、枸杞子。

【剂型用量】

水蜜丸：每次1袋（每袋重9g），日2次，温开水送服。

【适应人群】成年人，以中老年人居多。

【用药指征】

形貌：形体偏瘦，面色无华或有色斑，皮肤干燥，精神疲惫。

症状：①眩晕耳鸣，视物昏花，失眠，脱发；

②自汗盗汗，或潮热汗出；

③口燥，咽干，舌干；

④腰酸膝软，腰腿痛，不能久行久站，足跟痛；

⑤男子遗精，滑泄，阳痿，女子闭经；

舌象：舌体瘦小，色嫩红，少苔。

脉象：细无力。

【适用病症】

内科疾病：高血压病、基底动脉供血不足、脑动脉硬化症、脑萎缩、老年性痴呆、脑卒中后遗症、干燥综合征、糖尿病、慢性肾炎、慢性肾病、重症肌无力、白细胞减少症。

外科疾病：腰肌劳损、骨质疏松症。

妇科疾病：闭经、不孕症、卵巢功能早衰、更年期综合征、席汉氏综合征。

男科疾病：不育症。

皮肤科疾病：黄褐斑。

【巧用活用】

①更年期综合征，伴情绪低落，肩紧，胸闷，经前乳胀，面部黄褐斑，可合逍遥丸同用。

②重症肌无力，伴严重乏力感，汗多，可合补中益气丸同用。

③基底动脉供血不足，头晕，恶心欲吐，可合半夏白术天麻汤同用。

④脑动脉硬化症、脑卒中后遗症，伴乏力，半身不遂，肢体疼痛，口角流涎，便秘，可合脑新通胶囊（黄芪、赤芍、丹参、当归、川芎、桃仁、红花、制乳香、制没药、鸡血藤、牛膝、桂枝、桑枝、地龙、全蝎、水蛭）同用。

【注意事项】

①舌体胖大，下肢浮肿明显者不宜用。

②食欲差，胃脘胀，大便稀溏黏腻者不宜用。

③女子闭经，小腹胀痛，白带多而色黄，尺脉弦而有力者慎用。

④服药期间新增感冒发热时当停用。

【类方鉴别】

左归丸——右归丸

药名	相同症状	不同症状
左归丸	腰酸痛，下肢无力，阳痿，遗精，不育	口燥咽干，舌嫩红，苔少
右归丸		怯寒畏冷，舌淡，苔薄白

左归丸——六味地黄丸

药名	相同症状	不同症状
左归丸	腰膝酸软，下肢无力，足跟痛	下肢不浮肿，舌嫩红不胖大，苔少
六味地黄丸		下肢浮肿，舌胖嫩，偏红，苔少

附：

【方剂来源】 本方出自明代张景岳的《景岳全书》。原文曰："治真阴肾水不足，不能滋养营卫，渐至衰弱，或虚热往来，自汗盗汗；或神不守舍，血不归原；或虚损伤阴；或遗淋不禁；或气虚昏晕；或眼花耳聋；或口燥舌干；或腰酸腿软，凡精髓内亏，津液枯涸之证，俱速宜壮水之主，以培左肾之元阴，而精血自充矣。宜此方主之。大怀熟八两，山药（炒）四两，枸杞四两，山茱萸肉四两，牛膝（酒洗，蒸熟）三两（精滑者不用），菟丝子（制）四两，鹿胶（敲碎，炒珠）四两，龟胶（切碎，炒珠）四两（无火者，不必用）。上先将熟地蒸烂，杵膏，炼蜜为丸，桐子大。每食前用滚汤或淡盐汤送下百余丸。如真阴失守，虚火上炎者，宜用纯阴至静之剂，于本方去枸杞、鹿胶，加女贞子三两，麦冬三两；如火烁肺金，干枯多嗽者，加百合三两；如夜热骨蒸，加地骨皮三两；如小水不利，不清，加茯苓三两；如大便燥结，去菟丝，加肉苁蓉三两；如气虚者，加人参三四两；如血虚微滞，加当归四两；如腰膝酸痛，加杜仲三两（盐水炒用）；如脏平无火而肾气不充者，加破故纸三两（去心），莲肉、胡桃肉各四两，龟胶不必用。"

【作用原理】 本方是六味地黄丸的变方，去掉了利水渗湿的茯苓、泽泻，泻火的丹皮，保留了方中的三补，即熟地黄、山茱萸、山药，以滋补肝脾肾三脏之阴。又入龟板胶、鹿角胶2味血肉有情之品，峻补肾阴肾精，鹿角胶兼有补阳作用；入枸杞补肾肝之阴，养肝明目；菟丝子温润，益阴补阳；牛膝补肝肾，强腰膝。全方纯补不泻，滋阴补肾，填精益髓。

右归丸

【药品性质】 处方药。

【方剂组成】 熟地黄、炮附子、肉桂、山药、酒炙山茱萸、菟丝子、鹿角胶、枸杞子、当归、盐炒杜仲。

【剂型用量】

大蜜丸：每次 1 丸（每丸重 9g），日 2 次，嚼碎后温开水送服。

小蜜丸：每次 9g（每 10 丸重 1.8g），日 2 次，温开水送服。

【适应人群】 成年人，以中老年人居多。

【用药指征】

形貌：面白少华虚浮，精神不振。

症状：①腰膝酸冷，下肢无力，或肢节痹痛，四肢清冷；

②神疲气怯，怯寒畏冷，头晕心悸不宁；

③饮食不振，恶心欲吐，脘腹膨胀，翻胃噎膈，或脐腹痛；

④大便稀溏，泻痢频作，尿频色清，或小便自遗；

⑤阳痿、遗精、早泄，男子不育，女子带下、不孕；

舌象：舌淡白，苔薄。

脉象：脉沉微，重按如无；或脉弱迟涩。

【适用病症】

内科疾病：肾病综合征、慢性肾功能衰竭、慢性胃炎、胃溃疡、食道癌、慢性结肠炎、高血压病、慢性支气管炎、白细胞减少症、红斑狼疮、甲状腺功能减退症、冠心病、重症肌无力。

外科疾病：腰肌劳损、坐骨神经痛、膝骨关节炎、骨质疏松症。

妇科疾病：月经过少、慢性盆腔炎、不孕症、产后不明原因发热、更年期综合征。

男科疾病：男性性功能障碍、不育症。

【巧用活用】

①弱精症，腰膝酸软，大便溏稀，不欲冷食，小便色清者，可合五子衍宗丸同用。

②冠心病，心悸，气短，失眠，乏力，可合人参养荣丸或归脾丸同用。

③慢性结肠炎，大便稀溏，乏力气短，食欲不振，可与附子理中丸同用。

④甲状腺功能减退，重症肌无力，有严重无力感者，可配补中益气丸同服。

【注意事项】

①腰酸而小便不利，色黄者不宜用。

②腰酸冷痛，下肢肿，小便不利，脉沉而有力者不宜用。

③小便不利，尿黄赤，频急疼痛者不宜用。

④心情抑郁之阳痿早泄，脉有力者不宜用。

⑤大便稀溏，气秽，解而不畅，小便色黄者不宜用。

⑥高血压病面红赤，头胀痛，脉弦有力者禁用。

【类方鉴别】

右归丸——桂附地黄丸——金匮肾气丸

药名	相同症状	不同症状
右归丸	腰酸痛，下肢无力，阳痿早泄，不育，足冷	不浮肿，腰酸软疼痛明显
桂附地黄丸		小便不利，浮肿，或饮多溲多
金匮肾气丸		小便不利，浮肿，下肢无力感明显

右归丸——左归丸

药名	相同症状	不同症状
右归丸	腰酸痛，下肢无力，阳痿，遗精，不育	怯寒畏冷，舌淡，苔薄白
左归丸		口燥咽干，舌嫩红，苔少

【医案举隅】

1. 高血压病（马光亚、张秉乾医案）

患者谭遵鲁先生，湖南衡山县人，为作者父执。1957 年，患高血压，是那年秋末冬初的时候，感觉头晕，一天，往一个西医诊所，请检查血压，结果是230 度。西医向他警告说："你年寿已高（时年过 70），血压这样高，必须急治，否则有中风之虞"。此老不服西药，即时去访一位先是西医后考取中医的诗友严先生，请他诊治。严为之处方，用石决明、钩藤、明天麻、夏枯草等平肝熄风的药。服药次日，腹泻一次，头晕未减，又到原来的西医诊所去量血压，不但未降，反升高 10 度，已是 240 度了。于是，来作者诊所，请为诊断。其脉沉微，重按如无，舌质淡白，四肢清冷，小便清而频数。这是虚寒之证，非温补之剂不为功。但因系父执，不敢轻率处方，乃陪其往访同乡老医生张秉乾先生，请他会诊。张的见解和我的一样，两人商量的结果，决定用右归丸。我回到诊所之后，处方如下：熟地 120g，附子 30g，肉桂 30g，山萸肉 60g，山药60g，杜仲 60g，枸杞 60g，菟丝子 60g，鹿角胶 45g，当归 45g。上为末，蜜丸，早晚每服 10g。上方服了一个星期之后，再去检查血压，已降到 160 度，继续服完，血压正常，高的 140 度，低的 70 度，头不再晕，手足也温和了。（《台北临床三十年》）

2. 阳痿不育症（孙子正医案）

马某，男，33 岁。2015 年 4 月 17 日初诊。婚后多年未育，检查发现：精子不液化。自述：经常熬夜，不吃早餐，手淫史六年以上，举阳无力，手脚冰冷，大便稀溏，查：面色晦暗，舌苔白腻，左脉沉细弦，右脉沉微。嘱用：右归丸加六味地黄丸各 2 盒，按说明书量服用。2015 年 6 月 5 日复诊述，自觉举阳已有力，性功能明显好转，精子检查示：液化度改善，精子活力尚可。嘱再各服 2 盒后可以备孕。

3. 早泄（孙子正医案）

雷某，男，31 岁。2016 年 3 月 12 日初诊。患者自述：以前自己在深圳当小老板，赚点钱就去夜总会、酒吧玩，经常熬夜、喝酒，过度耗精，长达 3 年。导致性功能差，早泄，形瘦，易疲劳，精力不集中，思想悲观，面色苍白，唇色黯紫，驼背弓腰，说话声调低沉，额头易出汗，怕冷，手足冰冷汗多，腰部酸软，腿脚无力，大便溏稀，喝完水很快就去小便，小便色清，脉沉迟缓。诊为肾阳虚，肾不固气，肝血亏虚。嘱用右归丸加六味地黄丸各 1 盒，右归丸大蜜丸每次 1 丸，六味地黄丸（小水丸）每次 10 丸，均早晚各服 1 次，温盐水送服。1 周后电话告知：精神转旺盛，性功能、腿软症状改善。嘱继续各服 2 盒。

附：

【方剂来源】本方出自明代张景岳的《景岳全书》。原书组成用法："大怀熟地八两，山药（炒）四两，山茱萸（微炒）三两，枸杞（微炒）四两，鹿角胶（炒珠）四两，菟丝子（制）四两，杜仲（姜汤炒）四两，当归三两（便溏勿用），肉桂二两（渐可加至四两），制附子二两（渐可加至五六两）。上先将熟地蒸烂杵膏，加炼蜜为丸，如梧桐子大。每服百余丸，食前用滚汤或淡盐汤送下。或丸如弹子大，每嚼服二三丸，以滚白汤送下。"功用："益火之原，以培右肾之元阳。"主治："元阳不足，或先天禀衰，或劳伤过度，以致命门火衰不能生土，而为脾胃虚寒，饮食少进；或呕恶膨胀；或翻胃噎膈；或怯寒畏冷；或脐腹多痛；或大便不实，泻痢频作；或小水自遗，虚淋寒疝；或寒侵溪谷，而肢节痹痛；或寒在下焦而水邪浮肿。总之，真阳不足者，必神疲气怯，或心跳不宁，或四肢不收，或眼见邪祟，或阳衰无子等症。"

【作用原理】 本方为桂附地黄丸的变方，保留了熟地黄、山茱萸、山药3味滋补肝脾肾之阴的药物，及肉桂、附子2味助阳药。减去了淡渗利水的茯苓、泽泻，以及清肝泻火的丹皮。补充了滋养肝肾之阴的枸杞子，温补肾精的菟丝子与鹿角胶，养血和血止痛的当归，补肝肾、强筋骨的杜仲。全方纯补不泻，助阳益肾，填精补血，适用于肾中阴阳两虚，精血不足，纯虚无邪的各种虚弱性病证。

石斛夜光丸

【药品性质】 非处方药。

【方剂组成】 石斛、人参、山药、茯苓、甘草、肉苁蓉、枸杞子、菟丝子、地黄、熟地黄、五味子、天冬、麦冬、苦杏仁、防风、川芎、枳壳（麸炒）、黄连、牛膝、菊花、蒺藜（盐炒）、青葙子、决明子、水牛角浓缩粉、羚羊角。

【剂型用量】

大蜜丸：每次1丸（每丸重9g），日2次，嚼碎后温开水送服。

水蜜丸：每次15丸（每100丸重60g），日2次，温开水送服。

【适应人群】 中老年成人。

【用药指征】

形貌：体型偏瘦，面色少华或潮红。

症状：①目睛红赤，多黏眵，眼痒流泪，或眼干涩、翳膜遮睛；

②视物昏花不清，不能久视，或眼见黑影，或见飞蚊；

③视野缺失，或视物变形，甚则突然失明；

④头胀，头痛，头晕，耳鸣，腰膝酸软；

⑤乏力，多汗，心悸，口干渴，心烦易怒，入睡难；

⑥大便或干或溏，小便色黄赤。

舌象：舌嫩红，苔少。

脉象：细数无力。

【适用病症】

眼科疾病：视疲劳症、溢泪症、白内障、视网膜出血、角膜炎、视神经萎缩、中心性视网膜脉络膜炎、糖尿病视网膜病变、翼状胬肉。

【注意事项】

①眼多眵、黏、黄，小便黄赤、臭，心烦，脉有力者不宜用；

②长期使用本丸剂时，若遇感冒发热、腹泻等新病，当暂时停用。

③腰膝酸软，足冷，便溏，小便色清者不宜用。

④肝病、糖尿病、肾脏病等慢性严重疾病者，应在医师指导下使用。

⑤孕妇慎用。

【类方鉴别】

石斛夜光丸——杞菊地黄丸——明目地黄丸

药名	相同症状	不同症状
石斛夜光丸	眼干涩痛，视物昏花，不能久视，羞明畏光，复视，视野缺失	眼疾程度较重，目赤，心烦心悸，失眠，小便黄赤，舌红，脉数
杞菊地黄丸		目痛较轻，舌色红不黯
明目地黄丸		头胀头痛，目痛明显，舌色黯红

附：

【方剂来源】本方出自元代《瑞竹堂方》，原书名"夜光丸"，至元末明初江苏名医倪维德所著的《原机启微》才名"石斛夜光丸"。原书组成用法："天门冬（去心，焙）、麦门冬（去心，焙）、生地黄（怀州道地）、熟地黄（怀州道地）、新罗参（去芦）、白茯苓（去黑皮）、干山药各一两，枸杞子（拣净）、牛膝（酒浸，另捣）、金钗石斛（酒浸，焙干，另捣）、草决明（炒）、杏仁（去皮尖、炒）、甘菊（拣净）、菟丝子（酒浸，焙干，另捣）、羚羊角（镑）各七钱半，肉苁蓉（酒浸，焙干，另捣）、五味子（炒）、防风（去芦）、甘草（炙赤色，锉）、沙苑蒺藜（炒）、黄连（去须）、枳壳（去瓤，麸炒）、川芎、生乌犀`（镑）、青葙子各半两。上除另捣外，为极细末，炼蜜为丸，如梧桐子大。每服三五十丸，空心温酒送下；盐汤亦可。"功用："降心火，益肾，明目，除障。"主治："肾虚血弱，风毒上攻眼目，视物昏花不明，久而渐变内障。"

【作用原理】本方药味种类较多，涉及面广，有补益类、清热类、祛风、调气血四大类药组成。其中人参配麦冬、天冬、五味子为"生脉饮"的组合；

能补益上焦气阴；人参配茯苓、甘草为"四君子汤"意，可补益中焦脾胃，助气血生化之源；熟地、山药、枸杞子、菟丝子、肉苁蓉、牛膝均为补益下焦肝肾阴精之品，这些为补益类。菊花、青葙子、决明子、羚羊角为清肝明目类药；生地、黄连、水牛角清心凉血，安神定惊，为清热泻火类药。防风、蒺藜能祛风、平肝、明目、止痒。枳壳、苦杏仁、川芎理气降气、活血止痛。故本方适用于上中下三焦气阴两虚、兼心肝火旺、气血郁滞的多种眼疾。

生脉饮（颗粒、胶囊）

【药品性质】 非处方药。

【方剂组成】 红参、麦冬、五味子。

【剂型用量】

口服液：每次 1 支（每支 10ml），日 3 次，口服。

颗粒剂：每次 1 袋（每袋重 10g），日 3 次，开水冲化，待温服。

胶囊剂：每次 3 粒（每粒装 0.6g），日 3 次，温开水送服。

小儿用口服液或颗粒剂，根据年龄适当减量，用成人的 1/3 或 1/2 量。

【适应人群】 任何人群，以中老年人居多。

【用药指征】

形貌：形体多瘦，面色苍黯，或面白，或面黄无华。

症状：①周身疲倦乏力，头脑昏沉；

②心悸，气短，胸闷憋气，或哮喘；

③自汗出，或大汗淋漓；

④口干舌燥，口渴欲饮，鼻出血不止；

⑤夜不安寐，心烦多梦，健忘。

舌象：舌体偏瘦，偏红，苔薄白，或少苔，或苔白而干燥少津。

脉象：细弱，或虚细结代，或浮虚数。

【适用病症】

内科疾病：中暑、低钾血症、病毒性心肌炎、冠心病、房颤等心律失常、慢性心衰、慢性支气管炎、哮喘、失眠症、糖尿病、各种感染性疾病高热后体虚。

妇科疾病：孕妇羊水少、更年期综合征、产后体虚多汗。

五官科疾病：鼻出血。

小儿科疾病：小儿哮喘、小儿吐泻后体虚自汗。

【巧用活用】

①极度乏力，倦怠懒言，头昏，血压低，可配补中益气丸同用。

②失眠，心慌，乏力，月经量多，或皮下易出瘀斑，可配人参归脾丸同用。

③更年期潮热汗出，心烦胸闷，失眠，肩紧，易怒，可配加味逍遥丸或逍遥丸同用。

④咳嗽，咯白痰，腹泻不止，汗多，口渴，可与香砂六君丸或参苓白术丸同用。

⑤老年慢性前列腺炎、糖尿病，夜尿多，或小便不利，或小便过多，腰酸膝软，可配桂附地黄丸同用。

【注意事项】

①汗多，烦热口渴，欲冷饮，面色黑，背冷，脉洪大者不宜用。

②心前区剧痛，面色苍白，气短，出冷汗者不宜用。

③汗多，四肢不温，不欲冷食，食则腹痛，舌淡黯润者不宜用。

④失眠，易惊，多噩梦，舌苔厚者不宜用。

⑤大便干结如粒，数日一行者慎用。

【类方鉴别】

生脉饮——稳心颗粒

药名	相同症状	不同症状
生脉饮	心悸气短，脉细无力或结代	口干欲饮，汗多，舌嫩红少苔
稳心颗粒		胸闷胸痛明显，舌黯红或紫

【医案举隅】

1. 汗证（史欣德医案）

江苏常州好友李某一日来电话说：其兄40多岁，炼钢工人，每至夏天气短乏力，心慌，难于坚持工作，西医院各项检查未发现异常，问中医有无解决办法。问：其兄平时是否汗多、口渴？答曰：汗非常多，且喜饮。遂建议用：生脉饮口服液，每次1支，1日3次。1周后电话告知，乏力气短、心慌、出汗、口渴诸症均消。

2. 羊水过少（史欣德医案）

孙某，女，35 岁，2013 年 6 月 19 日初诊。妊娠 8 个月，产检时发现羊水不足，医院建议补液治疗，住院 1 周，经大量补液后，勉强达到正常水平。出院 1 周后复查，羊水又不足，经朋友介绍来诊，要求解决羊水过少问题。望诊见体形面色无明显异常，问诊发现平时出汗多，气短，易口渴，舌苔薄白，脉沉细弱。思考：时值 6 月，天气炎热，大量汗出导致气津两伤，故羊水减少，脉弱不起。嘱用生脉饮中成药，每次 1 支，日 3 次。1 周后诸证消失，半个月后复查 B 超，羊水量正常。后足月分娩一子，现已将近 3 岁，母子皆健康。

3. 头晕（相铸笑医案）

2015 年夏季某日中午，门诊患者较多，结束已是下午 1 时 40 分。由于当时疲惫不堪，饥饿难耐，接诊完毕欲起身出诊室时，突然眩晕欲倒，心慌，手心出冷汗，自摸脉浮大，重按无力。遂让人冲生脉颗粒 2 袋，服后十余分钟症状消失。

附：

【方剂来源】 本方源于金代张元素（洁古）的《医学启源》。原文曰："麦门冬，气寒，味微苦甘，治肺中伏火，脉气欲绝，加五味子、人参二味，为生脉散，补肺中元气不足，须用之。"清代名医徐灵胎的《兰台轨范》载："生脉饮，治热伤元气，气短倦怠，口渴出汗。人参五钱，麦门冬、五味子各三钱。上三味，水煎服。"

【作用原理】 此方药味少，功效著。能益气养阴，敛汗生津，安神复脉。方中红参大补心肺脾胃之气，麦冬养心肺胃之阴，生津止渴，清心除烦，五味子酸收，能收敛外散之气，并生津止汗安神。现代还制成"生脉注射液"，静脉给药，用于气阴大伤引起的心悸、气短、四肢厥冷、汗出、血压下降等虚脱急证。

麦味地黄丸

【药品性质】 非处方药。

【方剂组成】 麦冬、五味子、熟地黄、山茱萸、牡丹皮、山药、茯苓、泽泻。

【剂型用量】

大蜜丸：每次 1 丸（每丸重 9g），日 2 次，嚼碎后温开水送服。

小儿则根据年龄适当减量，用成人的 1/3 或 1/2 量，可用开水化开丸药，待温，加糖适量调服；也可将丸药入小布包，加水适量，煎服。

【适应人群】 成年人或小儿，以成年人居多。

【用药指征】

形貌：体型偏瘦，面白少华或嫩红。

症状：①咽干不适，口渴欲饮；

②久咳不止，动则气喘；

③潮热，自汗盗汗；

④眩晕，耳鸣，失眠；

⑤腰膝酸软；

⑥大便偏稀；

舌象：舌胖，有齿印，色红或淡红，苔少或无苔。

脉象：细或细数，左尺尤弱。

【适用病症】

内科疾病：老年慢性支气管炎、支气管哮喘、肺结核、顽固性失眠症、食道癌早期。

五官科疾病：慢性咽喉炎。

小儿科疾病：小儿支气管哮喘。

【巧用活用】

①咳喘，伴咯血，胸胁痛，心情抑郁，可配加味逍遥丸同服。

②咳嗽，伴咯血，心烦，胃不适，大便干，可配三黄片同服。

③失眠，伴心悸，气短，可配人参归脾丸同用。

【注意事项】

①急性咽喉炎、急性支气管炎不宜用。

②咳喘伴腰膝酸软，足冷，便溏，小便色清者不宜用。

③有上述用药指征、舌少苔，但舌体瘦小者，当慎用。

④怕酸食者慎用。

⑤长期使用本丸剂时，若遇感冒发热、腹泻等新病，当暂时停用。

【类方鉴别】

麦味地黄丸——六味地黄丸

药名	相同症状	不同症状
麦味地黄丸	腰酸、下肢浮肿、小便不利、色黄、舌胖大、苔少	久咳不止，口干咽干，失眠
六味地黄丸		小儿先天发育不良等儿科疾病

附：

【方剂来源】 本方出自明·彭用光的《体仁汇编》（见《古今图书集成医部全录》卷三三一）。原文如下："八味地黄丸，滋补之功甚奇，勿轻视之。熟地黄（酒蒸）、山茱萸（酒浸，去核，取净肉）各八钱，丹皮、泽泻各二钱（小便多以益智仁代），白茯神（去皮木）、山药（蒸）各四钱，五味（去梗）、麦冬（去心）各五钱。上为细末，炼蜜为丸。每日空心白汤下七十丸，冬天酒下亦宜。"

清·翁藻的《医钞类编》又名"八仙长寿丹"，"治虚损劳热。即六味丸加五味子二两、麦冬三两，服如前法。"

【作用原理】 此方为六味地黄丸加清养肺阴的麦冬，敛肺止咳止泻的五味子而成（《体仁汇编》所列各药剂量与钱乙方比较略有变化）。除六味地黄丸所治疗的下焦肝肾症状外，多了上焦肺经、中焦胃经的症状。因麦冬能养肺胃之阴，故可用于肺肾阴虚的咽干、咳嗽、气喘；兼胃阴虚的口干、食道吞咽不利等。五味子酸能收敛，既能敛肺止咳，也能涩肠止泻，同时具有安神开胃作用，故适用于肝肾、肺肾、肺胃肾阴虚而兼痰饮的咳嗽、气喘、腹泻、失眠、噎膈等症。

杞菊地黄丸

【药品性质】 非处方药。

【方剂组成】 枸杞子、菊花、熟地黄、酒萸肉、牡丹皮、山药、茯苓、泽泻。

【剂型用量】

大蜜丸：每次1丸（每丸重9g），日2次，嚼碎后温开水送服。

浓缩丸：每次 8 丸（相当于原生药3g），日 2 ~ 3 次，温开水送服。

水蜜丸：每次 1 袋（每袋重6g），日 2 次，温开水送服。

小儿则根据年龄适当减量，用成人的 1/3 或 1/2 量，可用开水化开丸药，待温，加糖适量调服；也可将丸药入小布包，加水适量，煎服。

【适应人群】成人或小儿，以中老年成人居多。

【用药指征】

形貌：体型偏瘦，面白少华或嫩红。

症状：①目赤多眵，眼干涩痛，或小儿频繁眼皮眨动；

②视物昏花，不能久视，羞明畏光，眼见黑影，或见飞蚊；

③复视、视野缺失，或视物变形，甚则突然失明；

④头痛、眩晕、耳鸣；

⑤腰膝酸软；

⑥大便干结。

舌象：舌偏红，苔薄少。

脉象：细弱，或细数。

【适用病症】

眼科疾病：视疲劳症、白内障、视网膜出血、角膜炎、视神经萎缩、中心性视网膜脉络膜炎、糖尿病视网膜病变。

内科疾病：高血压病、脑动脉硬化症、颈动脉斑块形成。

五官科疾病：神经性耳鸣、耳聋。

【注意事项】

①眼多眵、黏、黄，小便黄赤、臭，心烦，脉有力者不宜用；

②长期使用本丸剂时，若遇感冒发热、腹泻等新病，当暂时停用。

③腰膝酸软，足冷，便溏，小便色清者不宜用。

④大便稀溏者慎用。

⑤虽有上述用药指征、舌少苔，但舌体瘦小者，当慎用。

⑥肝病、糖尿病、肾脏病等慢性严重疾病者，应在医师指导下使用。

⑦孕妇慎用。

【类方鉴别】

杞菊地黄丸——明目地黄丸——石斛夜光丸

药名	相同症状	不同症状
杞菊地黄丸	眼干涩痛，视物昏花，不能久视，羞明畏光，复视，视野缺失	目痛较轻，舌色红不黯
明目地黄丸		头胀头痛，目痛明显，舌色黯红
石斛夜光丸		眼疾程度较重，目赤，心烦心悸，失眠，小便黄赤，舌红，脉数

【医案举隅】

1. 太阳穴痛（姜春华医案）

患者，男，41岁。初诊：太阳穴痛为时一年，每月发作三四次，腰酸，耳鸣，口唇红干，舌净，脉细弦。肝肾不足所致，治宜滋补肝肾，予以杞菊地黄丸。杞菊地黄丸半斤，每次9g，每日2次。药后痊愈，未再复诊。（《内科名家姜春华学术经验集》）

2. 眩晕（史欣德医案）

胡某，女，77岁。经常眩晕，夜寐不安，多梦，不能久站、久行，久行则双下肢无力，膝关节酸痛，屈伸不利，大便经常干结，依赖中药通便剂。察舌黯红，苔薄黄，脉寸旺，尺弱。嘱用：杞菊地黄丸大蜜丸，每日2次，早晚饭后各服1粒。1周后告知，眩晕明显减少，程度减轻，睡眠改善，大便转软，可不服通便剂。嘱原方继续，减为每日1次，再服1~3个月，遇感冒等新病停用。

附：

【方剂来源】 本方出自清代《麻疹全书》，原文曰："杞菊六味丸，清肝肺，明耳目。熟地八两，丹皮三两，白菊三两，茯苓三两，萸肉四两，杞子三两，淮药四两，泽泻三两。各研末，炼蜜为丸。"另，清代《医级》曰："杞菊地黄丸，治肝肾不足，目生花歧视，或干涩眼痛。即六味丸加杞子、白菊是也。"

【作用原理】 本方即六味地黄丸加枸杞子、菊花而成。六味地黄丸中的熟地黄能滋阴补肾，填精益髓；山萸肉滋养肝肾，并能涩精；山药补益脾阴，亦能固精；泽泻利湿泄浊；牡丹皮清泄相火；茯苓淡渗脾湿。六味合用，并补肝脾肾三阴，以补肾阴为主，同时可利水湿，清肝火。枸杞子最善养肝明目，菊花能清肝明目，故本方治疗肝肾阴虚兼水湿内停，肝火偏旺的各种目疾最佳。

龟龄集

【**药品性质**】处方药。

【**方剂组成**】鹿茸、人参、熟地、制山甲、生地、石燕、肉苁蓉、家雀脑、地骨皮、杜仲炭、甘草、天冬、枸杞子、川牛膝、大蜻蜓、海马、淫羊藿、蚕蛾、补骨脂、砂仁、锁阳、硫黄、菟丝子、急性子、细辛、公丁香、生黑附子、大青盐。

【**剂型用量**】

胶囊剂：每次 2 粒（每粒重 0.3g），日 1 次，早饭前 2 小时用淡盐水送服。

【**适应人群**】成年人，以中老年人居多。

【**用药指征**】

形貌：面黯无华，体形偏瘦，精神萎靡。

症状：①男子阳痿遗精，不育；

②女子带下过多，不孕；

③畏寒肢冷，腹部冷痛，夜尿频多，五更泄，或便秘；

④腰膝酸软，筋骨无力，不能久行；

⑤自汗盗汗，头昏眼花，记忆力下降；

⑥久咳久喘，或动则气喘。

舌象：舌色淡，苔薄。

脉象：沉细无力。

【**适用病症**】

男科疾病：弱精症、阳痿、不育症。

妇科疾病：不孕症、慢性盆腔炎、更年期综合征。

内科疾病：老年顽固性便秘、慢性腹泻、慢性支气管炎、哮喘。

外科疾病：骨质疏松症、骨折延迟愈合。

【**注意事项**】

①阳痿遗精不育伴小便黄赤，阴囊潮湿，舌红苔黄者不宜用。

②带下色黄，气秽，阴痒，小便黄者不宜用。

③服药期间忌食生冷食物，伤风感冒发热时暂停服用。

④孕妇禁用。

【医案举隅】

1. 阳痿（郑宗咸医案）

某男，49 岁，1991 年 8 月 28 日初诊。阳痿 5 年，常服人参丸、男宝补品而不见效。症见临房阳事不举，或举而不坚，或稍坚即泄。入院前 3 个月，面部即四肢明显浮肿，畏冷腰酸，头晕心悸，喜卧懒动，曾在某县医院以激素、利尿剂治疗，肿退水消，而头昏未除，形寒厚衣，神疲懒言，面色㿠白，步履沉重，上楼气短，纳呆，便稀日行 2 次。脉迟弱尺部无力，舌苔薄白淡润。用二仙汤加减治疗 20 天收效不显。考虑久病药力缓慢之故，上方加龟龄集 0.6g，每日 2 次。住院 44 天，阳虚症状得到纠正，2 月后随访，性生活正常。（《福建中医学院学报》1993 年第 4 期）

2. 滑胎（刘宝庭医案）

丁某，女，38 岁，1969 年就诊。经后三五日少腹冷痛下坠，历十年余，屡妊屡坠，嗣异姓为子。多方求治，得小效，终未愈。现月水将尽，邀余诊治。询知，查赋素弱，妊二月，强力持重，以致坠胎，始而汛水递少，紫黑质薄，经期少腹间有冷痛，血去痛不蠲反益甚，痛时气力全无，腰膝掣痛，四末不温，须以红糖水冲服肉桂末尚可缓解，前已滑四胎。阅前数方，多属活化。舌淡、苔薄白，脉沉而细。良由肾虚阳衰，冲任虚损，中气不能提挈，寒滞血脉，与瘀血迥然有别。张景岳说："虚而痛者痛于既行之后，血去而痛未止，或血去而痛益甚。"张石顽说："下虚而痛者，肝肾败也，非温补命门不可。"忆家母以龟龄之治验，嘱服龟龄集一瓶（一钱二分），明日再诊。翌晨，往诊。宅外即闻呻吟之声，甚疑，问之省知，其夫昨市购该药，告司药以病状，答曰：药虽诊贵，尽治男子，非妇科药矣。恰有医在彼，摇头作笑，故虑而未服。遂予释之：差矣！肾为先天，妇人以血为本，今元阳衰愈，精血亏少，正龟龄集之所治，有是病用是药，于病机投，不必疑虑。当即寻黄酒三盅冲服，一瓶尽下，少时，自觉腹中舒适。早饭未毕，其夫笑而来告，痛已止。嘱明日再服一瓶，仍以黄酒分两次服下。程钟龄说："若属虚痛，必须补之。虚而且寒，则宜温补并行。"况沉病之疾，非指日可愈，需缓图之。日服 2 分，以盐水送服。及一月，痛经未发，汛水增多，色亦转红。遂以营养药常服之。至四月，已孕，未

再坠胎，后生男孩，现生两男，至今尚赞龟龄集不绝于口。（《新中医》1983 年第 10 期）

3. 葡萄胎术后崩漏（刘宝庭医案）

右邻，万某，女，40 岁，1973 年就诊。孕四月，腹胀大，腹痛漏下一日，忽崩如注，时见水泡状物，急赴某县医院求治，诊断为葡萄胎。行刮宫术，凡三次，下葡萄状物甚多，仍恶漏不绝，紫黑挟块，尿妊娠试验阳性。闻吾归里，坚持出院治疗。诊其舌红，脉涩，小腹按疼。《萧山竹林寺女科》说："月经不来二三月或七八月，腹大如孕，一日血崩下血泡，内有物如虾蟆子……"即此证也。《千金要方》指出："癖结占据血室，而致血不归经。"显系瘀血，用益母草 30g，当归 15g，红花、金铃子炭、延胡各 10g，川芎 6g，甘草 3g。一剂腹痛即缓，二剂恶露即净，仍尿妊娠试验阳性，令服归脾丸调补。越四日，徒步探亲过劳，复下淡血水，是日子夜，漏下不止，厥逆自汗，无力以动，脉见细微。血虽阴类，其运在阳，元阳大虚，故血无所附，所谓阳虚阴必走是也。《类证治裁》说："气虚血脱，宜温补摄之。"法当峻补肾阳，培中益气以摄阴血。急取龟龄集一瓶，以盐水尽服。少许，汗止肢温，脉见起色，继服一瓶，未敢寝，坐守之，漏下渐少，至旦时，遂止。以龟龄集日二分常服之。过一月，尿妊娠试验已阴性。至三月，复查仍阴性。现已六年，健壮如初。（《新中医》1983 年第 10 期）

4. 白崩（刘宝庭医案）

师某，女，47 岁。白带终日不止，已一载余，近半月，白带如崩，站立即觉滑脱而下，脐腹冷痛，头脑空痛，腰酸痛如折。医予抗生素，更甚，投桂枝茯苓丸、完带汤乏效。余望其舌淡苔白，闻其语声低微，带下清稀，脉沉微涩，尺部尤甚，知其白物下多已久，脾肾阳虚，气血日衰，任脉不固，带脉失约故也，遂用龟龄集，日服 1 瓶，分两次以淡盐水送服。连服 2 日，白带大减，脐腹冷痛若失，腰可俯仰。继日服 2 次，每服 2 分，未 8 日，带止而病愈。（《新中医》1983 年第 10 期）

4. 不孕（刘宝庭医案）

董某，女，25 岁。月经 17 岁初潮，经后少腹隐痛而冷，时觉畏寒，腰酸头晕，带下清稀，大便常薄，已婚四载，迄今未育，终年求治，服药不可以计。遂赴西安某医院检查，诊断为子宫发育不全，略后倾，慢性盆腔炎。适逢吾春节住家，随其母来诊。舌淡、苔薄，脉沉细而弱。脉证合参，盖下焦阳气素亏，月汛虽已初潮，然肾气未盛，天癸仍衰，且冲为血海，任主胞胎，精亏血少，血海空虚。胞宫失于温养，子脏虚寒，故子宫发育不良，后期量少，腹冷而痛。命火不足，中阳亦衰，脾失健运，寒湿着而不去，是以便泄、带下。脾肾阳虚，则腰酸头晕，时感畏寒。《圣济总录》说："妇人所尽无子，由于冲任不足，肾气虚寒故也。"《格致余论》说："今妇人无子，率由血少不足以摄精也。"经不调故不孕，法当温养先天肾气以资天癸，培补后天脾气以化精血，精血充足，冲任得养，任脉通，太冲脉盛，月事以时下，方能受孕。龟龄集温肾益精、调补冲任、健脾养血，合于病机，亦正治法矣。令于经后始服，日2分以淡盐水送下，服半月即止，月月如是，急切不可图功。服至两月，来信告吾，精神转佳，泻泄已止，带下大减，偶感腰酸不适，经水仍后期，量少、色淡，然经后腹冷痛甚轻。此元阳渐振，天癸尚衰，冲任未盛。嘱其继前法久服之，至五月，经已应期，量仍欠少，余无不适。至八月，经未行，自停服药，待二十余日仍未至，经检查，已受孕矣。次年六月，生一女孩。（《新中医》1983年第10期）

5. 排卵期出血（史欣德医案）

李某，女，30岁。2015年8月28日初诊。体型中等，面白少华。主诉：排卵期出血近十年，每次经间期出血量多，持续4~5天，月经期第3天开始小腹痛，常痛至第6天，经色黯，量大，有血块，8天方净。平素汗少，怕冷，下蹲站起来时眩晕，易咳嗽，手足冷，手足汗多，经常腰酸腰困腰冷，经后期右侧大腿外侧疼痛，足底中心痛，经期腹泻，日3~4次，婚后5年未孕。检查子宫输卵管通而不畅，排卵试纸测不到正常排卵。舌尖红，苔白，脉沉细。间断服用调补阴阳的中药汤剂，或艾附暖宫丸等至2016年4月23日，症状虽有改善，但未消。嘱改用：龟龄集，每次2粒，日1次，早饭前2小时用淡盐水送服。连续服药两周后来信告知：腰已不怕冷了，下蹲站起来时不眩晕了。嘱改为每日服1粒。又服4周后来述：痛经消失，经色转鲜，血块减少，出血量明显减少，周期由8天变为5天；排卵期出血在服药第3周后消失，排卵试纸测到正常排卵；月经后期右侧大腿外侧疼痛消失，腰困腰酸、腰窝冷明显减轻，脚底中心痛大有好转；十多年来的午睡起口渴、心烦现象改善很多，大便仍不成形。嘱：加服附子理中丸1粒，早晚饭后服。继续观察中。

附：

【方剂来源】 本方出自《北京市中药成方选集》。原方组成："黄毛鹿茸（去毛）二两，补骨脂（黄酒制）三钱，石燕（鲜姜炙）四钱，急性子（水煮）二钱五分，细辛（醋炙）一钱五分，生地八钱，杜仲炭二钱，青盐四钱，丁香（用生川椒二分炒，去川椒）二钱五分，蚕蛾（去足翅）二钱，蜻蜓（去足翅）四钱，熟地六钱，苁蓉（酒制）九钱，地骨皮（蜜炙）四钱，附子（炙）五钱，天冬（用黄酒一钱炙）三钱，山参（去芦）一两，甘草（炙）一钱，山甲（炒珠）八钱，枸杞子三钱（一钱蜜炙），淫羊藿（羊油制）二钱，锁阳三钱，牛膝（用黄酒三钱制）四钱，砂仁四钱，麻雀脑三钱，菟丝子（用黄酒二钱制）三钱，对海马（用苏合油三钱制）九钱，硫黄三分，镜面砂二钱五分。"用法："将麻雀脑、硫黄二味装入猪大肠内，用清水煮之，煮至麻雀脑和硫黄溶合一起时倒出，去猪大肠，晒干，再合以上药为粗末，装入银桶内蒸之。蒸至三昼夜，将药倒出，晾干装瓶，每瓶装一钱。每服一钱，温开水送下。"功用："滋阴补肾，助阳添精。"

【作用原理】 本方由大量的补益药组成。其中鹿茸、熟地、肉苁蓉、家雀脑、海马、大蜻蜓、淫羊藿、蚕蛾、锁阳、补骨脂、枸杞子、菟丝子均为补肾类药物，既补肾精，又补肾阳，提高男女性腺功能。人参、甘草补益元气，生黑附子、公丁香、硫黄、细辛温阳散寒止痛，制山甲、急性子破血、软坚、散积，生地、天冬、地骨皮、大青盐凉血滋阴、清退虚热，石燕清利下焦湿热、通利小便，杜仲炭、川牛膝补肝肾，强腰膝，砂仁行气宽中，开胃消食，助补益药的吸收。方中虽有一些寒凉药，但药性总体偏温。

补中益气丸

【药品性质】 非处方药。

【方剂组成】 蜜炙黄芪、党参、蜜炙甘草、炒白术、当归、升麻、柴胡、陈皮、生姜、大枣。

【剂型用量】

浓缩丸：每次8丸（相当于原生药3g），日2~3次，温开水送服。

水蜜丸：每次1袋（每袋重6g），日2次，温开水送服。

【适应人群】成人或小儿，以中老年人居多。

【用药指征】

形貌：消瘦或肥胖，肌肉松软，或眼睑下垂，面白少华，精神不振。

症状：①严重疲劳感，四肢无力，肢体麻木，气短多汗，口渴；

②头晕眼花，视物昏暗，不能久视，失眠；

③长期低热，或潮热、定时发寒热，产后发热；

④反复感冒，头痛，咽痛，咳喘，鼻塞，喷嚏，流涕；

⑤食后腹胀，或腹痛，腰痛有下坠感；

⑥各种慢性出血，如尿血、便血、崩漏、胎漏下血；

⑦反复尿路感染，劳累则尿频、尿急、尿痛、小便不利；

⑧大便异常，长期便秘或腹泻，解而无力；

⑨女子带下绵绵，男子遗精；

⑩皮肤瘾疹瘙痒、疮疡溃后久不愈合；

舌象：淡红舌，薄白苔。

脉象：浮大无力，或细弱无力。

【适用病症】

内科疾病：不明原因反复低热、反复感冒、慢性尿路感染、胃下垂、肾脏下垂、重症肌无力、肺结核、慢性支气管炎、细菌性痢疾、溃疡性结肠炎、不明原因的镜下血尿、白细胞减少症。

外科疾病：术后发热、前列腺肥大、尿潴留、脱肛、内痔便血。

妇科疾病：子宫脱垂、慢性盆腔炎。

眼科疾病：角膜溃疡、中心性视网膜脉络膜炎、球后视神经炎。

五官科疾病：过敏性鼻炎、复发性口腔溃疡。

皮肤科疾病：慢性湿疹、慢性荨麻疹、银屑病、下肢慢性溃疡。

小儿科疾病：小儿消化不良、小儿吐泻后囟门凹陷、小儿慢性腹泻。

【巧用活用】

①慢性尿路感染，伴腰酸，小便黄，小便不利，可配知柏地黄丸同用。

②慢性支气管炎，痰多，色白，苔白厚者，可配香砂养胃丸同用。

③慢性腹泻、痢疾，大便臭，腹胀肠鸣，苔薄黄，脉细数者，可配香连丸同用。

④慢性湿疹、银屑病，皮疹色红、痒者，可配银黄颗粒同服。

⑤前列腺肥大，尿潴留，小便不利，小腹疼痛者，可配桂枝茯苓丸同服。

⑥内痔出血不止者，可配槐角丸同服。

⑦大便干结严重者，可配麻仁润肠丸同用。

【注意事项】

①乏力甚，伴烦躁易怒，入睡难，小便黄赤，舌红，脉数有力者不宜用。

②低热或高热不退，伴头昏，口干口苦，恶心者不宜用。

③各种出血性疾病，若血色鲜红，量多，小便黄赤，舌红赤，脉数者不宜用。

④慢性反复尿路感染急性发作期，尿频急疼痛，小便黄赤、气秽、灼热者不宜用。

⑤头胀痛、高血压病、高眼压者慎用。

【类方鉴别】

补中益气丸——玉屏风颗粒

药名	相同症状	不同症状
补中益气丸	反复感冒，遇风冷鼻塞喷嚏，流清涕	低热，比较严重的乏力感，动则气喘，内脏下垂，尿血、便血
玉屏风颗粒		多汗，怕风冷为主

【医案举隅】

1. 尿血（高辉远医案）

胡某，女，28 岁。1992 年 4 月 10 日初诊。患者间断性尿血 4 年余，加重 1 个月。发病以来尿血时发时止，过劳后更易复发。西医检查确诊为：慢性尿路感染。长年间断性服用复方新诺明、吡哌酸等药物，或口服八正散、小蓟饮子等中药之剂，未能收效。终日抑郁，苦恼不堪。近 1 个月因劳累后小腹坠胀，尿血复发，小溲微有淋沥不爽，伴有气短懒言，身倦乏力，头昏欲寐，故延邀高师会诊。观舌质淡红，苔白，脉虚软。化验尿常规：红细胞满视野，白细胞 8～10。高师辨析为病久伤脾，脾虚气陷，摄血无权而致尿血症，治拟益中升阳为主，兼以养阴清热之法。药用：生黄芪 10g，白术 10g，太子参 10g，升麻 3g，柴胡 3g，当归 10g，陈皮 3g，炙甘草 5g，知母 6g，黄柏 5g。每日 1 剂，分 2 次服。10剂药后尿血偶见，小腹坠胀减轻。仍有气短懒言，身倦乏力，头昏不适。守方再进6剂，诸症较前好转，舌脉同前。改投补中益气丸，每日2次，每次6g，开水冲化，待温服。停汤剂改丸药调治20天，精神复振，症状消失，尿常规正常。高师嘱患者禁劳累，定期门诊复查观察。嗣后随访，病愈未发。（《高辉远临证验案精选》）

2. 便秘（门纯德医案）

田某，女，59岁。半身瘫痪，卧床一年余，常有便秘、腹胀，大便数日一次，且赖灌肠行之，口服多类泻下药均有效。但每泻下后，头晕短气，不思饮食，腹胀加甚。几日后又结便秘，采用灌肠维持行便，也不为意。诊见：口唇色淡，神疲少言，动则自汗，其脉虚大，询其三日未便。腹胀无痛处，夜里烦热。此为脾胃虚衰，乏津少气，无力行便之故。余以补中益气汤加枳壳6g补中气，推陈积。处方如下：黄芪15g，炙甘草6g，党参12g，当归9g，陈皮6g，升麻3g，柴胡3g，白术9g，枳壳6g。水煎，饭前服，二剂。服药一剂，自便许多，腹中舒适。后嘱改服补中益气丸、麻子仁丸，隔日一丸，不日症愈。《名方广用》）

3. 淋证（杜钟骏医案）

经纪人某甲，忘其名姓，年五十余患淋症，服通利药数十帖，大黄用至两许，延经两月，小溲短数而涩，每日夜起溺一百余次，当溺之时，以头抵墙，极力努挣，叫号呻吟，方得点滴，大便亦如之，肛坠里急，虚坐努责，状如气痢，但下气而无粪。诊脉之顷，仓皇急迫起溺三次，其苦状不能以笔墨形容也。病者自云火结不通，请重用大黄，以救微命。细按两关两尺豁大而空，因谓之曰：上非火结，乃通利太过，气陷阴伤所致，非大黄所能为力也。《内经》云：中气不足，溲便为之变，正与此症相合。爰订补中益气汤送吞六味地黄丸。一剂气举，小便减至数十遍，再剂减至二十余遍，三剂后，前苦悉释。改以六味地黄汤送吞补中益气丸，调理兼旬而愈。（《药园医案》）

4. 眼上胞下垂（林上卿医案）

欧某，女，14岁。1976年8月17日诊。两眼上胞不能提起，半掩瞳神，瞻视需借额肌之牵引，起病已越半载。缘由恣食鱼虾，腹泻不止，经治腹泻虽瘥，但神疲肢倦，渐而嗜寐，上胞下垂。曾在福州、上海等地诊治，用新斯的明暂可缓解，但未能根除。延余诊时，见症如前，脉细弱，舌淡苔薄白，肌肉消瘦，面色无华。人之精血皆禀受于脾，上贯于目，饮食不节，洞泻脾虚，气陷不举，故上胞下垂；脾土虚而闭令，犹万物寂然，故嗜寐，不思饮食；脾主四肢合肉，其华在面，气血不荣，不能输布，故肌肉消瘦，面色无华。法当补脾，升举中气，以推动肉轮。投补中益气汤加谷芽、麦芽启脾进食，化生源泉。服药 20 余剂后，告愈。为巩固疗效，继用补中益气丸 15g，以龙眼肉、红枣炖汤送服，每日一次，经常服用。随访六年无复发。(《桐山济生录》)

5. 泄泻、带下（孙采邻医案）

陆半峰乃堂，年五旬又八。脾虚挟湿，此便泄、带下之所由来欤。用香砂六君子丸，每服四钱，食后滚水送下。进十剂，便泄十减七八，而带下仍然。再用蜜丸补中益气丸十剂，便泄固止而带下亦瘳矣。(《竹亭医案》卷一)

6. 痔疮（史欣德医案）

朋友王某，男，59 岁，高个，体格偏壮实。2013 年某日，因痔疮发作一周余，自用中成药无效。遂打电话咨询。告知：出血量多，色较鲜，肛门坠痛。问近日是否工作忙，感觉疲劳、容易出汗，答：是。嘱用：补中益气丸 1 袋，槐角丸说明书量，每日 2 次，早、中饭后服。5 天后电话告知症状完全消失。

7. 崩漏（史欣德医案）

南京朋友，女，38 岁，体型中等。2010 年某日打来电话，述月经已半月淋漓未断，听电话声音有气无力，故问是否有比较严重的疲劳感，最近是否容易出汗？回答肯定。嘱用补中益气丸浓缩丸，每次 8 粒，日 3 次，饭后服。朋友一听让服补中益气丸，很疑惑，反复提醒我是月经出血不止问题，不是胃肠道病，我让其放心用药，结果 3 天后血止。

8. 腰痛（史欣德医案）

本人 53 岁时，某日在家拖地打扫卫生，当拖到第 3 个房间时，突然感觉腰里一股气向下一窜，瞬间腰不能伸直，自认为年龄大了肾虚了，服六味地黄丸 2 天，但毫无寸效。于是反思，发病时有气向下窜的感觉，当是中气下陷的腰痛，当即改服补中益气丸 1 袋，约半小时后腰即能伸直，痛感消失。再次感慨古方之神奇。

9. 感冒多汗（史欣德医案）

本人 50 岁时，秋日某天下班坐公交车回家，一路上感觉很热，汗出如雨，同时鼻塞流清涕，打喷嚏，环视周围，别人都没有出汗，衣服也穿得差不多，看来不是环境太热的关系，应该是"虚人感冒"。到家后，马上嚼服补中益气丸浓缩丸8粒，1小时后再服1次，不久汗出止，鼻塞通，鼻涕消。

10. 荨麻疹（史欣德医案）

患者吴某，男，36岁。2014年春天某日，因荨麻疹多年反复不愈由朋友介绍来门诊求治。查：中等个，体型偏胖，面容憔悴，肚子偏大，肌肉松软，皮疹淡红成片，痒甚，影响睡眠，舌淡苔薄白；平素汗多，易疲劳，切脉浮软，重按无力。嘱用中成药：补中益气丸，每次1袋，日2次，早晚饭后服。当时患者拿到处方单后一直不肯离开，问：我的病这么久，用了很多方法都治不好，你只开了1盒中成药，汤药都不开，能管用吗？耐心解释后勉强离开。1周后复诊，喜形于色，告知皮疹全消，疲劳感也明显减轻，感觉不可思议。自此信任，家人一有健康问题都会找我看诊。

11. 盗汗（郭东明医案）

朋友三保媳妇于2015年冬季犯盗汗，咽干。嘱晨服补中益气丸，夜服知柏地黄丸。汗见于夜出是肺表不固，相火所扰。以补中益气丸，补土生金实肺表气，用知柏地黄补金生水安肾宫。一周得止。

附：

【方剂来源】本方出自金元时期李东垣的《内外伤辨惑论》一书，原文曰："故脾胃之证，始得之则气高而喘，身热而烦，其脉洪大而头痛，或渴不止，皮肤不任风寒而生寒热。盖阴火上冲，则气高而喘，身烦热，为头痛，为渴，而脉洪大；脾胃之气下流，使谷气不得升浮，是生长之令不行，则无阳以护其荣卫，不任风寒，乃生寒热。皆脾胃之气不足所致也。……惟当以甘温之剂，补其中，升其阳，甘寒以泻其火则愈。《内经》曰：劳者温之，损者温之。盖温能除大热，大忌苦寒之药泻胃土耳。今立补中益气汤：黄芪（劳役病热甚者一钱）、甘草（炙），以上各五分，人参（去芦）、升麻、柴胡、橘皮、当归身（酒洗）、白术，以上各三分。上件㕮咀，都作一服，水二盏，煎至一盏，去渣，早饭后温服。如伤之重者，二服而愈，量轻重治之。"

【作用原理】本方用黄芪、人参、白术、炙甘草四药补益脾胃、心肺之气，其中黄芪重在补肺卫之气，能益皮毛而闭腠理，不令汗出过多；人参、白术、甘草重在补心脾之气，针对气短而喘。用升麻、柴胡升提下陷之清气，同时又可发散在表之风邪。当归和血止痛，陈皮通利气机。生姜辛温，大枣甘温，调和阴阳营卫，诸虚不足，先建其中。故适用于脾胃气虚，清气下陷，虚火上冲的多种病症。

明目地黄丸

【药品性质】非处方药。

【方剂组成】熟地黄、山茱萸、牡丹皮、山药、茯苓、泽泻、枸杞子、菊花、当归、白芍、蒺藜、煅石决明。

【剂型用量】

大蜜丸：每次 1 丸（每丸重 9g），日 2 次，嚼碎后温开水送服。

浓缩丸：每次 8～10 丸（每 8 粒相当于原生药 3g），日 2～3 次，温开水送服。

水蜜丸：每次 1 袋（每袋重 6g），日 2 次，温开水送服。

【适应人群】中老年成人。

【用药指征】

形貌：体型偏瘦，面白少华或嫩红。

症状：①目痛、目赤，多黏眵，时时流泪，或眼干涩；

②视物昏花不清，不能久视，或眼见黑影，或见飞蚊；

③视野缺失，或视物变形，甚则突然失明；

④头胀头痛、头晕、耳鸣，心烦；

⑤腰膝酸软；

⑥大便干结，小便色黄。

舌象：舌黯红，苔薄少。

脉象：寸脉浮弦，尺脉细弱。

【适用病症】

眼科疾病：视疲劳症、溢泪症、白内障、视网膜出血、角膜炎、视神经萎缩、中心性视网膜脉络膜炎、糖尿病视网膜病变。

内科疾病：高血压病、脑动脉硬化症、颈动脉斑块形成。

五官科疾病：神经性耳鸣、耳聋。

【注意事项】

①眼多眵、黏、黄，小便黄赤、臭，心烦，脉有力者不宜用；

②长期使用本丸剂时，若遇感冒发热、腹泻等新病，当暂时停用。

③腰膝酸软，足冷，便溏，小便色清者不宜用。

④大便稀溏者慎用。

⑤虽有上述用药指征、舌少苔，但舌体瘦小者，当慎用。

⑥肝病、糖尿病、肾脏病等慢性严重疾病者，应在医师指导下使用。

⑦孕妇慎用。

【类方鉴别】

明目地黄丸——杞菊地黄丸——石斛夜光丸

药名	相同症状	不同症状
明目地黄丸	眼干涩痛，视物昏花，不能久视，羞明畏光，复视，视野缺失	头胀头痛，目痛明显，舌色紫红
杞菊地黄丸		目痛较轻，舌色红不紫
石斛夜光丸		眼疾程度较重，目赤，心烦心悸，失眠，小便黄赤，舌红，脉数

附：

【方剂来源】此方出《中药成方配本》。原书曰："组成：熟地八两，萸肉四两，淮山药四两，丹皮（酒炒）三两，茯苓三两，泽泻（盐水炒）三两，当归三两，白芍三两，杞子三两，白菊花三两，白蒺藜三两，石决明（水飞）四两。用法：将熟地、萸肉捣烂，与诸药打和晒干研末，冷开水泛丸，如绿豆大，约成丸三十六两。每次二钱，开水吞服，一日二次。功用：平肝滋肾，泄风明目。主治：肝肾两亏，目涩羞明，迎风流泪，视物模糊。"

【作用原理】本方是在杞菊地黄丸的基础上加当归、白芍、蒺藜、石决明而成。方中熟地黄能滋阴补肾，填精益髓；山萸肉滋养肝肾，并能涩精；山药补益脾阴，亦能固精；泽泻利湿泄浊；牡丹皮凉血活血，清泄肝火；茯苓淡渗脾湿；枸杞子养肝明目，菊花清肝明目；加当归、白芍养血柔肝，活血化瘀，蒺藜、石决明平肝熄风，祛翳明目。故本方能治疗肝肾阴虚，肝血不足，同时兼水湿内停、气血瘀滞、肝阳上亢的各种目疾。

知柏地黄丸

【药品性质】非处方药。

【方剂组成】知母、熟地黄、黄柏、山茱萸（制）、山药、牡丹皮、茯苓、泽泻。

【剂型用量】

浓缩丸：每次 8 丸（相当于原生药 3g），日 2~3 次，温开水送服。

水蜜丸：每次 6g 或 9g（每瓶装 60g），日 2~3 次，温开水送服。

大蜜丸：每次 1 丸（每丸重 9g），日 2 次，嚼碎后温开水送服。

小儿则根据年龄适当减量，用成人的 1/3 或 1/2 量，可用开水化开丸药，待温，加糖适量调服；也可将丸药入小布包，加水适量，煎服。

【适应人群】成人或小儿，以中老年人居多。

【用药指征】

形貌：形体偏瘦，面白无华，或颧红，精神不足或萎靡。

症状：①腰酸膝软，下肢浮肿，足跟痛，久站久行后明显；

②小便短赤，尿频、急、痛，小腹不适，或癃闭，或遗尿；

③女子劳累后白带多，气秽，或夹血丝，外阴灼热湿痒；

④男子阳举不衰，或性交时不射精，或梦遗，或精液夹血；

⑤耳鸣耳聋，视力减退，视物变形；

⑥口干咽燥，咽痛，口腔溃疡反复发作，泻火药治疗无效；

⑦潮热盗汗，心烦不得卧，手足心灼热，大便偏干。

舌象：舌体偏胖，色红或红绛，苔少，或薄黄少津。

脉象：细数，或沉细，或两尺脉旺。

【适用病症】

内科疾病：慢性尿路感染、结核病。

妇科疾病：慢性盆腔炎、慢性阴道炎、更年期综合征。

男科疾病：精囊炎、慢性前列腺炎、遗精、不射精、强中。

五官科疾病：复发性口腔溃疡、神经性耳鸣耳聋、渗出性视网膜炎。

小儿科疾病：小儿遗尿症。

【注意事项】

①急性尿路感染的尿频急痛不宜。

②腰酸，小便黄赤，眼眵多黏，白带色黄而臭，脉弦有力者不宜。

③小便清、大便溏者慎用。

④孕妇慎用。

【类方鉴别】

知柏地黄丸大——补阴丸——左归丸

药名	相同症状	不同症状
知柏地黄丸	腰酸膝软，遗精，滑精，舌红嫩苔少	小便不利、黄，大便干，舌胖
大补阴丸		小便不利、黄，大便干，舌瘦
左归丸		小便不黄，眼干涩，舌瘦

【医案举隅】

1. 卵巢功能早衰（史欣德医案）

卢某，女，35岁。2015年12月20日初诊。患不孕、卵巢功能早衰、巧克力囊肿、子宫小肌瘤、输卵管积水、痛经等多种疾病。2007年曾因巧克力囊肿行腹腔镜摘除术，2010年又因甲状腺癌行甲状腺全切术。就诊时失眠严重，月经淋漓半月余不止，轻度潮热，用血府瘀逐加味方治疗。2016年1月10日复诊述：服汤剂2周后睡眠已正常，月经止，但潮热症状越来越明显，晚上睡觉时也常常因为潮热汗出而醒，月经已过期1周（末次月经2015年12月4日）。嘱用：知柏地黄丸（大蜜丸），每次1粒，日2次。至2016年3月1日来邮件告知：服知柏地黄丸1盒后潮热汗出的症状已经消失。2月27日经行，2月28日检查激素六项示：促卵泡激素值由30mIU/ml降至18mIU/ml，提示卵巢功能改善。嘱原方继续服。

2. 盗汗（郭东明医案）

朋友三保媳妇于2015年冬季犯盗汗，咽干。嘱晨服补中益气丸，夜服知柏地黄丸。汗见于夜出是肺表不固，相火所扰。以补中益气丸，补土生金实肺表气，用知柏地黄补金生水安肾宫。一周得止。

3. 盗汗（相铸笑医案）

熟人范某，男，31岁，厨师。打电话问我，晚上睡觉流汗被子都湿了，什么原因？知道他善交女友，必然肾虚，又见盗汗，问：口干否？小便如何？答：晚上口干，晨尿黄，有时候有热感，阴囊潮湿。嘱服：3盒知柏地黄丸。1月后告知：已不再盗汗，阴囊潮湿消失，感觉比原来有精神了。

4. 过敏性鼻炎（付莹坤医案）

患者男性，31岁。12年前每至立秋前后，出现鼻塞、咳嗽、难以平卧，恶风，遇冷鼻塞、打喷嚏加重，自觉脖颈部烦热。服当地中医师中药 5 剂后（具体用药不详，自述有僵蚕、蝉蜕），咳嗽明显好转，仍有鼻塞，喷嚏，间断服用藿胆丸、香菊鼻炎片、千柏鼻炎片等药物，效果不明显，约十一国庆节后症状逐渐消失，冬季无不适。此后 10 余年，每于立秋后出现流涕，清鼻涕，质黏，国庆节后天气彻底转凉后症状消失，冬季无鼻炎发作。曾使用下鼻甲注射地塞米松注射液，间断服用鼻渊舒口服液、开瑞坦等药物，症状改善不明显。2012 年立秋后鼻炎再次发作，症见：多嚏、流清涕，质略黏，咽痛，眼痒，眼睛分泌物多，口干，喜饮，小便黄，舌中后部苔腻，考虑下焦湿热，内郁生火所致，以龙胆泻肝汤加薄荷、羌活、防风以发散郁火，服药 3 剂后喷嚏、流涕减少，续服中药 2 周后，鼻部不适症状基本消失。改予间断应用知柏地黄丸调补阴虚之本，此后鼻炎发作次数减少，每次发作症状也较前减轻。

5. 牙痛（付莹坤医案）

2016 年 8 月 6 日诊。朋友，男性 34 岁。诉昨日晚间 9 时左右食冰镇西瓜后服附子理中丸 1 粒（平日食冰镇西瓜后时有腹痛欲泻，因晚间要做火车去外地出差，自服附子理中丸 1 粒），晚间 11 时上火车后即感觉左侧上牙痛，未影响睡眠，今日仍疼痛不休，自觉牙龈肿不明显，咬食无力。傍晚疼痛加重，头昏沉，双目涩，考虑素为阴虚之体，附子助阳后虚火上炎导致牙痛，予知柏地黄丸 12 粒，日 3 次口服，1 天后告知：疼痛消失。

附：

【方剂来源】 本方出自明代吴昆《医方考》。原文曰："六味地黄丸加黄柏知母方：熟地黄八两，山茱萸（去核，炙）、山药各四两，泽泻、牡丹皮（去木）、白茯苓各三两，黄柏（盐炒）、知母（盐炒）各二两。肾劳，背难俯仰，小便不利，有余沥，囊湿生疮，小腹里急，便赤黄者，此方主之。肾者，藏精之脏也。若人强力入房，以竭其精，久久则成肾劳。肾主精，精主封填骨髓，肾精以入房而竭，则骨髓日枯矣，故背难俯仰。前阴者，肾之窍，肾气足，则能管摄小便而溲溺惟宜；肾气怯，则欲便而不利，既便而有余沥，斯之谓失其开合之常也。肾者水脏，传化失宜，则水气留之，水气留之，则生湿热，故令囊湿生疮。小腹里急者，此真水枯而真火无制，真水枯，则命门之相火无所畏，真火无制，故灼膀胱少腹之筋膜而作里急也。便赤黄者，亦皆火之所为。熟地、山萸，味厚者也，味厚为阴中之阴，故足以补肾间之阴血；山药、茯苓，甘淡者也，甘能制湿，淡能渗湿，故足以去肾虚之阴湿；泽泻、丹皮，咸寒者也，咸能润下，寒能胜热，故足以去肾间之湿热；黄柏、知母，苦润者也，润能滋阴，苦能济火，故足以伏龙雷之相火。夫去其灼阴之火，滋其济火之水，则肾间之精血日生矣。"六味地黄丸加黄柏知母方，……肾气热，则腰脊不举，骨枯而髓减，发为骨痿，宜此方主之。"

【作用原理】此方即在六味地黄丸基础上加黄柏、知母而成，为治疗肾阴不足，下焦湿热、水饮、虚火偏旺的方剂。方中熟地、山萸肉、山药滋补肾、肝、脾三脏之阴血；茯苓、泽泻健脾利水渗湿，丹皮清热泻火凉血，合以治肾间之湿热、水饮；黄柏、知母苦而兼润，滋阴以降火以坚肾阴。故为治疗下焦肾阴亏虚而水湿内停，兼虚火偏旺的名方。

金匮肾气丸

【药品性质】处方药。

【方剂组成】地黄、山药、酒炙山茱萸、茯苓、牡丹皮、泽泻、桂枝、制附子、牛膝、盐炙车前子。

【剂型用量】

大蜜丸：每次 1 丸（每丸 9g），日 2 次，嚼碎后温开水送服。

水蜜丸：每次 20～25 粒（每 100 粒重 20g），日 2 次，温开水送服。

小儿则根据年龄适当减量，用成人的 1/3 或 1/2 量，可用开水化开丸药，待温，加糖适量调服；也可将丸药入小布包，加水适量，煎服。

【适应人群】成年人或小儿，以中老年成人居多。

【用药指征】

形貌：面白少华，或虚浮，或黧黑。

症状：①腰痛，下肢酸软无力，四肢浮肿，按之凹陷，足冷；

②少腹拘急，小便不利；

③口渴多饮，小便量过多(饮一溲一)；

④女子怀孕后小便不通，烦热气喘，下腹胀而微痛；

⑤咳喘久不止，动则气喘，伴面目或下肢浮肿；

⑥老年人夜尿频多、大便不通，数日一行，但不干结；

⑦阳痿、早泄。

舌象：舌淡而胖。

脉象：虚弱，尺部沉细，或脉细迟。

【适用病症】

内科疾病：慢性肾炎、肾病综合征、慢性肾盂肾炎、糖尿病肾病、肾上腺皮质功能减退、甲状腺功能减退症、慢性支气管炎、支气管哮喘、肺癌、慢性心衰、尿崩症、慢性结肠炎。

外科疾病：慢性前列腺炎、前列腺肥大、膝骨关节炎。

妇科疾病：多囊卵巢综合征、妊娠水肿、更年期综合征。

【巧用活用】

①慢性肾炎、肾病综合征、慢性支气管炎、支气管哮喘，腰酸乏力明显者，可配金水宝胶囊或百令胶囊同用。

②前列腺肥大，伴舌色紫黯，下肢皮肤色黯，小腹痛，可配桂枝茯苓丸同用。

③慢性腹泻，伴冷食后加重，腰酸痛，下肢冷力，小便色清，可配附子理中丸同用。

【注意事项】

①小便不利，尿黄赤，频急疼痛者不宜用。

②腰酸冷痛，下肢肿，小便不利，脉沉而有力者不宜用。

③心情抑郁之阳痿早泄，脉有力者不宜用。

④老年人夜尿多，心烦失眠，舌红少苔，脉细数者不宜用。

⑤孕妇慎用。

【类方鉴别】

金匮肾气丸——桂附地黄丸——右归丸

药名	相同症状	不同症状
金匮肾气丸	腰酸痛，下肢无力，阳痿早泄，不育，足冷	小便不利，浮肿，下肢酸软明显
桂附地黄丸		小便不利，浮肿，或饮多溲多
右归丸		不浮肿，腰酸软疼痛明显

【医案举隅】

1. 心衰（史欣德医案）

2016 年 3 月 13 日学生电话咨询：女，88 岁，有肾、胆结石史。失眠 2 天，整夜不睡，周身疼痛，胸闷，一动则喘甚，小便则大便出，食欲差，全身浮肿，卧床不起，自用速效救心丸，胸闷可缓。入当地镇医院，用西药抗生素、阿司匹林、美托洛尔、稳心颗粒，静脉输血塞通后症状加重，患者主诉更难受。照片见：舌淡白，无苔，鼻梁、眼下、唇周皮肤色黯黑，干，面浮肿。嘱用金匮肾气丸（水丸25粒），早、中饭后服。3天后来电话告知：浮肿明显消退，喘减轻，已可以下床活动，食欲恢复。2016年4月3日来信说：患者一直在服用本丸，喘平肿消，全身情况良好，生活已完全能自理。

2. 下肢无力（史欣德医案）

王某，男，70岁。下肢无力，行走欠利，不能久行4～5年。查面色黧黑，神情略淡漠，不欲冷食，小便欠利，色清，大便正常，下肢略浮肿。舌黯紫，苔薄润，脉沉细。体检：前列腺肥大。嘱用：金匮肾气丸（水蜜丸）25粒，每日早饭后服1次。1月后复诊告知：下肢无力症状略改善。其他症状变化不大，也无新增不适。嘱服金匮肾气丸（水蜜丸）25粒，每日早、晚饭后各服1次。1月后复诊见：面黧黑色明显变浅，自觉下肢无力症状明显改善。原方继续服用。

附：

【方剂来源】本方出自宋代严用和的《济生方》，原书名"加味肾气丸"，后世又有"金匮加减肾气丸、加味八味丸、金匮肾气丸、济生肾气丸、资生肾气丸"等多个名称。原书组成用法："附子（炮）二个，白茯苓、泽泻、山茱萸（取肉）、山药（炒）、车前子（酒蒸）、牡丹皮各一两（去木），官桂（不见火）、川牛膝（去芦，酒浸）、熟地黄各半两。上为细末，炼蜜为丸，如梧桐子大。每服七十丸，空心米饮送下。"主治："肾虚腰重，脚肿，小便不利。"

【作用原理】本方为桂附地黄丸加车前子、牛膝而成。故其治疗病证、作用原理与桂附地黄丸基本相同。方中熟地黄、山茱萸、山药大补肝肾之阴；茯苓健脾利水，泽泻泻肾中水邪，牡丹皮清肝胆相火；肉桂、附子温补命门真火。车前子有清热利尿、清肝明目、渗湿止泻、化痰止咳等作用；牛膝有补肝肾、强筋骨、活血通经、利尿通淋、引火下行等作用，故对于肾虚水饮内停之腰酸沉重、小便不利、下肢酸软无力、喘急痰盛、肢体浮肿、大便溏稀等症状明显者优于桂附地黄丸。

桂附地黄丸

【**药品性质**】非处方药。

【**方剂组成**】肉桂、制附子、熟地黄、酒制山茱萸、牡丹皮、山药、茯苓、泽泻。

【**剂型用量**】

大蜜丸：每次 1 丸（每丸 9g），日 2 次，嚼碎后温开水送服。

浓缩丸：每次 8 丸（相当于原生药 3g），日 2~3 次，温开水送服。

小蜜丸：每次 6g 或 9g（每瓶 120g），日 2 次，温开水送服。

小儿则根据年龄适当减量，用成人的 1/3 或 1/2 量，可用开水化开丸药，待温，加糖适量调服；也可将丸药入小布包，加水适量，煎服。

【**适应人群**】成年人或小儿，以中老年成人居多。

【**用药指征**】

形貌：面白少华，或虚浮，或黧黑。

症状：①腰痛，下肢无力，或下肢冷；

②少腹拘急，小便不利；

③口渴多饮，小便量过多(饮一溲一)；

④女子怀孕后小便不通，烦热气喘，下腹胀而微痛；

⑤咳喘久不止，动则气喘，面目或下肢浮肿；

⑥老年人夜尿频多、大便不通，数日一行但不干结；

⑦阳痿、早泄。

舌象：舌淡而胖。

脉象：虚弱，尺部沉细，或脉细迟。

【**适用病症**】

内科疾病：慢性肾炎、肾病综合征、慢性肾盂肾炎、糖尿病肾病、肾上腺皮质功能减退、甲状腺功能减退症、慢性支气管炎、支气管哮喘、肺癌、慢性心衰、尿崩症、慢性结肠炎。

外科疾病：慢性前列腺炎、前列腺肥大、膝骨关节炎。

妇科疾病：多囊卵巢综合征、妊娠水肿、更年期综合征。

【巧用活用】

①慢性肾炎、肾病综合征、慢性支气管炎、支气管哮喘，腰酸乏力明显者，可配金水宝胶囊或百令胶囊同用。

②前列腺肥大，伴舌色紫黯，下肢皮肤色黯，小腹痛，可配桂枝茯苓丸同用。

③慢性腹泻，伴冷食后加重，腰酸痛，下肢冷，小便色清，可配附子理中丸同用。

【注意事项】

①小便不利，尿黄赤，频急疼痛者不宜用。

②腰酸冷痛，下肢肿，小便不利，脉沉而有力者不宜用。

③心情抑郁之阳痿早泄，脉有力者不宜用。

④老年人夜尿多，心烦失眠，舌红少苔，脉细数者不宜用。

⑤小儿病证、孕妇水肿当在医生指导下运用。

【类方鉴别】

桂附地黄丸——金匮肾气丸——右归丸

药名	相同症状	不同症状
桂附地黄丸	腰酸痛，下肢无力，阳痿早泄，不育，足冷	小便不利，浮肿，或饮多溲多
金匮肾气丸		小便不利，浮肿，下肢软明显
右归丸		不浮肿，腰酸软疼痛明显

【医案举隅】

1. 咳而上气（李中梓医案）

一人咳而上气，凡清火润肺、化痰理气之剂，几无遗用，而病不少衰。诊其肾脉大而软，此气虚火不归元。用人参三钱煎汤，送八味丸五钱，一服而减。后用补中益气汤加桂一钱，附子八分，凡五十剂，及八味丸二斤而瘥。（《续名医类案·咳嗽》卷十五）

2. 小便时闭时遗（吴孚先医案）

曹庶常小便不通，多服分利之药，遗尿一夜不止，既而仍复秘塞，点滴不行。此利药太过，肾气亏极，急用补中益气汤，送肾气丸，遂瘥。（《续名医类案·小便秘》卷二十）

3. 小便不禁（李中梓医案）

张方伯夫人，患饮食不进，小便不禁。李曰：六脉沉迟，水泉不藏，是无火也。投以八味丸料，兼进六君子加益智仁、肉桂，二剂减，数剂瘳。（《续名医类案·小便不禁》卷二十）

4. 大小便牵痛（龚廷贤医案）

一老人，精已竭而复耗之，大小便牵痛，愈痛愈便，愈便愈痛，服以八味丸，其功最效。（《寿世保元·诸淋》卷五）

5. 腿肿经年不消（薛己医案）

一男子腿肿一块，经年不消，饮食少思，强食则胀，或作泻，日渐消瘦，两尺脉微细。此命门火衰不能生土，以致脾胃虚寒。以八味丸治之，饮食渐进，肿患亦消。（《外科枢要·论疮疡用寒凉之药》卷一）

6. 消渴（方勺医案）

提点铸钱朝奉郎黄沔，久病渴，极疲瘁。方每见，必劝服八味丸。初不甚信，后累治不痊，谩服数两，遂安。（《名医类案·消渴》卷二）

7. 腰痛（吉益南涯医案）

一男子，腰以下痹，冷痛，手足烦热，舌上黑苔，如实状，先生与八味丸而全治。（《金匮要略今释》卷二引《成绩录》）

8. 畏寒（杨静医案）

亲戚王某，女，60岁。面色发青，眼圈色黑，平素严重畏寒，经常自觉前胸、后背、胃脘部发冷、闷痛，似有冷风直贯胸背，需用暖水袋热敷方能缓解，双下肢也冰冷，每晚需用热水泡脚，夏日也需穿长裤、盖棉被。伴长期失眠，汗多，乏力感明显，不能饮冷。多次检查心电图均显示轻度 ST 段抬高。查：舌淡胖，苔少，脉细。辨证为肾阳亏虚。嘱用：桂附地黄丸（大蜜丸），每次 1 丸，日 2 次，早晚温开水送服。半月后来电话告知：怕冷感明显减轻，脚心已开始转暖，胃痛减少，胸前区不适未再出现，近日天热已能穿短裤、睡竹片凉席，睡眠较前明显改善。嘱继续服药，减量为每日早上服 1 丸。

9. 子悬（杨乘六医案）

我修侄妇，妊八月，一日胎忽上抢，塞至心口，喘满不思食，自汗，闷绝僵卧，口噤目直视，面色不赤，舌色不青，按其两手脉息尚有，急取丸子两许，滚水研化灌之。灌至两酒杯，胸口松动，口开睛转，手足运动而苏。问何药，乃尔神效？曰：八味丸也。又问此何病而用此丸？曰：此子悬也。由下元虚冷，中无火以养婴儿，故上凑以就心火之温，如入睡被中，足冷则上缩也。后用芪、术、芎、归煎送前丸，服至两月而产。（《续名医类案·子悬》卷二十四）

10. 滑胎（费兰泉医案）

余在师处见一施姓妇，年未三旬，每受妊至三月，即小产，已经三次。是年受妊近三月，恐其又滑，就诊吾师。此妇面色㿠白，而略兼青色，口淡不渴，饮食不能克化，脉细濡而形寒。吾师进以附桂八味汤，服十余剂，面色稍红，饮食稍进。谓其夫曰：不必服药，惟每日服附桂八味丸三钱，服至临产，自然母子俱安。后果无恙。余问师曰：方书所载，胎前忌热，产后忌凉，胎前忌泄，产后忌补，何以此妇胎前反多服热药？师曰：譬如瓜果结实，贵在天气之温和；人之养胎，亦贵阴阳调和。人之体热火旺而滑胎者，如瓜果方结，曝日亢旱，雨露少滋，自然叶萎而果落，故宜用凉药以润之，使热去而果自可保。寒体滑胎，如花后结果，阴雨日久，天气寒凉，无阳和之气，果亦不克长成，故服热药，使其阳舒发，阴寒去而果乃可保。（《余听鸿医案》）

11. 妇人转脬（薛己医案）

一妇人因郁怒，小便滴涩，渐至小腹肿胀，痰咳喘促。余用八味丸煎服，小便即利而瘥。（《校注妇人良方·转脬小便不利方论》卷八）

12. 妇人阴冷（薛己医案）

一妇人阴中寒冷，小便澄清，腹中亦冷，饮食少思，大便不实，下元虚寒，治以八味丸。月余，饮食渐加，大便渐实。又月余，诸症悉愈。（《校注妇人良方·阴冷方论》卷八）

13. 小儿久泻（冯兆张医案）

一儿，滑泄半载，肌肉瘦削，脾胃之药备尝无效。此久利不已，脾胃之中气固虚，而肾家之元气更虚，闭藏之司失职，当不事脾而事肾可也。以八味丸，用人参炒老米同煎汤化服，不一月瘥愈。（《续名医类案·泄泻》卷二十九）

14. 口疮泄泻（柴屿青医案）

吴颖庵少廷尉甥闵，年三十，口舌生疮，下部泄泻，脉尺弱而无力，寸关豁大。此阴盛于下，逼阳于上。若用凉药清火，则有碍于脾；用燥药治脾，则有碍于舌。惟有引火归原之法，竟用附子理中汤冷饮，送八味丸三钱，两服顿愈。（《续名医类案·口》卷十七）

15. 牙痛（龚廷贤医案）

一人肾气虚寒，牙齿作痛，面色黧黑，精神憔悴，脚膝无力，饮食少思，或痰气上升，小便频数，齿不坚固，或口舌麻闷，畏饮冷水。以八味丸数服而安。（《寿世保元·牙齿》卷六）

16. 尿失禁（矢数道明医案）

56 岁妇女，1 年前行子宫肌瘤手术后，为持续尿失禁所困扰。脉无异常，腹直肌紧张。营养略衰，颜面苍白。与八味丸饮片 10 日，尿失禁减轻，服用 2 个月痊愈。（《临床应用汉方处方解说》）

17. 糖尿病（大塚敬节医案）

59 岁妇女，患糖尿病数年，经医院治疗不愈。周身倦怠乏力，右肩至上臂有神经痛样疼痛，口渴引饮，小便频，影响睡眠。舌红、乳头少，足掌无力而发热，经常眩晕，不能乘车。服用八味丸 1 周，体力增加且神爽。50 日之后，自觉症状基本消失，检验尿糖全无。（《临床应用汉方处方解说》）

18. 产褥热（大塚敬节医案）

患者体温虽高达 40℃，但脉沉弱而不数。因尿闭以导尿管排尿。下腹放置冰带，头部、心脏部亦用冰带降温，足放入暖脚壶内，室内用火炉加温。患者主诉口渴，常漱口，口干不得眠。腹软无力，除子宫之外均软弱如绵。去冰带，与八味丸，2 日小便自然通畅，热逐渐下降，不足一个月痊愈。（《临床应用汉方处方解说》）

19. 老年性白内障（矢数道明医案）

某女性，65 岁。5 年前患白内障。主诉视力差，口渴，手足冷，腰痛。患者食欲正常，有时失眠，并有肩凝症及大便秘之倾向。给予八味丸，服用 2 周后大便好转，服药 2 月后视力恢复，此后续服 1 年经过良好。（《汉方辨证治疗学》）

附：

【方剂来源】本方出自汉代张仲景的《金匮要略》，原书名"肾气丸"，后世有多种不同方名，如"金匮肾气丸、八味丸、桂附八味丸"等。原书多处涉及此方，可治疗多种疾病。如《金匮要略·妇人杂病脉证并治》："问曰：妇人病，饮食如故，烦热不得卧而反倚息者，何也？师曰：此名转胞，不得溺也，以胞系了戾，故致此病。但利小便则愈，宜肾气丸主之。肾气丸方：干地黄八两，薯蓣四两，山茱萸四两，泽泻三两，茯苓三两，牡丹皮三两，桂枝、附子（炮）各一两。上八味，末之，炼蜜和丸梧子大，酒下十五丸，加至二十五丸，日再服。"《金匮要略·中风历节病脉证并治》："崔氏八味丸，治脚气上入，少腹不仁。"《金匮要略·血痹虚劳病脉证并治》："虚劳腰痛，少腹拘急，小便不利者，八味肾气丸主之。"《金匮要略·痰饮咳嗽病脉证并治》："夫短气有微饮，当从小便去之，苓桂术甘汤主之，肾气丸亦主之。"《金匮要略·消渴小便不利淋病脉证并治》："男子消渴，小便反多，以饮一斗，小便一斗，肾气丸主之。"

【作用原理】本方为平补下焦肝肾阴阳的方剂。方中熟地黄、山茱萸、山药大补肝肾之阴；茯苓健脾利水，泽泻泻肾中水邪，牡丹皮清肝胆相火；肉桂、附子温补命门真火。故适用于肝肾阴阳两虚，兼水饮内停的病证。

七、妇科疾病用药

大黄䗪虫丸（胶囊）

【药品性质】处方药。

【方剂组成】熟大黄、炒土鳖虫、制水蛭、炒虻虫（去翅足）、炒蛴螬、煅干漆、桃仁、炒苦杏仁、黄芩、地黄、白芍、甘草。

【剂型用量】

水蜜丸：每次1袋（每袋重3g），日1~2次，温开水送服。

胶囊剂：每次4粒（每粒重0.4g），日2次，温开水送服。

【适应人群】成年人，女性居多。

【用药指征】

形貌：面目黯黑，皮肤干而粗糙（肌肤甲错），消瘦。

症状：①腹部肿块，腹满；

②经闭不行；

③潮热，不能饮食；

④大便干结如粒。

舌象：舌体偏瘦，苔薄。

脉象：脉沉涩。

【适用病症】

妇科疾病：子宫肌瘤、子宫内膜异位症、继发性闭经、继发性不孕症、盆腔包块。

内科疾病：厌食症、慢性乙型肝炎肝纤维化、肝或腹腔恶性肿瘤。

皮肤科疾病：黄褐斑。

【巧用活用】

①小腹冷痛，胀气，热敷缓解者，可配艾附暖宫丸同用。

②手足冷，失眠，出汗异常，胸闷，可配血府逐瘀颗粒同用。

【注意事项】

①闭经而面色苍白无华，食欲差，乏力，大便稀溏者不宜用。

②月经量多，或淋漓不止，或崩漏者慎用。

③孕妇禁用。

【类方鉴别】

大黄䗪虫丸——桂枝茯苓丸

药名	相同症状	不同症状
大黄䗪虫丸	子宫肌瘤、闭经	面目黯黑，肌肤甲错，不能饮食
桂枝茯苓丸		盆腔有积液，或肠道充血水肿

【医案举隅】

1. 闭经（刘渡舟医案）

王某，女，28岁，未婚。住北京市海淀区。

闭经三个月，肌肉注射黄体酮无效。患者常感周身乏力，心烦，性情急躁，少腹拘急，大便干结不爽，小便赤黄，口唇干燥，不时舐润。望其两目黯青，面色不荣，皮肤干燥角化，舌色红绛，无苔，中有裂纹，脉沉。刘老辨为血热相搏，日久变成干血内结。治当泻热逐瘀，嘱病人购服同仁堂产的大黄䗪虫丸180g，每次服6g，日服3次。

二诊：服药不久，月经来潮，周期五天，经量中等，颜色黯红，其他诸症亦随之减轻。视其舌色仍然红绛，脉沉而略涩。此乃干血尚未尽化，瘀热犹存之象。令其仍服大黄䗪虫丸。观其诸症皆愈，又疏圣愈汤一方（党参、黄芪、生地、川芎、白芍、当归）3剂，以善其后。（《刘渡舟临证验案精选》）

2. 黄褐斑（李海英等报道）

观察大黄䗪虫丸对气滞血瘀型黄褐斑患者的临床疗效。方法：将符合标准的60例患者随机分为两组，治疗组30例口服大黄䗪虫丸，对照组30例口服维生素C片及维生素E胶囊，治疗2个月后比较两组的疗效。结果：治疗组总有效率为83.3%，对照组总有效率为36.7%，两组比较差异有统计学意义（P <

0.01）。（《中外医学研究》2015 年第 18 期）

3. 上臂静脉血栓（张敏医案）

赵某，男，63 岁。2012 年 3 月初诊。患者因右手拇指冰凉、色紫黯，手臂轻度水肿 1 月余前来就诊。1 月前，正值春节前夕，患者自觉右侧手臂麻木不适，未予重视，春节过后，就诊于当地县人民医院，按"颈椎病"进行治疗，但无效。逐渐出现右侧拇指冰凉，色紫呈缺血状，手臂轻度水肿，遂转诊于省医学院第一附属医院，确诊为"上臂静脉血栓"。因已错过溶栓时机，医院建议手术治疗。患者惧怕手术，遂求助于中医。笔者观其面色鬷黑，形体消瘦，皮肤干燥粗糙，纳食一般，平素嗜酒，睡眠差，早醒，夜间燥热盗汗，大便溏。诊其脉象细涩，舌淡黯。想起《金匮要略》一条文："五劳虚极羸瘦，腹满不能饮食，食伤、忧伤、饮伤、房室伤、饥伤、劳伤，经络营卫气伤，内有干血，肌肤甲错，两目暗黑。缓中补虚，大黄䗪虫丸主之。"患者面色鬷黑，肌肤干燥粗糙实为肌肤甲错之表现。遂嘱其坚持服用大黄䗪虫丸，每次 1 粒，日 2 次。服至半月余后告知大拇指已转暖，紫色渐退，右臂肿消。嘱其继续服用至完全恢复。3 月后回访右手皮温、肤色已完全正常。

附：

【方剂来源】《金匮要略·血痹虚劳病脉证并治》："五劳虚极羸瘦，腹满不能饮食，食伤、忧伤、饮伤、房室伤、饥伤、劳伤，经络营卫气伤，内有干血，肌肤甲错，两目黯黑，缓中补虚，大黄䗪虫丸主之。大黄䗪虫丸方：大黄十分（蒸），黄芩二两，甘草三两，桃仁一升，杏仁一升，芍药四两，干地黄十两，干漆一两，虻虫一升，水蛭百枚，蛴螬一升，䗪半升。上十二味，末之，炼蜜和丸小豆大，酒饮服五丸，日三服。"

【作用原理】活血破瘀，通经消癥是本方的主要作用。方中主药大黄、䗪虫能破血逐瘀，水蛭、虻虫、蛴螬、干漆、桃仁均为活血化瘀、软坚散结药；地黄、白芍既能养血润燥，又能活血；杏仁润下，与大黄配合冀瘀血从下而消；黄芩清解瘀热，甘草益气护中，兼调和诸药。

少腹逐瘀颗粒

【药品性质】处方药。

【方剂组成】 当归、蒲黄、醋制五灵脂、赤芍、盐制小茴香、醋制延胡索、炒没药、川芎、肉桂、炮姜。

【剂型用量】

颗粒剂：每次 1 袋（每袋重 1.6g），日 2～3 次，开水冲化，待温服。

【适应人群】 成年女性。

【用药指征】

形貌：体壮，面色黯，唇色紫。

症状：①少腹积块疼痛，或不痛，或痛而无积块，或少腹胀满；

②妇人行经腰酸，少腹胀，或小腹冷痛；

③月经不调，一月数行或数月一行；

④月经色或紫，或黑，或有血块，或白带夹血；

⑤崩漏，月经淋漓不止；

⑥无故流产，甚则反复发生；

⑦产后恶露不止，色黑，小腹隐痛。

舌象：舌紫黯，或有瘀斑，苔薄白。

脉象：沉弦。

【适用病症】

妇科疾病：月经不调、原发性痛经、功能性子宫出血、习惯性流产、产后腹痛、药流后子宫出血、慢性盆腔炎。

【注意事项】

①月经量多，色淡，伴乏力甚，心悸气短，汗多，面色苍白，舌淡红，脉细弱者不宜服。

②痛经，出血量大，血色深红黏稠，心烦失眠，口干，小便黄赤，大便干结者不宜服。

③产后腹痛不止，出血量多，用药 1 天后症状不缓解者当去医院就诊，排除胚胎或胎盘组织残留。

④孕妇忌服。

【医案举隅】

1. 寒凝血瘀型痛经（马新方等报道）

观察方法：将 87 例寒凝血瘀型痛经患者随机分为两组。治疗组 40 例运用少腹逐瘀颗粒治疗，对照组40例用布洛芬治疗，均连续治疗3个月经周期。结果：治疗组临床治愈17例，显效14例，有效5例，无效4例，总有效率为90%；对照组临床治愈10例，显效10例，有效5例，无效5例，总有效率为82.5%，治疗组疗效明显优于对照组（P＜0.05）。（《中医临床研究》2011年第22期）

2. 药物流产后阴道出血（师雪莲等报道）

观察方法：将该院妇产科门诊240例药物流产后阴道出血不止，辨证属寒凝血瘀证的患者随机分为三组：单纯药物流产组、缩宫素组、少腹逐瘀颗粒组，每组80例。对比分析各组完全流产率以及药流后阴道出血量、出血时间、转经时间。结果完全流产率3组间差异无统计学意义（P＞0.05），药流后阴道出血量、出血时间、转经时间少腹逐瘀颗粒组较其他两组差异有统计学意义（P＞0.05）。认为少腹逐瘀颗粒用于寒凝血瘀型药流后出血安全、有效，不良反应小，临床疗效显著。（《光明中医》2014年第1期）

3. 盆腔炎性包块（代翠婷等报道）

观察方法：回顾性分析收治的60例盆腔炎症包块患者，于非经期口服少腹逐瘀颗粒联合直肠放置野菊花栓，连用半月为1个疗程，3个疗程后随访观察炎症包块缩小情况。结果：痊愈23例（38.3%），好转34例（56.7%），无效3例（5.0%）（后改为手术治疗），总有效率为57例（95.0%）。认为：少腹逐瘀颗粒联合野菊花栓治疗盆腔炎性包块疗效显著，是一种安全有效的方法，值得临床推广。（《航空航天医学杂志》2012年第7期）

附：

【方剂来源】本方出自清代王清任的《医林改错》。原方曰："此方治少腹积块疼痛，或有积块不疼痛，或疼痛而无积块，或少腹胀满，或经血见时，先腰酸少腹胀，或经血一月见三五次，接连不断，断而又来，其色或紫，或黑，或块，或崩漏兼少腹疼痛，或粉红兼白带，皆能治之，效不可尽述。更出奇者，此方种子如神，每经初见之日吃起，一连吃五付，不过四月必成胎。……此方更有险而不险之妙。孕妇体壮气足，饮食不减，并无伤损，三个月前后，无故小产，常有连伤数胎者，医书颇多，仍然议论滋阴养血，健脾养胃，安胎保胎，效方甚少。不知子宫内，先有瘀血占其地，胎至三月再长，其内无容身之地，胎病靠挤，血不能入胎胞，从傍流而下，故先见血。血既不入胎胞，胎无血养，故小产。如曾经三月前后小产，或连伤三五胎，今又怀胎，至两个月前后，将此方服三五付，或七八付，将子宫内瘀血化净，小儿身长有容身之地，断不致再小产。若已经小产，将此方服三五付，以后成胎，可保无事。此方去疾、种子、安胎，尽善尽美，真良善方也。少腹逐瘀汤：小茴香七粒（炒），干姜二分（炒），元胡一钱，没药二钱，当归三钱，川芎二钱，官桂一钱，赤芍二钱，蒲黄三钱（生），五灵脂二钱（炒），水煎服。"

【作用原理】本方主要治疗瘀血结于下焦少腹的病证。方中小茴香、肉桂、干姜味辛而性温热，血得温则行，故能温通下焦血脉，理气活血，止痛消块；当归、赤芍养血活血止痛；蒲黄、五灵脂、川芎、元胡、没药均为活血理气药，使气行则血行，气血畅行则痛止，蒲黄同时又是一味止血剂，能治疗瘀血引起的各种出血。

乌鸡白凤丸

【药品性质】非处方药。

【方剂组成】乌鸡（去毛爪肠）、鹿角胶、制鳖甲、煅牡蛎、桑螵蛸、人参、黄芪、当归、白芍、醋制香附、天冬、甘草、地黄、熟地黄、川芎、银柴胡、丹参、山药、炒芡实、鹿角霜。

【剂型用量】

大蜜丸：每次 1 丸（每丸重 9g），日 2 次，温开水送服。

小蜜丸：每次 1 袋（每袋重 6g/9g），日 2 次，温开水送服。

【适应人群】少年或成年女性。

【用药指征】

形貌：面色少华，体型偏瘦，精神不足。

症状：①月经先期量多，或后期量少，或淋漓不止，经色淡红或清稀，经期或经后腹痛；

②头晕，气短，乏力，自汗出；

③潮热，盗汗，口渴，心烦，失眠；

④劳累则腰酸腿痛，带下淋漓不止；

⑤乳房发育不良；

⑥大便干结或大便稀溏；

舌象：舌嫩偏红，苔薄或少。

脉象：细短弱，或细数。

【适用病症】

妇科疾病：月经不调（月经先期量多、月经前后无定期、月经过多），崩漏（功能性子宫出血症、药流或产后出血不止），带下症（慢性盆腔炎、慢性阴道炎），更年期综合征。

内科疾病：再生障碍性贫血、血小板减少性紫癜、老年习惯性便秘。

【巧用活用】

①更年期潮热：汗多，心慌气短，口渴明显，可配生脉饮同用。

②带下：色黄量多，小便黄，与知柏地黄丸同服。

③老年习惯性便秘：大便干结如粒，小便频多，可配麻仁润肠丸同用。

④失眠症：经前心烦，乳胀，小腹痛，心烦失眠早醒，可与加味逍遥丸同用。

【注意事项】

①经前失眠，烦躁易怒，乳房胀痛，脉弦有力者不宜服。

②经前腹痛甚，经色紫黯浓稠，有大血块，尺脉有力者慎用。

③崩漏不止，心烦易怒，失眠，小便黄，大便干结，舌坚老，脉有力者不宜服。

④带下色黄腥臭，阴痒，小便黄赤者不宜服。

【类方鉴别】

乌鸡白凤丸——艾附暖宫丸

药名	相同症状	不同症状
乌鸡白凤丸	体质偏虚女性的月经不调	月经量多色鲜，潮热盗汗，带下量多，舌色偏红
艾附暖宫丸		经前腹痛，月经量少色黯，平时小腹冷痛，舌色偏淡

【医案举隅】

月经不调（史欣德医案）

某女，15岁。13岁月经初潮后先后不定期，短则20天左右，长则5个月一行，月经量多，色鲜红，血块不多，腹不痛，行经时间长至10天左右。体型瘦小，乳房不丰满，面黄少华，睡眠不实，食量偏小，喜欢甜食，小便偏黄，大便 2～3 天一行，质偏干。舌嫩红，苔薄少，脉细弱。嘱用：乌鸡白凤丸大蜜丸，每次 1 丸，日 1 次，早饭后温水送服。遇感冒等新病停服。患者坚持服用 3 个月后，月经时间、量、色完全恢复正常。

附：

【方剂来源】 本方出自《全国中药成药处方集》（天津方）。原方组成："人参（去芦）、鹿角胶、生白芍各八斤，当归九斤，生牡蛎三斤，甘草二斤，生黄芪二斤，鳖甲（醋制）四斤，丹参、香附（醋制）各八斤，天冬四斤，桑螵蛸三斤，乌鸡三十二只（去净毛、肠子、爪尖，净重不得低于四十二斤）。上药用绍兴酒八十四斤装罐内（或不生锈的桶亦可），将罐口封固，隔水蒸煮，至酒尽为度；再将以下鹿角霜三斤，熟地十六斤，生地十六斤，川芎四斤，银柴胡一斤十两，芡实（麸炒）四斤，生山药八斤，轧成粗末，再和所蒸的药料共和一起，搅匀晒干，共为细末，炼蜜为丸，三钱五分重，蜡皮或蜡纸筒封固。每服一丸，白开水送下。"主治："妇女血虚，月经不调，经期腹痛，白带淋漓，腰腿疼痛，肢体浮肿，产后身体衰弱，出虚汗发烧。"

【作用原理】 方中乌鸡、制鳖甲、鹿角胶、鹿角霜为血肉有情之品，大补阴血，滋养肝肾；人参、黄芪、山药益气健脾，固涩精血；熟地、当归、白芍、川芎、丹参养血活血；生地、天冬、银柴胡滋阴凉血，清退虚热；煅牡蛎、桑螵蛸、芡实收敛固涩，止崩止带；香附疏肝理气，调经止痛；甘草补气调和诸药。本方大补气血津液，偏于补阴，兼清虚热，药性略偏凉。

艾附暖宫丸

【药品性质】 非处方药。

【方剂组成】 艾叶炭、醋炙香附、制吴茱萸、肉桂、当归、川芎、酒炒白芍、地黄、蜜炙黄芪、续断。

【剂型用量】

小蜜丸：每次 1 袋（每袋重 6g），日 2～3 次，温开水送服；

大蜜丸：每次 1 丸（每丸重 9g），日 2～3 次，嚼碎后温开水送服。

【适应人群】 女性，体质偏虚、偏寒者。

【用药指征】

形貌：面色黯而无光泽，体型偏瘦。

症状：①月经后期，量少色黯，有血块；

②痛经，小腹冷痛，热敷则缓；

③久行久站则腰膝酸痛；

④带下色白量多；

⑤神疲倦怠乏力，食欲差；

⑥婚后日久不孕；

舌象：舌淡黯，苔薄。

脉象：沉细弦。

【适用病症】

妇科疾病：月经不调、痛经、子宫内膜异位症、慢性阴道炎、带下症、不孕症等。

【巧用活用】

①合并卵巢囊肿，月经痛甚，血块大，色紫黯者，可配桂枝茯苓丸同用。

②子宫内膜增厚明显，月经量多色紫黯，经行痛甚者，配大黄䗪虫丸同用。

【注意事项】

①子宫有热，小便色黄赤，心烦失眠的月经不调、痛经、带下色黄者不宜。

②气郁血瘀，胸闷肩紧、经前乳胀、烦躁易怒、大便干结的月经后期、痛经不宜。

③带下量多色黄气秽者不宜。

④有感冒、腹泻等新病时停服。

⑤忌食生冷。

⑥注意保暖，尤其下肢。

【类方鉴别】

艾附暖宫丸——乌鸡白凤丸

药名	相同症状	不同症状
艾附暖宫丸	体质偏虚女性的月经不调	经前腹痛，月经量少色黯，平时小腹冷痛，舌色偏淡
乌鸡白凤丸		月经量多色鲜，潮热盗汗，带下量多，舌色偏红

【医案举隅】

1. 胚胎停育（李楠医案）

王某，女，25 岁。结婚 5 年，怀孕 2 次，皆于 3 个月内停育，夫妻二人赴西医院检查，皆未发现问题，转求中医治疗。患者平素月经后期，量少色黯，小腹冷痛，四肢不温。因两次怀孕均十分困难，且发生胚胎停育，导致情绪不安，精神紧张。先予四逆散服用 1 周，后转服艾附暖宫丸，期间注意避孕。2 个月后月经周期逐渐趋于正常，经量渐增，小腹冷痛明显减轻，手足转温。让其继续服药，可不再避孕。2 个月后来电告知发现怀孕，嘱其停药，放松精神，安心养胎。后产一女，出生时体重 7 斤 2 两，现（2016 年初）已满周岁。

2. 痛经（郝林莲医案）

林某，女，30 岁，2000 年 3 月 12 日初诊。经期小腹作痛 10 余年，喜热喜按，腰酸如折，经色淡紫，量少，平时肢冷。本次月经来潮后疼痛剧烈，持续 2～3 日缓解，伴恶心呕吐，腹泻，头晕，乏力等症状。严重时面色发白、出冷汗等。妇科检查未见异常，诊断为痛经。口服布洛芬片、氟芬那酸片症状减轻，但每次月经来潮后仍剧烈疼痛。舌淡苔少，脉细。辨证属阳虚内寒，治宜温补下焦。嘱其每晚临睡服艾附暖宫丸 1 丸。经前 2 天开始服温经汤，每日 1 剂，连服 5 剂。如此服用 2 个月经周期后，痛经得瘥。（《山西中医》2009 年 12 月第 25 卷增刊）

附：

【方剂来源】本方出自《仁斋直指方论附补遗·子嗣方论》，原文如下："艾附暖宫丸，治妇人子宫虚冷，带下白淫，面色萎黄，四肢酸痛，倦怠无力，饮食减少，经脉不调，血无颜色，肚腹时痛，久无子息。服药更宜戒恼怒生冷，累用经验。艾叶（大叶者，去枝梗）三两，香附（去毛）六两（俱要合时采者，用醋五升，以瓦罐煮一昼夜，捣烂分饼，慢火焙干），吴茱萸（去枝梗）、大川芎（雀脑者）、白芍药（满酒炒）、黄芪（取黄色、白色软者）各二两，当归（酒洗）三两，续断（去芦）一两五钱，生地黄（生用）一两（酒洗，焙干），官桂五钱。上为细末，上好米醋打糊为丸，如梧桐子大。每服五七十丸，淡醋汤食远送下。"

【作用原理】方中艾叶温暖子宫；香附疏肝理气，气顺则血亦顺；吴茱萸、肉桂温经散寒、通脉止痛；当归、川芎、白芍、地黄为四物汤之组合，既能养血调经，又能活血祛瘀止痛；黄芪益气以生血；续断补肝肾，强筋骨，调血脉。全方益气养血，暖宫调经，总体偏于温补。

妇科千金片

【药品性质】 非处方药。

【方剂组成】 千斤拔、金樱根、穿心莲、功劳木、单面针、当归、鸡血藤、党参。

【剂型用量】

片剂：每次 6 片（每片重 0.32g），日 3 次。温开水送服。

胶囊剂：每次 2 粒（每粒重 0.4g），日 3 次，温开水送服。

均连续服 14 天为 1 个疗效。

【适应人群】 成年妇女，也可用于成年男性。

【用药指征】

形貌：面黯少华，精神不振。

症状：①妇人带下量多，色黄质稠如脓，或赤白相杂，臭秽；

②阴道瘙痒；

③小腹部坠胀疼痛，腰骶酸痛；

④神疲倦怠，口苦咽干，食欲差；

⑤月经量多，或淋漓不尽，或痛经；

⑥病情反复发作；

⑦小便色黄。

舌象：舌偏红或黯红，苔根黄厚腻。

脉象：细滑数。

【适用病症】

妇科疾病：慢性盆腔炎、子宫内膜炎、慢性宫颈炎、月经不调、痛经。

男科疾病：慢性前列腺炎。

【巧用活用】

①小腹痛明显，月经血块多，大便干结，舌紫黯，尺脉弦，可配桂枝茯苓丸同用。

②带下伴见经前乳胀痛，胸闷胁痛，肩紧，大便或干或溏，可配逍遥丸同用。

【注意事项】

①白带量多，色清稀，面色苍白，形体肥胖，舌淡胖，苔白腻者不宜用。

②中老年妇女带下赤白相间、臭味重，应先做妇科检查，排除其他问题后再服药。

③哺乳期妇女、孕妇慎用。

【医案举隅】

1. 慢性盆腔炎（杨伟君报道）

观察方法：30 例慢性盆腔炎患者，服用具有清热除湿，补益气血作用的妇科千金片，每日 3 次，每次 6 片，口服，并设 30 例吞服金鸡片作对照组，以 2 周为一疗程。结果：治疗组有效率 83.33%，对照组有效率 63.33%，P＜0.05，治疗组明显优于对照组。（《中成药》2003 年第 11 期）

2. 慢性宫颈炎（郑怡真等报道）

观察方法：选择 1996 年 9 月以来，在我科进行多功能光谱治疗的慢性宫颈炎患者 13 例，在外院爱宝疗患者 1 例。患者年龄 27～42 岁，已婚已育，其中宫颈重度糜烂 2 例，中度糜烂 5 例，轻度糜烂 6 例。治疗方法：对上述病例采用多功能光谱治疗后，常规给予口服妇科千金片，每日 3 次，每次 6 片，4 盒为 1 疗程，于治疗后第 2 个月月经干净后复诊，在服本药期间，未加服其他药物。结果：治疗后第 2 个月复查：患者诉阴道排液约 2 周左右，比以往未加服妇科千金片的患者排液时间有明显缩短，其中 13 例采用多功能光谱治疗的患者，未诉腹痛及术后不适（1 例采用爱宝疗的患者除外）。盆检：阴道分泌物不多，宫颈糜烂表面消失者 9 例，且表面光滑；5 例宫颈重度糜烂的患者表现为宫颈糜烂面基本消失，但表面欠光滑或仍有轻度糜烂，阴道有少量淡黄色分泌物。（《福建中医药》1997 年第 4 期）

附：

【方剂来源】 现代经验方。

【作用原理】 此方由两类药组成，一类为清热类，即金樱根、千斤拔、功劳木、穿心莲、两面针，其中金樱根能清热化湿止带，千斤拔、穿心莲清热利湿解毒，功劳木清热凉血，两面针活血解毒、消肿止痛；一类为补益药，即补气健脾的党参，养血活血止痛的当归、鸡血藤。全方既能清利下焦湿热瘀毒，又能扶正托邪，比较适合久治不愈的慢性炎症。

坤宝丸

【药品性质】 非处方药。

【方剂组成】 酒炙女贞子、覆盆子、菟丝子、枸杞子、炙何首乌、龟甲、地骨皮、南沙参、麦冬、炒酸枣仁、地黄、白芍、赤芍、当归、鸡血藤、珍珠母、石斛、菊花、墨旱莲、桑叶、白薇、知母、黄芩。

【剂型用量】

水蜜丸：每次50粒（每100粒重10g），日2次，温开水送服。

【适应人群】 中老年女性。

【用药指征】

形貌：形体偏瘦，面黯少华或潮红。

症状：①围绝经期月经紊乱，或前或后，量或多或少；

②阵发性潮热汗出，心烦易怒，入睡难或早醒；

③头晕耳鸣，头发早白，视物模糊，目红多眵，健忘；

④咽干，口渴欲饮；

⑤腰膝酸软，关节疼痛；

⑥小便偏黄，大便偏干；

舌象：舌红，少苔。

脉象：细而数。

【适用病症】

妇科疾病：更年期综合征。

【巧用活用】

①更年期潮热，早醒，胸闷，乳胀者，可与加味逍遥丸同用。

②更年期腰酸，不能久站，下肢浮肿明显者，可与六味地黄丸同用。

【注意事项】

①恶寒怕冷，关节疼痛，大便稀溏，面浮肢肿者不宜服用。

②汗多怕风，气短乏力者不宜用。

③月经量多色鲜，小便黄赤，白带色黄，阴痒，脉弦有力者不宜服。

④服药期间感冒者当暂时停用。

附：

【方剂来源】本方为明代吴旻所辑《扶寿精方》中女贞丹（又名：二至丸）基础上加味而成。二至丸原方组成用法："冬青子去梗叶，酒浸一昼夜，粗布袋擦去皮，晒干为末。待旱莲草出时，采数担捣汁熬浓，与前末为丸，如梧桐子大。每夜酒送下一百丸。"功效："乌发，健腰膝，强阴不足。"

【作用原理】此方主要治疗中老年女性肝肾阴亏、虚火亢盛所致的病证。方中女贞子味甘性平，色青黑，隆冬不凋，聚少阴之精，益肝补肾；旱莲草味甘性寒，汁黑入肾补精，益下而荣上，强阴黑发。所加覆盆子、菟丝子、枸杞子、何首乌、龟甲均能补益肝肾，滋阴养血；地黄、白芍、赤芍、当归为养血活血名方四物汤的组合，配鸡血藤可缓解阴血虚所致的肌肉关节痛；南沙参、麦冬、石斛益气养阴，清肺胃之热；地骨皮、白薇、知母清透虚热；菊花、桑叶、黄芩清肝泻火；酸枣仁养阴安神、珍珠母镇心安神。全方作用：滋补肝肾，养血通络，宁心安神。

坤泰胶囊

【药品性质】处方药。

【方剂组成】熟地黄、黄连、白芍、黄芩、阿胶、茯苓。

【剂型用量】

胶囊剂：每次4粒（每粒重0.5g），日3次，温开水送服。

【适应人群】成年人，以女性居多。

【用药指征】

形貌：体形偏瘦，面色偏红，唇红。

症状：①心烦易怒，失眠多梦，头晕耳鸣，心悸怔忡；

②潮热面红，自汗或盗汗，手足心热，口干口渴；

③腰膝酸软，下肢浮肿，或小腹疼痛；

④月经先期，或闭经，或月经淋漓不止；

⑤皮肤干燥，或起皮疹，红痒；

⑥小便黄，大便干结。

舌象：舌红有齿印，苔薄黄，或少苔。

脉象：细滑数。

【适用病症】

妇科疾病：更年期综合征、卵巢功能衰退、子宫内膜异位症、月经不调、幼稚型子宫、高催乳素血症。

内科疾病：失眠症、焦虑症、甲状腺功能亢进症。

【注意事项】

①更年期潮热出汗，汗出怕冷怕风，舌淡黯，苔薄白，脉浮缓者不宜用。

②心烦失眠，多梦，形体肥胖，胸闷胃胀，嗳气频作，舌胖大，苔白厚腻者不宜用。

③以上见症，若见舌红赤，舌体极瘦极薄者不宜用。

④平素大便稀溏，不可冷食者慎用。

【医案举隅】

1. 绝经综合征（陈春娟报道）

观察方法：将绝经综合征患者58例随机分成两组，治疗组30例给予坤泰胶囊，对照组28例给予替勃龙，治疗3个月，用药前后进行改良Kupperman（K）评分，评估药物疗效。结果：治疗3个月后，两组K评分较治疗前均有统计学意义（P<0.01），两组间差异无统计学意义（P>0.05）。对于部分绝经综合征症状比较，除阴道干涩坤泰组差于对照组外，其他无明显差异（P>0.05）。（《中医临床研究》2014年第7期）

2. 月经先期（马春芬等报道）

观察方法：63例阴虚血热型月经先期患者给予坤泰胶囊治疗，3个月经周期为1个疗程，共治疗2个疗程。结果：63例患者总有效率为100%；治疗后月经周期恢复至正常周期（P<0.05）。（《上海中医药杂志》2014年第8期）

附：

【方剂来源】 本方实为汉代张仲景《伤寒论》中黄连阿胶汤的变方。原书曰："少阴病，得之二三日以上，心中烦，不得卧，黄连阿胶汤主之。黄连四两，黄芩二两，芍药二两，鸡子黄二枚，阿胶三两（一云三挺）。上五味，以水六升，先煮三物，取二升，去滓，内胶烊尽，小冷，内鸡子黄，搅令相得。

温服七合，日三服。"即在此方的基础上去鸡子黄，加了熟地黄、茯苓。

【作用原理】本方由3味滋阴养血药、2味清热泻火药、1味健脾利水药组成，为一首滋阴泻火方。方中熟地大补肝肾阴血；白芍养阴柔肝，且能缓急止痛；阿胶为血肉有情之品，除滋养阴血外，尚有很好的止血作用；黄连清泻心火，安神除烦；黄芩清肝胆之火，且能凉血止血；茯苓健脾利水，针对肾虚水停问题，同时能安神助眠，平心悸。

复方益母草膏

【药品性质】非处方药。

【方剂组成】益母草、当归、川芎、白芍、地黄、木香、蜂蜜。

【剂型用量】

膏剂：每次10~20g（每瓶装100g），日1~2次，开水冲化，待温服。

【适应人群】成年女性。

【用药指征】

形貌：面色黯，皮肤干。

症状：①妇人产后恶露不止，小腹疼痛；

②妇人月经先后无定期，量少色黯，有血块，或淋漓不净；

③经前或经期第1天小腹疼痛；

④大便偏干或干结。

舌象：舌紫黯或有瘀点。

脉象：沉细或细弦。

【适用病症】

妇科疾病：产后子宫复旧不全、月经不调、痛经、闭经。

【巧用活用】

①产后恶露不止，伴心悸，失眠，气短乏力者，可配归脾丸同用。

②痛经或月经不调，伴有胸闷，肩紧，经前乳胀，大便或干或稀，可配逍遥丸同用。

【注意事项】

①痛经、产后恶露不净，伴见大便稀溏，舌苔厚腻者不宜服。

②月经量过多，色鲜，心烦易怒，小便黄赤，舌红赤者不宜用。

③孕妇禁用。

【医案举隅】

原发性痛经（梁文郁等报道）

观察方法：105 例患者均服用复方益母草膏治疗，每次 10g，每日 3 次，观察治疗前后的临床症状积分和痛经持续时间的改善，并记录不良反应。结果：治疗总有效率为 96.1%，治疗前后症状积分明显改善（P<0.05），痛经时间明显缩短（P<0.05），且无明显不良反应发生。（摘自《北京中医》2006 年第 8 期）

附：

【方剂来源】 本方出自《北京市中药成方选集》。组成用法：益母草（鲜，干的亦可）四百八十两，川芎四十八两，白芍四十八两，当归四十八两，生地八十八两，木香十六两。上切，洗净泥土，水煎三次，分次过滤后去滓，合并滤液，用文火煎熬，浓缩至膏状，以不渗纸为度，每两清膏汁再兑炼蜜一两成膏。每服三至五钱，开水调下。功效：调经，祛瘀生新。主治：经期不准，血色不正，量少腹胀，产后瘀血腹痛。

【作用原理】 方中益母草为妇科要药，量最大，为主药，有活血祛瘀，下恶露，调经止痛作用。当归、川芎、白芍、生地即古代名方"四物汤"的全部组成药味，为养血活血的基本方。木香能理气止痛，常用于胃脘与小腹疼痛症。药味虽少，但力专效宏。为产后常用中成药。

桂枝茯苓丸（胶囊）

【药品性质】 处方药。

【方剂组成】 桂枝、茯苓、牡丹皮、赤芍、桃仁。

【剂型用量】

丸剂：每次 1 丸（每丸重 6g），日 1~2 次，饭后温开水送服。

胶囊剂：每次 3 粒（每粒重 0.31g），日 3 次，饭后温开水送服。

【适应人群】 成年人，以成年女性居多。

【用药指征】

形貌：体型偏胖，外观健壮，面色黯红。

症状：①妇人经前或经期小腹痛，隐痛或刺痛、痛处拒按；

②月经先后无定期，量少或多，或淋漓不止，或闭经；

③行经不畅，经色紫黯有血块；

④下腹包块，压痛或不痛，界限清楚；

⑤产后恶露淋漓不尽，量少色黯有块；

⑥男子小腹或会阴部坠胀不适，小便不畅；

⑦头晕头胀，大便干结，解而不畅。

舌象：舌色紫黯或有瘀点。

脉象：沉涩，或尺脉弦而有力。

【适用病症】

妇科疾病：子宫肌瘤、慢性盆腔炎性包块、卵巢囊肿、原发性痛经、子宫内膜异位症、继发性闭经、功能性子宫出血、输卵管囊肿、药物流产后出血不止、产后子宫复旧不全。

内科疾病：高血压病、梅尼埃病、肥胖症、习惯性便秘。

男科疾病：慢性前列腺炎、前列腺肥大。

【巧用活用】

①痛经而伴有胸闷，肩紧，经前乳房胀痛者，可配逍遥丸同服。

②卵巢囊肿伴小腹冷痛，喜热敷，足冷腰酸者，可配艾附暖宫丸同用。

③慢性盆腔炎疼痛、包块明显者，可配少腹逐瘀颗粒同用。

④痛经而伴有痤疮，疮疹色红，心烦易怒，食欲差者，可配小柴胡颗粒同用。

【注意事项】

①痛经、崩漏，经色鲜红或淡红量大，无血块，腹不痛者不宜用。

②子宫肌瘤，腹不痛，面色苍白，怕冷，大便稀溏，小便色清淡者不宜用。

③闭经，面色无华，乏力，失眠，舌淡嫩，脉细弱者不宜用。

④孕妇慎用。

【类方鉴别】

桂枝茯苓丸——大黄䗪虫丸

药名	相同症状	不同症状
桂枝茯苓丸	子宫肌瘤闭经	盆腔有积液，或肠道充血水肿
大黄䗪虫丸		面目黯黑，肌肤甲错，不能饮食

【医案举隅】

1. 痛经（大塚敬节医案）

25 岁处女，每月因月经而烦恼。妇科认为由于子宫后倾，与卵巢有粘连，需要手术治疗。腹诊，右下腹部有牵引性压痛，血色不佳，故与当归芍药散。服药 2 个月病情无变化，于是更方用桂枝茯苓丸。当月行经不痛，1 年后结婚。（《临床应用汉方处方解说》）

2. 子宫肌瘤（赵明锐医案）

张某，女，45 岁。半年前发现腹部有一体积渐增之肿块，并伴有腹痛、月经不调、白带多等症。近来肿块更日益增大，约有 8cm×8cm×10cm 大小。曾经妇科检查，确诊为子宫肌瘤，建议手术治疗。患者拟去大医院手术，但因床位太紧，故先试以中药治疗。以桂枝茯苓丸、当归芍药散制丸药一付。服用一月。服完后，又到妇科检查，肿块缩小到 3cm×3cm×5cm，已无做手术之必要。又照前方继服二付丸药，肿块消失，诸症痊愈。（《经方发挥》）

3. 不孕症（矢数道明医案）

战后不久 1948 年，山梨县由不孕症患者领来 3 人，3 人皆治疗成功。这些人因为婚后 4~8 年间，一次未妊娠。皆体胖，外观健壮，颜色亦佳，下腹脐旁有压痛及抵抗，且有子宫内膜炎与卵巢炎等既往史。断定为瘀血，3 人皆服桂枝茯苓丸，1~2 月内妊娠，非常愉快幸福。（《临床应用汉方处方解说》）

4. 更年期综合征（矢数道明医案）

48 岁妇女，去年起月经不调，诊为更年期综合征，接受激素注射。主诉性急，外出颜面蓬乱，蹒跚眩晕，不能行走。天气变化时，则症状加剧。头痛，心动悸，腰痛，左下腹牵引痛，头昏眼花，头部肌肉酸痛，足部发热浮肿，苦不欲生。身体营养良好，颜面色红，脉沉而坚，腹充实，在脐旁至脐下不仅有硬结，而且有抵抗压痛，瘀血症状显著。数年前血压约 210/110mmHg，初诊时血压 170/110mmHg。用桂枝茯苓丸 10 日，上述症状减轻，血压降至 140/95mmHg，腹症好转，服用数月痊愈。（《临床应用汉方处方解说》）

5. 白内障及中心性视网膜炎（矢数道明医案）

30 岁妇女，主诉去年 11 月视力障碍，一般认为白内障及中心性视网膜炎。历访各医院眼科及眼科名医，均宣告为失明不治之症。头痛，肩酸痛显著，月经期更为剧烈。反复数次人工流产，腹部脐旁有显著瘀血症状。服桂枝茯苓丸料 10 日，肩酸痛、头痛及头颈酸均消失。20 日后视力恢复，1 个月后能够打乒乓球，此后继服 2 个月后，可以读报，4 个月后视力恢复至 0.9。经治医师甚为惊奇，大家确认系中医之效果。（《临床应用汉方处方解说》）

6. 梅尼埃病伴高血压症（矢数道明医案）

竹某，37 岁，女，在学校工作。初诊：1978 年 4 月。体格肥胖，身高 153cm，体重 60kg。有子女 2 人。8 年前生第 2 胎后不久患附件炎，从此开始发胖。主诉为眩晕及耳鸣，曾被诊断为美尼尔氏征（梅尼埃病）。易上火，有白带，自发胖后血压也升高。初诊所见为脉弦，腹满有抵抗，呈瘀血证候。血压 175/110mmHg，未服用降压药。根据腹证，投给了桂枝茯苓丸料。服药 1 个月后，眩晕、耳鸣减轻，血压下降到 160/93mmHg；2 个月后降到 140/85mmHg；一年后降到 135/80mmHg；一般症状好转，食欲良好，体重未减少。此为梅尼埃病及高血压症服用桂枝茯苓丸料而顺利治愈的一例。（《汉方临床治验精粹》）

7. 肠炎便血（史欣德医案）

某男，18 岁。2016 年 5 月 15 日初诊。患者自十一二岁起，大便常少量出血，今年 2 月开始出血量增多，便前便后肛门滴血，色鲜，便时不痛。肠镜检查提示：直肠炎症改变，距肛门 6cm 出充血水肿，有浅溃疡。平素食欲正常，时有腹胀，口干，刷牙出血，手足冷，汗多，喜欢辛辣饮食，不喜欢冷食，但食冷无碍，舌尖红如杨梅状，苔白腻，脉弦。查体型中等，面色偏黯，表情沉闷。追问情况发现自幼父母离异，由母亲扶养，学习与经济压力大。因要去国外学习，服汤剂不方便，嘱用：桂枝茯苓丸与加味逍遥丸，按说明书量，每日 2 次，空腹服。2016 年 7 月 12 日来信告知，陆续服药近 2 个月，大便出血痊愈。

8. 痔疮（史欣德医案）

朋友赵某，女，42 岁。2015 年 5 月 26 日电话求诊。主诉痔疮发作，肛门痛甚，有突出物，大便带血，解而不畅，坐卧不安，非常痛苦。开汤剂乙字汤，同时加服桂枝茯苓丸，按说明书量服。2015年5月31日来微信说："药已服完，血栓外痔有缩小，不太疼了，但肿块还在，触之有一个柱状的结节，最近这两天大便很急，不太成型。在上周六突发血栓外痔前我本已有混合痔十几年了，平时不经常出血。我觉得这次发病可能跟太疲劳有关系。"遂嘱改用：早中饭前服补中益气丸各1袋，桂枝茯苓丸继续按说明书量服。结果：2015年6月11日来信："服药10天，血栓外痔基本好了，摸着只有绿豆大一点的硬块了。大便也成型了，不出血了。这么简单、便宜就解决了问题，真是太感谢您了，我还需继续服药吗？"嘱：停药观察。

附：

【方剂来源】《金匮要略·妇人妊娠病脉证并治》："妇人宿有癥病，经断未及三月，而得漏下不止，胎动在脐上者，为癥痼害。妊娠六月动者，前三月经水利时胎也，下血者，后断三月衃也。所以血不止者，其癥不去故也。当下其癥，桂枝茯苓丸主之。桂枝茯苓丸方：桂枝、茯苓、牡丹（去心）、桃仁（去皮尖，熬）、芍药各等分。上五味，末之，炼蜜和丸如兔屎大。每日食前服一丸。不知，加至三丸。"

【作用原理】此药主要治疗下腹部瘀、热、水互结造成的多种病证。方中桂枝辛温，能温经通络，血得温则行；桃仁活血化瘀，润肠通便；芍药养血活血止痛；茯苓淡渗利水，可解决下腹部器官组织的水肿、渗出问题；丹皮泻火凉血，活血止痛，改善局部组织的炎性发热。丸剂缓图，对人体下腹部器官的各种慢性炎症有较好的治疗作用。

八、儿科疾病用药

小儿咽扁颗粒

【药品性质】非处方药。

【方剂组成】金银花、射干、金果揽、桔梗、玄参、麦冬、人工牛黄、冰片。

【剂型用量】

颗粒剂：1～2岁每次半袋（每袋重8g），日2次；3～5岁每次1/2袋，日3次，6～10岁每次1袋，一日2～3次，开水冲化，待温服。

【适应人群】小儿。

【用药指征】

形貌：面红，唇赤。

症状：①咽喉红肿疼痛，甚则有溃疡；

②咳嗽，有痰声；

③口舌糜烂，色红赤；

④发热，口渴欲冷饮；

⑤小便黄赤。

舌象：舌尖红赤如杨梅，苔薄黄。

脉象：滑数。

【适用病症】

小儿科疾病：急性咽炎、急性扁桃体炎、急性化脓性扁桃体炎。

【注意事项】

①小儿发热恶寒，咽痛，咽部肿胀色白不红，小便色清者不宜用。

②小儿咳嗽伴有犬鸣声，呼吸急促时不宜用，应及时到医院就诊。

③小儿发热咽痛，面色青，或苍白，大便溏稀者不宜用。

④服药 2 天后症状不缓解，当及时去医院就诊。

【医案举隅】

小儿急性化脓性扁桃体炎（瞿秋兰等报道）

观察方法：选择门诊及住院的急性化脓性扁桃体炎患儿80例，随机分为2组：对照组38例，男18例，女20例；年龄3~14岁，平均8.5岁；体温（39.3±1.3）℃。治疗组42例，男20例，女22例；年龄3~14岁，平均8.5岁；体温（39.2±1.2）℃。2组间患儿一般情况相似，具有可比性。2组均采用综合性治疗，包括使用抗生素、雾化吸入等。在此基础上，治疗组加用小儿咽扁颗粒，3~5岁每次4g，6~14岁每次8g，均3次/天，连服3~5天；对照组加用双黄连颗粒，3~5岁每次5g，6~14岁每次10g，均3次/天，连服3~5天。结果：治疗组痊愈32例，显效8例，进步2例，有效率95%；对照组痊愈20例，显效8例，进步6例，无效4例，有效率74%。2组疗效比较有显著性差异（P<0.05）。（《现代中西医结合杂志》2007年第16期）

附：

【方剂来源】 现代经验方。

【作用原理】 本方由大量清热解毒利咽药组成，药性较凉。方中金银花清解咽喉热毒，人工牛黄、冰片清热解毒、凉血开窍；金果榄、玄参、麦冬清热养阴，生津润燥；桔梗、射干宣肺化痰，利咽止咳。

小儿健胃消食片

【药品性质】 非处方药。

【方剂组成】 炒鸡内金、山楂、炒六神曲、炒麦芽、槟榔、陈皮。

【剂型用量】

片剂：1~3岁一次2~3片，3~7岁1次3~5片，成年人1次5~6片（每片重0.3~0.4g），日2~3次，温开水送服。

【适应人群】 小儿，或成人（老年人居多）。

【用药指征】

形貌：面黄肌瘦。

症状：①食欲减退，或不食，食则恶心欲吐；

②胃胀、腹胀、嗳气；

③大便秘结，数日一行；

④汗出不多。

舌象：舌淡红，苔白腻。

脉象：弦或滑。

【适用病症】

内科疾病：消化不良、老年厌食症。

小儿科疾病：小儿消化不良、小儿厌食症、小儿营养不良症。

【注意事项】

①食欲差，面黄肌瘦，体虚汗多，大便稀溏，腹不胀者不宜用。

②便秘，干结如粒，烦躁不安，面红赤，小便黄者不宜用。

③服药期间应清淡、易消化的饮食。

【类方鉴别】

小儿健胃消食片——健儿消食口服液

药名	相同症状	不同症状
小儿健胃消食片	脘腹胀满，厌食，大便不调	腹胀甚，舌不红，苔白腻
健儿消食口服液		汗多，懒动，口干，舌红

附：

【方剂来源】非传统经典古方。

【作用原理】此方主要由消食、理气两类药组成，针对脾胃不能运化，食积于中的病证。方中鸡内金、山楂、六神曲、炒麦芽均为消食积、助运化的药物，其中山楂主消肉食积，六神曲、麦芽主消米面类食积；槟榔、陈皮为理气类药，其中槟榔力强，破气消胀，导滞通便，陈皮理气和胃，化痰止呕。

王氏保赤丸

【药品性质】非处方药。

【方剂组成】黄连、大黄、川贝、巴豆霜、天南星、荸荠、干姜、朱砂等。

【剂型用量】

微丸：6个月婴儿每次5粒，6个月~2周岁小儿每超过1个月加1粒，2~7周岁小儿每超过半岁加5粒，7~14岁儿童每次60粒，成年人每次120粒，温开水送服，每日1~2次。乳儿可以哺乳时将药丸附着于乳头上，与乳液一同咽下，若哺乳期已过，可将丸药嵌在小块柔软易消化食物中一同服下。

【适应人群】 小儿为主，或成人。

【用药指征】

形貌：唇红；或面红赤。

症状：①小儿发热，抽搐；

②呕吐，腹泻腹胀，大便臭，里急后重，或便秘，口臭；

③咳嗽，气喘，痰鸣；

④不欲饮食，口干，睡眠不安或哭闹；

⑤小便偏黄。

舌象：舌红，苔腻。

脉象：滑数。

【适用病症】

小儿科疾病：小儿食积发热、小儿急性肠炎、小儿痰厥惊风、小儿消化不良（疳积）、小儿食积咳喘。

内科疾病：急性胃肠炎、胃食管反流病、食管炎、消化不良、醉酒、老年习惯性便秘等。

【注意事项】

①本品含巴豆霜、朱砂等，故不可长期服用，中病即止。

②急慢性腹泻，大便不臭，或水样便，面黄无华，舌淡者不宜用。

③咳喘，咯清稀白痰，舌苔水滑者不宜用。

④小儿高热惊厥者宜在医生指导下使用。

【医案举隅】

1. 发热腹泻（史欣德医案）

亲戚女儿，1岁5个月，几日来饮食多而杂，又带去樱桃园采摘，吃了不少未清洗的樱桃，结果次日突然发热，体温超过39℃，腹泻，黄色稀糊状便，臭，日十多次，哭闹不安，晚上尤甚，不欲乳食。用西药抗生素、退热剂后，体温下降一二小时后复又上升，持续 3 天病情不缓。问诊后嘱用：王氏保赤丸 16 粒，日 2 次，早晚服，体温超过 39℃时适当用退热剂。结果次日告知：腹泻止，体温已正常。

2. 咳嗽（史欣德医案）

朋友儿子，2 岁。经常感冒发热咳嗽，时一月 2～3 次。问诊得知：孩子平时食欲旺盛，尤其喜欢肉食、水果、饼干糕点等，晚上从托儿所接回家后还会吃很多食物。此次又咳嗽 1 周不止，不发热，大便 1 天一次，量少而黏，臭，察舌苔白厚，唇色红，咳有痰声。嘱用：王氏保赤丸 20 粒，日 2 次。2 天后告知，咳嗽基本消失。

附：

【方剂来源】 本方为清末民国初期南通县（今南通市）著名中医王胪卿祖传九世之秘方，民国时期交由庆和春堂药号炮制出售。新中国成立后，经王氏嫡孙北京中医药大学王绵之教授亲授制法，由南通制药厂组织生产。因其疗效确切，至今深受医家推崇，远销海内外。

【作用原理】 小儿脏腑功能较弱，又不知饥饱，若饮食过量或不洁，多致胃肠积滞，郁而化热，积湿生痰。积于胃肠则腹痛、腹泻、恶心、呕吐；痰阻气道则咳嗽、气喘、痰鸣；痰热扰心则惊风抽搐。因病根在肠胃，故治疗当以泻积导滞、清热泻火、化痰定惊为法。故方中用巴豆霜、大黄、荸荠攻下积滞，用黄连清热泻心胃之火，用天南星、川贝化痰止咳，干姜温胃止呕止泻止咳，朱砂镇惊安神。

龙牡壮骨冲剂

【药品性质】 非处方药。

【方剂组成】 党参、黄芪、山麦冬、醋龟甲、炒白术、山药、醋南五味子、龙骨、煅牡蛎、茯苓、大枣、甘草、乳酸钙、炒鸡内金、维生素 D2、葡萄糖酸钙。

【剂型用量】

颗粒剂：每次 1 袋（每袋重 3g/5g），2 岁以下 1 次 3g；2～7 岁 1 次 5g，7 岁以上及成人 1 次 10g，日 3 次，开水冲化，待温服。

【适应人群】儿童，或中老年人。

【用药指征】

形貌：体形偏瘦，面黄少华。

症状：①小儿多汗，发育迟缓（语迟、行迟等）；

②睡眠不安，睡而露睛，易惊、哭闹。

③白天精神差，不好动，口水偏多；

④食欲差，喜欢饮水；

⑤大便偏软偏稀，或夹不消化物。

⑥小便色清。

舌象：舌淡红，苔薄白。

脉象：细弱。

【适用病症】

小儿科疾病：小儿缺钙引起的多汗症、佝偻病、软骨病、夜啼症、消化不良等。

内科疾病：老年多汗症、骨质疏松症。

【注意事项】

①小儿刚入睡时头汗多，舌苔厚，大便干结者非本方所宜。

②夜寐不安，多动，大便干结，晨尿黄，唇红舌红者不宜用。

③多汗等症状消失后可停服。

附：

【方剂来源】现代经验方。

【作用原理】本方主要用于治疗小儿脾虚多汗症。方中党参、黄芪、白术、山药、茯苓、大枣、甘草健脾益气；党参配麦冬、五味子即经典名方"生脉饮"，能益气养阴、生津安神、止汗止渴；煅龙骨、煅牡蛎收敛止汗，镇静安神；龟板滋阴益肾、强筋壮骨；鸡内金健脾消食助运化。诸药配伍，能健脾和胃，收敛止汗，强筋壮骨，宁心安神。另龙骨、牡蛎、龟板中含有大量的天然钙，再配入葡萄糖酸钙、乳酸钙等钙制剂，以及能促进钙质吸收的维生素 D_2，可以比较有效地改善缺钙问题。

导赤丸

【药品性质】 非处方药。

【方剂组成】 连翘、黄连、姜炒栀子、木通、玄参、天花粉、赤芍、大黄、黄芩、滑石。

【剂型用量】

大蜜丸（每丸重 3g）：每次 1 丸，日 2 次，温开水送服。

小儿则根据年龄适当减量，用成人的 1/3 或 1/2 量。

【适应人群】 任何人群。

【用药指征】

形貌：体形偏瘦，唇红。

症状：①目赤，或目内眦红赤，心烦失眠，汗多；

②口舌生疮，咽喉疼痛，牙龈红肿疼痛；

③鼻衄、齿衄；

④小儿口中气温，好动，或合面睡，及上窜咬牙；

⑤上臂内侧中后缘、手掌部位易起红色皮疹；

⑥小便黄赤，或尿频急疼痛，大便秘结。

舌象：舌尖红赤，苔薄黄。

脉象：滑数。

【适用病症】

内科疾病：失眠症、急慢性尿路感染。

眼科疾病：急慢性结膜炎、翼状胬肉。

五官科疾病：复发性口腔溃疡、干燥性鼻炎、急慢性咽炎、牙周炎。

皮肤科疾病：急慢性湿疹。

小儿科疾病：小儿多动症。

【巧用活用】

①急性结膜炎，目红赤，痒痛，小便黄赤灼热气秽，可配龙胆泻肝丸同用。

②小儿好动，烦躁哭闹不安，睡眠时大量头汗出，黑睛偏小，大便干结，小便黄赤，舌红胖大，苔薄少，可配六味地黄丸同用。

【注意事项】

①小儿大便干结，舌不红，苔水滑者不宜用。

②目红赤，汗多怕风，面色灰黯，舌黯紫，苔润，脉浮缓者不宜用。

③中病即止，不宜过用、久用。

④孕妇忌服。

【医案举隅】

1. 小儿鼻衄（史欣德医案）

高某，8岁，男，身高136cm，体重40kg。2013年8月28日初诊。小儿父亲述："孩子从小就爱鼻子出血，尤其是春、秋、冬季，天气干燥最明显，严重时几乎每天都出，孩子小，感觉鼻子不舒服时就用手指去抠，结果马上会出血。孩子非常渴望吃巧克力，但是不能吃，因为吃完后第二天肯定鼻子出血。只能看着父母将自己心爱的巧克力送给别的孩子。2013年暑假我们从海边回来以后，出血频率增加，而且孩子每天在不怎么运动的情况下食量增加，还总说饿。最早到医院看过西医，说是鼻炎，吃药效果不明显。由于孩子马上开学了，天天流鼻血怕孩子出问题，所以就想来试试中医治疗。"当时我问："孩子是不是总爱趴着睡？上窜？大便干？手心热？脸经常发红？小便黄？"父亲说："是啊，晚上睡觉总是趴着，给他翻过来后，一会儿自己又翻过去了，问孩子为什么要趴着睡，他说：这样舒服些。"于是开方：导赤丸，每日午后1丸。结果：2013年11月27日患儿父亲带母亲来就诊时顺便告知：孩子服药当天晚上睡觉就不趴着睡了，大便也通畅了。1周后，鼻子出血的情况就好转了很多，连续服用2个月，孩子现在很少流鼻血，睡觉姿势也很正常。使他最开心的是，现在每周吃点巧克力也不再流鼻血了。

2. 手掌心湿疹（史欣德医案）

朋友马某，女，43岁，2015年6月10日初诊。患者自述双手掌入夏出小红点、灼热、脱皮已三十多年。问：晨尿是否黄赤？答曰：经常很黄。嘱按说明书量服用导赤丸。3个月后，朋友非常高兴地告知：连续服导赤丸2盒后红点消失，又服1盒后皮疹完全愈合。

附：

【方剂来源】 本方出自《中国药典》（2015版）一部，其方名、组方思路实出宋代钱乙的《小儿药证直诀》导赤散（"治小儿心热，视其睡，口中气温，或合面睡，及上窜咬牙，皆心热也。心气热则心胸亦热，欲言不能，而有就冷之意，故合面睡。生地黄、甘草（生）、木通各等分。上同为末，每服三钱，水一盏，入竹叶同煎至五分，食后温服。一本不用甘草，用黄芩。"）《中国药典》（2015版）原书组成用法："连翘120g，黄连60g，栀子（姜炒）120g，木通60g，玄参120g，天花粉120g，赤芍60g，大黄60g，黄芩120g，滑石120g。以上十味，粉碎成细粉，过筛，混匀。每100g粉末加炼蜜120～140g，制成大蜜丸，即得。每丸重3g。口服，1次1丸，1日2次。"功效："清热泻火，利尿通便。"主治："火热内盛所致的口舌生疮、咽喉疼痛、心胸烦热、小便短赤、大便秘结。"两方虽然组成药物不同，但原理相同，治疗的病证也相似。宋代钱乙方更加平和安全。

【作用原理】本方由三类药组成。一类为比较苦燥的清热解毒泻火药，即连翘、黄连、黄芩、栀子、大黄；第二类则为比较凉润的清热凉血生津药，即玄参、天花粉、赤芍，可制约第一类的苦燥之性，同时更好地引诸药入心经；第三类为利尿通淋药，即木通、滑石，可使心经之火从小便利出。

健儿消食口服液

【药品性质】非处方药。

【方剂组成】炙黄芪、麸炒白术、麦冬、陈皮、炒莱菔子、炒山楂、黄芩。

【剂型用量】

口服液：3岁以内1次1/2支～1支（每支10ml），3岁以上1次1～2支；日2次，用时摇匀，直接口服。

【适应人群】小儿，或成人（老年人居多）。

【用药指征】

形貌：面黄肌瘦。

症状：①食欲减退，厌食、恶食；

②胃胀、腹胀，口干，口臭；

③便秘或便溏，解而不畅，大便酸臭；

④体力不足，懒动，自汗，或头汗多；

⑤手足心热，睡眠不安，满床打滚。

舌象：舌红，苔薄白腻。

脉象：浮而滑。

【适用病症】

小儿科疾病：小儿消化不良、小儿厌食症、小儿营养不良症。

内科疾病：消化不良、老年厌食症。

【注意事项】

①食欲差，面黄肌瘦，大便稀溏，不臭，腹不胀者不宜用。

②便秘，干结如粒，烦躁不安，面红赤，小便黄赤者不宜用。

③服药期间应清淡、易消化的饮食。

【类方鉴别】

健儿消食口服液——小儿健胃消食片

药名	相同症状	不同症状
健儿消食口服液	脘腹胀满，厌食，大便不调	汗多，懒动，口干，舌红
小儿健胃消食片		腹胀甚，舌不红，苔白腻

附：

【方剂来源】非传统经典古方。

【作用原理】此方由益气健脾、养阴生津等补益药，与理气消食药、清热药三部组成。故适用于肺脾气虚兼有食积，且食积化热的类型。方中黄芪、白术为健脾益气固表药，针对气虚所致的乏力，自汗出；麦冬养肺胃之阴，可缓解口干渴；陈皮、莱菔子、山楂为理气消食药，能促进食物的消化，针对胃脘胀、厌食、大便不调诸症，黄芩清胆胃之火，消除口臭、手足心热、睡眠不安等火热症状。

九、五官科疾病用药

牛黄解毒丸（片）

【药品性质】 非处方药。

【方剂组成】 人工牛黄、雄黄、石膏、大黄、黄芩、桔梗、冰片、甘草。

【剂型用量】

大蜜丸：每次1丸，日2～3次，温开水送服。

水蜜丸：每次2g（每100丸重5g），日2～3次，温开水送服。

片剂：每次3片（每片重0.27g），日2～3次，温开水送服。

【适应人群】 成年人。

【用药指征】

形貌：面红唇红，痛苦貌。

症状：①牙龈红肿疼痛，口舌生疮，咽喉红肿疼痛；

②发热，颌下或颈部淋巴结肿痛，或牵连及偏侧头痛；

③口干或渴饮，口中气秽；

④大便干结，数日不解，小便黄赤；

舌象：舌红，苔黄。

脉象：沉实有力，或弦滑数。

【适用病症】

五官科疾病：急性牙周炎、牙龈炎、口腔溃疡、口腔炎、急性咽炎、扁桃体炎、喉炎。

外科疾病：流行性腮腺炎。

皮肤科疾病：带状疱疹。

【巧用活用】

①带状疱疹，可用牛黄解毒丸数粒，碾碎，用生理盐水调成稀糊状，涂擦患处。

②口腔溃疡、咽炎红肿疼痛者，可配合西瓜霜同用。

③急性腮腺炎，红肿疼痛明显，可配六神丸同用。

【注意事项】

①咽痛，咽不红，口腔溃疡面不红，大便稀溏，小便清长者不宜用。

②有过敏现象者即停用。

③本品不可大量、长期服用，中病即止。

④孕妇忌服。

【类方鉴别】

牛黄解毒丸——六神丸

药名	相同症状	不同症状
牛黄解毒丸	牙龈肿痛，口腔溃疡，咽喉肿痛	口渴、大便干结、小便黄赤明显
六神丸		疼痛更明显

【医案举隅】

1. 牙龈肿痛（史欣德医案）

某男，32岁。经常牙龈肿痛，检查发现左侧下面第二颗磨牙蛀损，牙科建议拔除，因惧怕未从。后建议牙龈肿痛时用牛黄解毒片，每次3片，日2次。结果通常2天左右肿消痛止。牙痛的次数也越来越少，至今已59岁，牙痛很少再发。

2. 咽痛（郭海燕医案）

郭某，女，37岁。2016年3月就诊。近期因进食煎炸食品较多，出现咽痛，未予重视。就诊前一天天气降温，外出未及时添衣物感寒，当日下午即出现咽痛剧烈，咽喉部如有粗糙砂砾黏着在局部，咳黄痰，清涕，恶寒，发热无汗。予牛黄解毒丸1次1丸，1天3次，伤风停胶囊，1次3粒，1天3次，服药后服热粥保暖发汗。3天后，患者电话告知，当日服药后晚间咽喉已不痛，大便畅通，服药发汗后，热退身凉，亦不再恶寒。又连服2日，症状好转。

附：

【方剂来源】本方出自《中国药典》（2015版）一部。原书组成用法："人工牛黄5g，雄黄50g，石膏200g，大黄200g，黄芩150g，桔梗100g，冰片25g，甘草50g。以上8味，除牛黄、冰片外，雄黄水飞成极细末；其余石膏等5味粉碎成细粉；将冰片、人工牛黄研细，与上述粉末配研，过筛，混匀。每100g粉末加炼蜜100~110g制成大蜜丸，每丸重3g。口服。1次1丸，1日2~3次。"功效："清热解毒。"主治："火热内盛，咽喉肿痛，牙龈肿痛，口舌生疮，目赤肿痛。"

【作用原理】 本方由大量清热解毒、消肿止痛药组成，方中牛黄清热泻火、凉心解毒；生石膏清热泻火，除烦止渴；黄芩清热燥湿，泻火凉血；大黄清热泻下通便；雄黄腐蚀、镇痉、止痛；冰片清热解毒，消肿止痛；桔梗宣肺利咽止痛；甘草清热解毒利咽，兼调和诸药。

六神丸

【药品性质】 处方药。

【方剂组成】 麝香、牛黄、蟾蜍、雄黄、冰片等。

【剂型用量】

微丸：每次10粒（每1000粒重3.125g），日3次，温开水送服。

小儿减量，1岁每次服1粒，2岁每次服2粒，3岁每次服3~4粒，4~8岁每次服5~6粒，9~10岁每次服8~9粒。

也可外用：取丸十数粒，用冷开水或米醋少许化开，敷搽皮肤红肿处四周，每日数次，常保潮润，直至肿退为止。

【适应人群】 任何人群。

【用药指征】

形貌：痛苦貌，面色不黯，或唇红。

症状：①咽喉红肿疼痛，或有脓点，或见白色伪膜，咽下困难；

②牙龈红肿疼痛，或牙龈糜烂；

③口疮溃疡，溃疡面周边色红；

④皮肤痈疽疮疖，红肿热痛，或刺痒，或出水疱、脓头；

⑤发热，口渴，小便黄赤。

舌象：舌红，苔黄。

脉象：弦数。

【适用病症】

五官科疾病：急慢性咽喉炎、急性化脓性扁桃体炎、白喉、喉癌、牙周炎、龋齿、急慢性牙髓炎、口腔溃疡。

外科疾病：淋巴结炎、流行性腮腺炎、急性乳腺炎、痛风性关节炎、静脉炎、皮肤肌肉的急性化脓性感染（热毒痱子、毛囊炎等）。

皮肤科疾病：带状疱疹、痤疮。

【巧用活用】

①治疗腮腺炎、带状疱疹、痛风等，在内服六神丸的基础上，可用六神丸100 粒左右（视皮损大小而定）碾碎，食醋调成糊状，局部外敷，1 日 1 次，连用 3～5 日；

②治疗因注射引起的静脉炎，取六神丸适量，碾碎，用白酒调成糊状，局部外敷。

【注意事项】

①平素体弱怕冷，大便稀溏，不欲冷食，食冷则腹痛者慎用。

②痈疽疮疖，已出脓或已穿烂者忌外敷。

③正在服用华素片、地高辛、硫酸阿托品、硫酸亚铁等药物的病人忌服，易引起中毒。

④婴幼儿、运动员慎用；孕妇忌用。

⑤出现过敏现象者当立即停用。

【类方鉴别】

六神丸——牛黄解毒丸

药名	相同症状	不同症状
六神丸	牙龈肿痛，口腔溃疡，咽喉肿痛	疼痛更明显
牛黄解毒丸		口渴、大便干结、小便黄赤明显

【医案举隅】

1. 带状疱疹（郭海燕医案）

宋某，男，53 岁，农村人。2014 年电话求诊。诉：自从帮邻居家人办理丧事后，发现右侧胁肋部疼痛，如放电样，难以忍受，夜不能寐，但局部皮肤无异常，五六天后，出现局部红疹，自以为鬼神缠身。经过分析患者的描述，考虑西医诊断：带状疱疹，中医诊断：缠腰龙。嘱其用六神丸30粒，碾碎，白醋调至糊状，敷痛处，1天2次。约1周后，电话复诊，诉敷药后2天，疼痛明显缓解，目前基本无疼痛。

2. 龋齿疼痛（郭池等报道）

取六神丸5粒，包于少许脱脂棉中（棉愈少疗效愈好），填塞龋洞之中，多于1~2分钟止痛。对牙颈龋和磨牙的颊面龋等不能填塞者，可用六神丸1瓶，碾碎成粉，溶于1ml冷开水中，等药粉完全溶解后，取脱脂棉少许，蘸药液使达饱和，然后外贴患处。治疗120余例，收到迅速止痛的效果。（《陕西中医函授》1983年第4期）

附：

【方剂来源】 清代苏州名医雷允上经验方。

【作用原理】 本方主要有清热解毒、消炎止痛作用。方中麝香、蟾蜍、雄黄、冰片均味辛，有很强的破血消积、解毒止痛、化腐消肿等作用；牛黄等有清热凉血解毒作用。故适用于各种由热毒引起的红肿热痛、血腐肉败一类的病症。现代研究发现六神丸有明显的抗病毒、抗炎镇痛、增强免疫功能、强心、抗肿瘤等作用。

冬凌草片

【药品性质】 非处方药。

【方剂组成】 冬凌草。

【剂型用量】

片剂：每次2~5片（每片重0.26g），日3次，温开水送服。

小儿则根据年龄适当减量，用成人的1/4或1/2量，可用开水化开药片，待温，加糖适量调服；也可将药片入小布包，加水适量，煎服。

【适应人群】 任何人群。以教师、演员、播音员等居多。

【用药指征】

形貌：面色不黯，唇色偏红。

症状：①咽喉肿痛，咽部充血，扁桃体肿大；

②吞咽困难；

③声音嘶哑；

④牙龈红肿疼痛、口舌生疮；

⑤颈颌下淋巴结肿大。

舌象：舌尖红，苔薄黄。

脉象：弦数。

【适用病症】

五官科疾病：急慢性扁桃体炎、咽炎、化脓性扁桃体炎、牙周炎、口腔炎。

内科疾病：食道癌、贲门癌、乳腺癌、结肠癌、肝癌兼有以上用药指征者。

【巧用活用】

①咽喉红肿充血严重，或兼发热不恶寒者，可与清开灵胶囊合用。

②咽痛而伴胸闷，肩紧，心烦易怒者，可配加味逍遥丸同用。

【注意事项】

①本药主要适用于大量过食辛辣或高热量食物引起的咽喉红肿疼痛，即中医的"热毒壅盛型"，对风寒或风热感冒引起咽喉痛通常无效。

②咽喉疼痛，扁桃体肿大明显，色淡不红，咽部有大量黏液或滤泡者不宜服。

③服药2天后症状无改善，或出现其他症状，应去医院就诊。

④服药期间忌辛辣、鱼肉等高热量食物。

【医案举隅】

1. 咽痛（史欣德医案）

本人30～40岁左右时因经常讲课，饮食略过量，或吃辛辣食物后经常出现咽喉肿胀疼痛，咽部充血，扁桃体增大，吞咽困难，每次用冬凌草片5粒，日3次，通常1～2天可愈。后成为家庭常备中成药。后注意饮食、休息后很少再发作。

2. 咽痛（熊兴江医案）

张某，老年女性，因咽痛2天就诊。2天前无明显诱因出现咽痛不适，无咳嗽咳痰，无胸闷憋气，纳差，眠可，大便可，小便黄。患者诉每次感冒后均会出现咽痛不适，迁延日久方能自愈。嘱咐患者服用冬凌草片，每次5片，每日3次。1天后咽痛消失。笔者发现北方感冒初起即现咽痛，让病人配合冬凌草片服用多能应手取效。

3. 急性咽炎（张嘉庆报道）

观察方法：选择发病在 2 天之内，按 2：1 的原则随机分为治疗组与对照组。两组均有咽痛，发热，咽充血，咽侧索充血红肿，扁桃体充血；伴有大便干，尿赤，面部红赤，舌苔薄黄或黄厚，脉数。全部病例无其他并发症。治疗组 160 例，服用冬凌草片，每次 4 片，日 3 次；对照组 80 例，服用双黄连口服液，每次 1 支，日 3 次。两组均治疗 5 天。治疗期间不服其他药物。结果治疗组治愈率 80%，对照组，治愈率为 52.5%。（《中国中医药现代远程教育》2008 年第 2 期）

附：

【方剂来源】单方制剂。

【作用原理】本方由冬凌草 1 味药组成。冬凌草又名冰凌草，抗寒耐热耐干旱，既能耐 -20℃ 的低温，又能耐 50℃ 的高温。每到冬季 0℃ 以下时，全株结满银白色冰片故名。其味苦甘，性微寒。归肺、胃、肝经。清热解毒的同时，能消肿散结、活血止痛，对热毒郁结成块的病症有效。主要治疗咽喉肿痛，也可用于热毒瘀结的牙龈肿痛、癥瘕痞块、蛇虫咬伤所致的红肿疼痛。现代研究发现，冬凌草有一定的抑菌、抗肿瘤、降血脂作用。

辛芩颗粒

【药品性质】处方药。

【方剂组成】细辛、黄芩、苍耳子、白芷、荆芥、防风、石菖蒲、白术、桂枝、黄芪。

【剂型用量】

颗粒剂：每次 1 袋（每袋重 5g），日 3 次，开水冲化，待温服。

小儿则根据年龄适当减量，用成人的 1/3 或 1/2 量。

【适应人群】任何人群。

【用药指征】

形貌：面白少华。

症状：①鼻塞鼻痒，喷嚏频作，流清涕，嗅觉减退；

②或伴眼痒，咽喉痒，微咳；

③平素乏力，气短，汗多怕风冷；

④遇风寒鼻塞喷嚏加重，反复不愈。

舌象：舌淡红，苔薄白。

脉象：缓少力，或浮细无力。

【适用病症】

五官科疾病：过敏性鼻炎、慢性鼻炎、鼻窦炎。

小儿科疾病：小儿过敏性鼻炎、鼻窦炎。

【注意事项】

①鼻塞，黏涕，目赤眼痒，有眵，齿衄，口干口苦，小便黄，舌红赤，脉弦有力者不宜用。

②中病即止，不宜过用久用。

③孕妇忌用，哺乳期妇女慎用。

【医案举隅】

1. 变态反应性鼻炎（徐林根报道）

观察方法：685 例病人，其中男性 426 例，女性 259 例；年龄最大者 65 岁，最小者 5 岁，其中 5~15 岁 286 例，16~25 岁 196 例，26~35 岁 157 例，40 岁以上 46 例。病程 1 年以内 365 例，其中发病后第 1 次就诊 173 例，1~3 年 215 例，3 年以上 106 例，最长者达 12 年。72 例伴有哮喘发作史。无论儿童或成人均为每次 1 袋，儿童每日 2 次，成人每日 3 次，连服 20 天为 1 个疗程。连服 3 个疗程症状无改善停药。鼻塞严重者加用少量苯海拉明麻黄素滴鼻液滴鼻，每次 2 滴，每日 3 次。结果：治愈 219 例，占 32%，显效 261 例，占 38%，好转 109 例，占 16%，无效 96 例，占 14%。发现：病程短、年龄小、季节性发作病人疗效较好，治愈率较高，反之年龄大、病史长、常年性发作病人疗效较差。其中随访 1 年以上病人 476 例，再次复发者 326 例。治疗中未发现任何毒副反应。（《北京中医》2000 年第 2 期）

2. 儿童慢性鼻窦炎（王凤志报道）

观察方法：100 例儿童慢性鼻窦炎患者随机分为两组，治疗组 52 人，口服辛芩颗粒组；对照组 48 例，口服阿司咪唑片，对比两组患者疗效。结果：治疗组显效 18 例，有效 27 例，无效 7 例，总有效率 87%，对照组显效 6 例，有效 17 例，无效 25 例，总有效率 48%。两组总有效率差异有统计学意义（P <

0.05）。认为：辛芩颗粒治疗儿童慢性鼻窦炎，效果满意，依从性好。（《中国现代药物应用》2012 年第 21 期）

附：

【方剂来源】现代经验方。实为古代名方玉屏风散（参见玉屏风颗粒）的加味方。

【作用原理】方中黄芪、白术、防风即玉屏风散，能益气固表，发散风寒；荆芥、桂枝、白芷、苍耳子、细辛、石菖蒲散风寒，通鼻窍；黄芩清热泻火。本方温性散寒补益药比重大，寒性清热药仅 1 味黄芩，故适用于肺气不足，风寒外束，里有少许郁热的各种鼻炎。

黄氏响声丸

【药品性质】非处方药。

【方剂组成】薄荷、浙贝母、连翘、蝉蜕、胖大海、酒大黄、川芎、儿茶、桔梗、诃子肉、甘草、薄荷脑。

【剂型用量】

丸剂：每次 8 丸（每丸重 0.1g），日 3 次，饭后温开水送服。

小儿则根据年龄适当减量，用成人的 1/3 或 1/2 量，可用开水化开丸药，待温，加糖适量调服；也可将丸药入小布包，加水适量，煎服。

【适应人群】任何人群，以教师、演员、播音员等居多。

【用药指征】

形貌：面色偏红，唇红。

症状：①声音嘶哑；

②咽喉肿痛，咽干灼热，咽中有痰；

③头痛头胀，或牙龈肿痛，或咽干咳嗽；

④大便干结，小便黄赤。

舌象：舌尖红，苔黄。

脉象：弦数有力。

【适用病症】

五官科疾病：急慢性咽炎、急慢性喉炎、声带小结、声带息肉。

【注意事项】

①声音突然嘶哑、疼痛，但咽部不红，面色黧灰，恶寒发热，神萎，身痛无汗，鼻流清涕小便色清，舌淡，苔润者不宜用。

②服药期间禁食辛辣物，以免影响疗效。

③平素大便稀溏，服冷食更甚者慎用。

④服药 1 周后症状无改善，应去医院就诊。

⑤孕妇慎用。

【医案举隅】

1. 慢性喉炎（曾渊华等报道）

观察方法：将 256 例慢性喉炎患者随机分为两组，治疗组 156 例采用黄氏响声丸口服，对照组 100 例分型采用庆大霉素注射液等超声雾化吸入或口服抗生素等治疗，疗程均为 1 个月。结果：治疗组、对照组慢性单纯性喉炎总有效率分别为 93.4%、71.2%；肥厚性喉炎总有效率分别为 87.2%、64.3%；干燥性喉炎总有效率分别为 84.9%、60.0%，两组总有效率比较，差异有统计学意义（均 $P < 0.05$）。治疗组治疗过程中未发现毒副反应。认为黄氏响声丸治疗慢性喉炎具有缓解症状快、治疗效果好、使用方便、安全的特点，是治疗慢性喉炎的理想药物。（《中国现代药物应用》2009 年第 3 期）

2. 慢性咽喉炎（吴延涛等报道）

观察方法：治疗组选用黄氏响声丸，对照组选用复方硼砂溶液漱口，含华素片。结果：治疗 1～2 疗程后，治疗组总有效率为 92.00%，对照组总有效率为 79.76%。有显著性差异（$P < 0.01$）。（《光明中医》2009 年第 7 期）

附：

【方剂来源】本方为无锡黄氏喉科第九代传人黄莘农主任医师在总结祖传秘方基础上所发明。1995 年被列入国家中药保护品种。

【作用原理】本方主要由大量清热利咽药组成，如桔梗开肺气、利咽喉、祛痰止咳；蝉衣散风热、宣肺气、开音利咽；薄荷、薄荷脑宣散风热，利咽喉；诃子敛肺利咽；胖大海清肺润喉；贝母清肺化痰散结；儿茶清肺化痰生津；川芎活血行气止痛，改善咽部的瘀血以利咽；连翘清热解毒，大黄泻下通腑，釜底抽薪；甘草清热解毒利咽。全方清热化痰，消肿止痛，利咽开音。主要适用于痰热结于咽喉的失音、咽痛、咳嗽等。

清咽润喉丸

【**药品性质**】非处方药。

【**方剂组成**】射干、山豆根、桔梗、炒僵蚕、姜制栀子、牡丹皮、青果、金果榄、麦冬、玄参、知母、地黄、白芍、浙贝母、甘草、冰片、水牛角浓缩粉。

【**剂型用量**】

大蜜丸：每次 2 丸（每丸重 3g），日 2 次，温开水送服或含化。

水蜜丸：每次 4.5g（每 100 丸重 10g），日 2 次，温开水送服。

小儿则根据年龄适当减量，用成人的 1/4 或 1/2 量，可用开水化开丸药，待温，加糖适量调服；也可将丸药入小布包，加水适量，煎服。

【**适应人群**】任何人群。

【**用药指征**】

形貌：体型偏瘦，唇色偏红。

症状：①咳嗽久不止，痰黏难咯，胸膈不利；

②咽干咽痛，咽峡色紫红，或扁桃体红肿，声音嘶哑；

③口干，齿衄，心烦易怒；

④小便色黄，大便干结。

舌象：舌红，苔薄，或苔少。

脉象：细数。

【**适用病症**】

五官科疾病：急慢性咽喉炎、急慢性扁桃体炎。

内科疾病：上呼吸道感染、慢性气管炎。

【**注意事项**】

①咽肿痛，扁桃体肿大，不红，咽峡有大量黏液、滤泡者不宜用。

②咳嗽，吐大量白或黄痰，舌苔厚腻者不宜用。

③咳嗽、咽痛，大便稀溏，小便色清，舌淡润者不宜服。

④孕妇、哺乳期妇女慎用。

【医案举隅】

咳嗽（史欣德医案）

赵某，男，26 岁。平素吸烟，喜肉食，体型肥胖，面色偏红。某日感冒后咳嗽，反复不止十余天，咯痰量少质稠黏色黄，咽干，喜冷饮，心烦易怒，齿衄，大便干结，2~3 日一行，晨尿黄赤，察舌红，苔偏少，脉细而数。嘱用：清咽润喉丸，每次 2 粒，日 3 次。结果服 2 天后告知，咳嗽止，咽适。

附：

【方剂来源】 同仁堂经验方。

【作用原理】 本方由以下几类药物组成，清热利咽药：射干、山豆根、桔梗、青果、金果；养阴润肺药：麦冬、玄参、知母、地黄、白芍；清热解毒，凉血除烦药：栀子、丹皮、水牛角、冰片、甘草；化痰散结、消肿止咳药：僵蚕、浙贝母。故对痰热郁结咽喉气道，日久耗伤肺阴，或素体肺阴不足，又感热邪，郁而化痰的咽痛、咳嗽有效。

十、急救用药

局方至宝丹（散）（脑血管病）

【药品性质】处方药。

【方剂组成】水牛角代、生玳瑁、琥珀、朱砂、雄黄、牛黄、龙脑、麝香、安息香、金箔、银箔。

【剂型用量】

大蜜丸：每次 1 丸（每丸重 3g），3 岁以内小儿用成人的 1/4 量，4~6 岁用 1/2 量，日 1 次。

散剂（不用金银箔）：每次 1 瓶（每瓶重 2g），小儿 3 岁以内每次 0.5g，4~6 岁，每次 1g，日 1 次。

以上均用温开水（或人参汤）化开后服，若高热昏迷、牙关紧闭者可鼻饲给药。

【适应人群】任何人群。

【用药指征】

形貌：面红颧赤，呼吸气粗，喉间有痰鸣声。

症状：①神昏不语或谵语，身热烦躁不安，惊风搐搦；

②或精神恍惚，心悸怔忡，心神不宁易惊；

③喉中痰鸣、辘辘有声；

④头晕目眩，睡眠不安，梦魇；

⑤唇口干燥，呕吐，吐血衄血；

⑥大便干结，小便黄少。

舌象：舌绛，苔黄垢腻。

脉象：滑数。

【适用病症】

内科疾病：急性脑血管病、脑震荡、流行性乙型脑炎、流行性脑脊髓膜炎、肝昏迷、冠心病心绞痛、尿毒症、中暑、癫痫。

小儿科疾病：小儿高热惊厥。

【注意事项】

①本方芳香辛燥之药较多，阴血亏虚见舌体瘦小、色红赤、光苔者不宜用。

②神志昏迷，面色苍白，四肢厥冷，出冷汗，大小便失禁者禁用。

③神志昏迷，安静不躁，面不红，舌胖苔润，脉不滑数者不宜用。

④本品含朱砂、雄黄等有毒药，牛黄、冰片等大量寒凉药，中病即止，不宜过用久服。

⑤肝肾功能不全者慎用。

⑥孕妇禁用。

【类方鉴别】

局方至宝丹——安宫牛黄丸——紫雪

药名	相同症状	不同症状
局方至宝丹（略凉）		昏迷痰鸣显著者
安宫牛黄丸（最凉）	高热烦躁，神昏谵语，惊厥	高热烦躁神昏显著者
紫雪（凉）		烦躁惊厥抽搐显著者

【医案举隅】

1. 中风（徐灵胎医案）

叔子静素无疾，一日，余集亲友小酌，叔亦在座吃饭，至第二碗仅半，头忽垂，箸亦落，同座问曰：醉耶？不应，又问：骨哽耶？亦不应，细观之，目闭而口流涎，群起扶之别座，则颈已歪，脉已绝，痰声起，不知人矣。亟取至宝丹灌之，始不受，再灌而咽下，少顷开目。问扶者曰：此何地也？因告之故。曰：我欲归。扶之坐舆内以归，处以驱风消痰安神之品，明日已能起，惟软弱无力耳，以后亦不复发。

此总名卒中，亦有食厥，亦有痰厥，亦有气厥，病因不同。如药不预备，则一时闭塞，周时而死。如更以参、附等药助火助痰，则无一生者。及其死也，则以为病本不治，非温补之误，举世皆然也。（《清代名医医话精华·徐灵胎医

话精华》)

2. 胎死腹中（陈自明医案）

缪宅厥息孺人杜氏，生产数日不下，坐婆、魂童救疗皆无效，召仆诊之。仆曰：产前脉不可考，但当察色而知之。遂揭帐明烛以察之，其面色赤，舌色青。见此色者，知胎已死，母却无忧矣。或问曰：何以知之？余答曰：面赤舌青者，子死母活明矣。供自合至宝丹二粒服之，胎即落矣。以此见古人处方神速。（《妇人大全良方·产难门》卷十七）

附：

【方剂来源】本方实际最早出自宋代的《苏沈良方》，原书曰："至宝丹，……生乌犀、生玳瑁、琥珀、朱砂、雄黄各一两，牛黄一分，龙脑一分，麝香一分，安息香一两半（酒浸，重汤煮，令化，滤去滓，约取一两净），金银箔各五十片。上九如皂角子大，人参汤下一丸，小儿量减。旧说主疾甚多，大体专疗心热血凝，心胆虚弱，喜惊多涎，眠中惊魇，小儿惊热，女子忧劳，血滞血厥，产后心虚怔忪尤效。血病，生姜、小便化下。"

【作用原理】本方由芳香化浊开窍、泻火解毒、重镇安神3类药组成。故主要用于热邪内盛，痰闭心包所致的上述多种疾病。方中麝香、冰片、安息香芳香化浊，豁痰开窍醒神；犀角、牛黄、玳瑁清心凉血解毒；雄黄辟秽劫痰解毒；朱砂、琥珀、金箔、银箔重镇安神。

西黄丸（犀黄丸）（肿瘤）

【药品性质】处方药。

【方剂组成】人工牛黄、人工麝香、醋制乳香、醋制没药。

【剂型用量】

糊丸：每次1瓶（每瓶重3g），日1次，温开水送服。

小儿则根据年龄适当减量，用成人的1/3或1/2量。

【适应人群】任何人群。

【用药指征】

形貌：面色白或黯红，唇色紫黯。

症状：①乳房中结块，不痛不痒；

②颈部一枚或数枚结块，如花生米或鸽蛋大，痛或不痛；

③四肢或躯干肌肉丰厚处出现的包块，漫肿疼痛；

④胁下或腹部肿块，坚硬而热，皮色正常，痛或不痛；

⑤腹股沟结块，如杏核、鹅卵大，坚硬疼痛，红肿灼热，或微热不红；

⑥手指或足趾色苍白而痛甚。

⑦乳岩、瘰疬、痰核、横痃、流注、肺痈、小肠痈。

舌象：舌质黯红，有瘀斑瘀点，苔薄白。

脉象：紧实有力。

【适用病症】

妇科疾病：慢性盆腔炎。

内科疾病：恶性肿瘤（淋巴肿瘤、肺癌、肝癌、胃癌、直肠癌、乳腺癌等）、白血病、淋巴结结核、冠心病心绞痛。

外科疾病：乳腺小叶增生、急慢性（或化脓性）淋巴结炎、腹股沟淋巴结肿大、肌肉深部脓肿、髂窝部脓肿、脂肪瘤、带状疱疹。

小儿科疾病：小儿肠系膜淋巴结炎。

【注意事项】

①肿块不红不热，小便不黄，舌不红，无热证时建议与阳和汤等温热药同用。

②本方有破血作用，有虚性出血（脾不统血者）现象者忌用。

③体弱者慎用。

④孕妇忌服。

【医案举隅】

1. 乳核（吴少怀医案）

郭某，女，28岁，工人。1963年2月28日初诊。

病史：左乳中硬块，如鸡卵大，右乳中硬块似枣大，按之酸胀疼痛，但无红肿，皮毛不变，病已年余。形寒肢冷，面色㿠白，胃纳较少，身倦乏力，月经后期，量少色淡，近期两乳发胀，咽喉疼痛。血沉80mm/h。

检查：舌苔薄白，脉沉细涩。

辨证：血滞寒凝乳核。

治则：温经散寒，化瘀消结。拟阳和汤加味。

方药：熟地15g，麻黄1g，白芥子4.5g，鹿角胶9g，炮姜1.5g，肉桂3g，连翘9g，生甘草1g。水煎服。同时送服犀黄丸，每次1.5g。

5月14日二诊：服药18剂，丸药75g，右乳结核全消，左乳硬结缩减如枣核大，痛胀消失，眠食均可。舌苔薄白，脉沉缓。寒凝缓解，暂停汤剂，继服丸药。

6月20日三诊：血沉12mm/h，乳核全消，一切正常，停药观察。

按语：吴老医师说：我于阳和汤中用连翘乃取结者散之，以加强阳和阴消之效。犀黄丸用牛黄清热解毒化痰，麝香通络消痈肿，乳香、没药活血祛瘀，消肿止痛，治瘰疬、结核，缓图有效。（《吴少怀医案》）

2. 腰疽（王洪绪医案）

一人患此（腰疽），服以阳和汤，次日觉松；又一帖，疽消小半。赶合犀黄丸与阳和汤轮转间服，五日而愈。（《续名医类案·腰疽》卷三十二）

3. 项腋生恶核（王洪绪医案）

洞庭秦卜年，项腋恶核十二处，服连翘、昆布等药病重，又被刺破，烂经三载，始来就医。以阳和汤、犀黄丸轮服半月，十中愈八，喜甚，带药而回。（《外科证治全生集》）

4. 晚期原发性肝癌（程志强报道）

方法：选晚期原发性肝癌患者23例，口服2个疗程西黄丸（21d为1个疗程），观察患者治疗前后生活质量、临床症状方面的差异。结果：用西黄丸治疗后患者生活质量评分提高，腹胀、纳差症状改善、疼痛明显缓解，与治疗前比有显著差异（P<0.05）。（《中华中医药杂志》2010年第1期）

5. 乳腺增生（程志华等报道）

方法：采用随机数字表法将乳腺增生患者117例随机分为治疗组58例和对照组59例。治疗组口服西黄丸，对照组口服乳癖消片，1个月经周期为1个疗程，经期停服，共治疗3个疗程。结果：治疗组有效率及治愈率均高于对照组（P<0.05）。结论：西黄丸治疗乳腺增生疗效明显。（《中华中医药杂志》2010年第11期）

6. 小儿肠系膜淋巴结炎（秦玉生等报道）

方法：2014年1月~2014年11月盘锦市中心医院儿科收治60例肠系膜淋巴结炎患儿，随机分为观察组和对照组各30例。观察组给予西黄丸口服，对照组给予利巴韦林颗粒口服，疗程均为7d。结果：观察组腹痛消失时间为

（1.81±0.98）d，显著低于对照组（2.96±1.26）d，差异有统计学意义（P<0.05）。两组治疗后肠系膜淋巴结长径与短径均较治疗前减小，差异有统计学意义（P<0.05）；观察组治疗后肠系膜淋巴结长径与短径均低于对照组，差异有统计学意义（P<0.05）。观察组总有效率为93.3%（28/30），显著优于对照组73.3%（22/30），差异有统计学意义（P<0.05）；两组治疗期间均安全无毒副反应。（《中国中西医结合儿科学》2016年第2期）

附：

【方剂来源】本方出自清代王维德的《外科证治全生集·医方》。原书曰："犀黄丸：醒消丸内（乳香、没药末各一两，麝香一钱五分，雄精五钱），除去雄精，加犀牛黄三分。如前法（即'共研和，取黄米饭一两捣烂，入末再捣，为丸如萝卜子大，晒干忌烘'），用饭一两为丸。凡患乳岩、瘰疬、痰核、横痃、流注、肺痈、小肠痈等毒，每服三钱，热陈酒送下。患生上部，临卧服；下部，空心服。"

【作用原理】本方主要有清热解毒，消肿散结之功效，适用于因气郁血瘀热积形成的多种肿块。方中有麝香，该药走窜力量最强，能芳香通窍、破血散瘀、止痛消积；牛黄清热解毒、化痰散结；乳香、没药为活血祛瘀，消肿定痛的经典配伍；黄米饭为丸，能调养胃气，可防诸药伤胃；酒送服，可加强活血行血止痛作用。

安宫牛黄丸（脑血管病）

【药品性质】处方药。

【方剂组成】牛黄、水牛角浓缩粉、人工麝香、珍珠、朱砂、雄黄、黄连、黄芩、栀子、郁金、冰片。

【剂型用量】

大蜜丸：每次1丸（每丸重3g；每丸重1.5g者，每次服2丸），温开水化开后服，高热昏迷、牙关紧闭者可鼻饲给药，日1次，病重者可每日2次。3岁以内小儿每次1/4丸（1.5g者，每次1/2丸），4~6岁每次1/2丸（1.5g者，每次1丸），日1次；或遵医嘱。

【适应人群】任何人群。

【用药指征】

形貌：面红目赤，呼吸气粗，或面目色金黄如橘色。

症状：①高热烦躁，惊厥，神昏谵语，牙关紧闭，半身不遂；

②喉间痰鸣，吐血，衄血，口中气秽；

③皮肤出红疹，或皮下瘀斑，色鲜；

④大便秘结，小便黄赤。

舌象：红绛，苔黄腻，或焦黄，或焦黑而干。

脉象：弦滑而数，或细数。

【适用病症】

内科疾病：流行性脑脊髓膜炎、乙型脑炎、中毒性脑病、脑梗死、脑出血、败血症、重症肝炎、肺性脑病。

外科疾病：颅脑外伤。

【注意事项】

①本品含朱砂等有毒药，石膏、寒水石、芒硝等大量寒凉攻下药，中病即止，不宜过用久服。

②神志昏迷，面色苍白，四肢厥冷，出冷汗，大小便失禁者禁用。

③神志昏迷，安静不躁，面不红，舌胖苔润，脉不滑数者不宜用。

④肝肾功能不全者慎用。

⑤孕妇禁用。

【类方鉴别】

安宫牛黄丸——紫雪——至宝丹

药名	相同症状	不同症状
安宫牛黄丸（最凉）	高热烦躁，神昏谵语，惊厥	高热烦躁神昏显著者
紫雪（凉）		烦躁惊厥抽搐显著者
局方至宝丹（略凉）		昏迷痰鸣显著者

【医案举隅】

1. 高热不退（裘沛然医案）

范君，女，42岁。就诊日期：1998年3月。主诉：高热半月余。患者因发热不退，原因不明而住院治疗，临床检查多次，均难确诊何病。先后服退热片、抗生素、抗病毒等药物，但高热始终不退，后加用激素治疗，发热达摄氏40℃，并出现神昏谵语，手足略有抽搐，医院发出病危通知，家属半夜上门求诊处方。

诊治：身体素弱，又兼工作繁忙，体气益虚，邪气乘虚袭表，稽留不去，郁而化热内侵心脑。治宜清热开窍为先。处方：安宫牛黄丸一粒，研碎，温开水灌服送下。

效果：服药后3小时，患者神志转为清醒，言语自如，热退至摄氏37.5℃，后用柴葛解肌汤四帖，发热全退，再予扶正调理，一周后病愈出院。（《裘沛然医案百例》）

2. 脑血栓（刘渡舟医案）

赵某，男，53岁。1999年3月15日初诊。患"急性脑血栓形成"月余，右半身不遂，神识时清时寐，有时不能正常表达思想，词不达意，善忘，语言不利，吐字不清楚，舌头难以伸出口外，烦躁，血压180/110mmHg，大便干结。舌红赤，苔黄，脉弦滑数。辨为火中，动风闭窍证，用三黄泻心汤加味。处方：大黄6g，黄连10g，黄芩10g，山栀子10g。7剂，每日1剂。安宫牛黄丸2丸，每日1丸，冲服。

1999年3月23日二诊：服药后大便通畅，头脑突然清楚，烦躁消失，血压160/100mmHg，言语较前清楚。守上法处方：大黄4g，黄连6g，黄芩10g，山栀子10g，白芍20g，生地20g，生石决明30g。7剂，每日1剂。安宫牛黄丸2丸，每日1丸，冲服。

1999年3月29日三诊：服药后神识进一步清楚，言语障碍明显改善，血压160/95mmHg。用二诊方去安宫牛黄丸，继续调治。（《温病方证与杂病辨治》上篇）

3. 眩晕（郭东明医案）

邻居志军母亲，六十余岁。2012年春犯眩晕，左上肢麻木无力。诊其脉左大而滑，寸关尤甚。春得夏脉，是木火气盛，厥邪化风，伤克阳明经络，阳明主束宗筋，受克肌力痿废。处以同仁堂安宫牛黄丸，服用1丸后大效，因药较贵不愿再服。

4. 肺癌脑转移（熊兴江医案）

李某，女，76岁。患者2月前因活动后气短伴右侧肢体疼痛，就诊于宣武医院，查胸部 CT：右肺多发团块影，纵隔多发肿大淋巴结。后于北京世纪坛医院就诊，查肿瘤标志物：CA125：51.3u/ml，Cyfra21-1：3.6ng/ml，查 PET-CT 显示：右肺癌伴双肺、肝脏、骨多发转移，右侧锁骨上下、纵隔及双肺门部多发淋巴结转移，右肺下叶后基底段为原发可能，右肺上叶者不除外双发癌或炎性病变，考虑右肺恶性肿瘤可能性大，分期为 IV 期（T4N3M1a，1b）。患者为求中医治疗来我院住院治疗。入院时患者呈恶病质，胸闷气短，偶有恶心呕吐，右侧肢体疼痛，时有头痛头晕，大便色黑，小便可。舌红，有裂纹，舌苔白腻，脉象细数。患者于住院期间疼痛一度减轻，后逐渐加重伴嗜睡、神志欠清，肿瘤科会诊后考虑肺癌脑转移。笔者查房时，患者突发神志不清，呼之不应，高热，体温 39.6℃，舌红质干，有裂纹，苔黄腻，脉细数。嘱咐患者家属将自备的安宫牛黄丸用温水化开，并从胃管注入以化痰醒脑开窍。1 小时后，患者虽然仍有发热，但神志较前明显改善，呼之可应。继续营养支持、抗感染、纠酸等对症治疗。后患者死于呼吸衰竭。

5. 急性脑梗死（熊兴江医案）

某老年男性，头晕反复发作十余年，常年口服降压药物治疗，未监测血压。3 天前头晕症状加重，伴言语謇涩，右侧肢体活动不利，就诊于当地医院，查头颅 CT 诊断为"急性脑梗死"。刻下：血压 160/94mmHg，神清，精神弱，面红，口干、口渴，言语不清，肢体活动不利，喉中痰鸣，痰多，色黄，舌红，苔黄腻，脉滑数。平素急躁易怒，既往有高血压、脑梗死病史。因手头没有至宝丹，急予安宫牛黄丸 1 丸，温开水送服以芳香化浊、辟秽开窍。服药后脸红、精神状态均较前改善，与人交流增多，言语謇涩改善，血压 154/90mmHg。后患者家属中药及中成药均未能坚持，1 月后患者死于呛咳、窒息。

附：

【方剂来源】本方出自《温病条辨·上焦篇》。原文："安宫牛黄丸方：牛黄一两，郁金一两，犀角一两，黄连一两，朱砂一两，梅片二钱五分，麝香二钱五分，真珠五钱，山栀一两，雄黄一两，金箔衣，黄芩一两。上为极细末，炼老蜜为丸，每丸一钱，金箔为衣，蜡护，脉虚者人参汤下，脉实者银花、薄荷汤下，每服一丸。兼治飞尸卒厥，五痫中恶，大人、小儿痉厥之因于热者。大人病重体实者，日再服，甚至日三服；小儿服半丸，不知再服半丸。方论：此芳香化秽浊而利诸窍，咸寒保肾水而安心体，苦寒通火腑而泻心用之方也。

牛黄得日月之精，通心主之神。犀角主治百毒，邪鬼瘴气。真珠得太阴之精，而通神明，合犀角补水救火。郁金，草之香；梅片，木之香（按：冰片，洋外老杉木浸成，近世以樟脑打成伪之，樟脑发水中之火，为害甚大，断不可用）；雄黄，石之香；麝香，乃精血之香，合四香以为用，使闭锢之邪热温毒深在厥阴之分者，一齐从内透出，而邪秽自消，神明可复也。黄连泻心火，栀子泻心与三焦之火，黄芩泻胆、肺之火，使邪火随诸香一齐俱散也。朱砂补心体，泻心用，合金箔坠痰而镇固，再合真珠、犀角为督战之主帅也。"

又云："安宫牛黄丸最凉，紫雪次之，至宝又次之，主治略同，而各有所长。"

又云："热多昏狂，谵语烦渴，舌赤中黄，脉弱而数，名曰心疟，……兼秽，舌浊口气重者，安宫牛黄丸主之。心疟者，……其受之重者，邪闭心包之窍，则有闭脱之危，故以牛黄丸清宫城而安君主也。"

《温病条辨·中焦篇》："阳明温病、斑疹、温痘、温疮、温毒、发黄、神昏谵语者，安宫牛黄丸主之。心居膈上，胃居膈下，虽有膜隔，其浊气太甚，则亦可上干包络，且病自上焦而来，故必以芳香逐秽开窍为要也。"

又云："吸受秽湿，三焦分布，热蒸头胀，身痛呕逆，小便不通，神识昏迷，舌白，渴不多饮，先宜芳香通神利窍，安宫牛黄丸，续用淡渗分消浊湿，茯苓皮汤。按：此证表里经络脏腑三焦，俱为湿热所困，最畏内闭外脱，故急以牛黄丸宣窍清热而护神明。但牛黄丸不能利湿分消，故继以茯苓皮汤。"

【作用原理】安宫牛黄丸为中医著名的"凉开三宝"之一。处方主要由大量的芳香药与清热泻火药组成，有清热泻火、凉血解毒、开窍镇静作用。方中牛黄清心开窍，息风止痉；水牛角清热凉血，解毒定惊；黄连、黄芩、栀子清心、肺、肝、胆等脏腑之火热毒邪；用麝香、郁金、冰片芳香开窍，通络醒神，使火热毒邪能透达于外而不郁闭于里；雄黄避秽解毒豁痰开窍；珍珠、朱砂镇心安神，定惊止搐。

紫雪（紫雪丹、紫雪散）（脑血管病）

【药品性质】处方药。

【方剂组成】石膏、北寒水石、滑石、磁石、玄参、木香、沉香、升麻、甘草、丁香、制芒硝、精制硝石、水牛角浓缩粉、羚羊角、人工麝香、朱砂。

【剂型用量】

散剂：每次 1～2 瓶（每瓶重 1.5g），周岁小儿每次 0.3g，5 岁以内小儿每增 1 岁递增 0.3g；5 岁以上小儿酌情服用，日 1 次。用冷开水化开后服，若高热昏迷、牙关紧闭者可鼻饲给药。

【适应人群】 任何人群。

【用药指征】

形貌：面红赤，唇焦黑。

症状：①高热烦躁，神昏谵语；

②抽风痉厥；

③皮肤出斑疹，吐血，衄血；

④口渴欲饮，口舌生疮；

⑤小便黄赤，大便干结。

舌象：舌色紫红，或红赤。

脉象：洪大有力，弦滑数，或细数沉伏。

【适用病症】

内科疾病：乙型脑炎、流行性脑脊髓膜炎、病毒性脑炎、重症肺炎、化脓性感染、败血症、猩红热、脑出血、慢性粒细胞白血病、肺结核咳血、精神分裂症。

五官科疾病：急性化脓性扁桃体炎、口腔溃疡。

小儿科疾病：小儿高热惊厥。

【注意事项】

①本品含朱砂、雄黄等有毒药，牛黄、黄连、冰片等大量寒凉药，中病即止，不宜过用久服。

②神志昏迷，面色苍白，四肢厥冷，出冷汗，大小便失禁者禁用。

③神志昏迷，安静不躁，面不红，舌胖苔润，脉不滑数者不宜用。

④肝肾功能不全者慎用。

⑤孕妇禁用。

【类方鉴别】

紫雪——安宫牛黄丸——至宝丹

药名	相同症状	不同症状
紫雪（凉）		烦躁惊厥抽搐显著者
安宫牛黄丸（最凉）	高热烦躁，神昏谵语，惊厥	高热烦躁神昏显著者
局方至宝丹（略凉）		昏迷痰鸣显著者

【医案举隅】

1. 鼻衄重证（朱南山医案）

一鼻衄重症（即鼻洪），患者鼻腔流血不止，服药打针均无效。延先父诊治时，已流血多时，势急不止，射如喷泉，面红气粗，头晕口渴，脉象弦数。家属陈述病情，谓患者肝阳素旺，昨与人剧烈争论，气愤难忍，一夜未能入眠，晨起即鼻出鲜血，持续不断，用棉花塞阻，则血倒流入喉，多方治疗，均无法止住。

先父认为本症系肝火沿督脉上逆，以致"阳络伤则血外溢，血外溢则衄血"。因出血势盛，急切间煎药费时，遂令急购紫雪丹五分，以冷开水灌入口中；并嘱用热水袋暖其脚底，复用厚被覆盖两膝以保温，俾引上逆之血下行；再用冰块置其后项风府穴（按督脉起于尾闾骨端，上循脊柱至脑凹陷中的风府穴，进入脑内，再上巅顶，沿额下行至鼻柱）。用上法历十余分钟，鼻衄即止。（《近代中医流派经验选集》）

2. 热病神烦失音（何鸿舫医案）

吴江之东北乡善湾唐生年三十余，于秋初患热症，旬日矣。口渴神烦，唇焦黑如墨，齿肉尽腐，喉间哽塞，欲言而不能出声，急甚。前医用犀角地黄汤加黄连，不效而止。山人至，细查其脉，洪大有力，左寸关尤甚。谓病者曰：此邪热伤阴，而心包被蒙也，虽危尚可治。立进紫雪一钱，少顷又进一钱，是晚即得安卧。醒时语言如常，明日即以前所用方投之，不三日而瘳。

病有缓急，药有次序，不开其清窍而但治其热，岂惟无益于病哉？（《清代名医医话精华·何鸿舫医话精华》）

3. 干霍乱（费绳甫医案）

上海曹瑞生，己酉秋，病干霍乱，胸腹绞痛难忍，欲吐不得吐，欲泻不得泻，头晕肢麻，六脉沉伏。秽浊极重，闭塞气道，上下不通，危在顷刻，非芳香逐秽，断难挽回。遂用紫雪丹五分。

服后即吐两次，泻三次，腹痛顿止。饮以冬瓜汤而愈。（《费绳甫医话医案》）

4. 脊热梦遗（朱丹溪医案）

一人每至夜，脊心热而梦遗。丹溪用珍珠粉丸、猪苓丸，遗止。终服紫雪，脊热毕除。（《古今医案按·遗精》卷六）

附：

【方剂来源】本方出自唐朝的《外台秘要》。原书曰："紫雪散，疗脚气毒遍内外，烦热，口中生疮，狂易叫走，及解诸石草药毒发，邪热卒黄等，瘴疫毒疠，卒死温疟，五尸五注，心腹诸疾，绞刺切痛，蛊毒鬼魅，野道热毒，小儿惊痫百病方。黄金一百两左侧（左侧犹左右），寒水石、石膏各三斤（一本用滑石），玄参一斤，羚羊角（屑）、犀角（屑）、沉香、青木香各五两，丁香一两，甘草八两（炙）。上十味切，以水三斗，煮取一斗，去滓，取硝石四升，芒硝亦可用，朴硝十斤，投汁中，微火煎，以柳木篦搅，勿住手，候欲凝，入盆中，纳朱砂三两，麝香一两，急搅，即成霜雪紫色，以水和一二分服之，量性多少，热毒病、老小以意加减，一剂十年用之，神妙。脚气、乳石、天行热病等，服之若神。（《千金翼》有磁石三斤，滑石一斤，升麻一斤，丁香用四两，朴硝用四升，麝香用二分）"

【作用原理】本方由芳香开窍醒神、清心凉肝泻火、熄风镇静安神三类药组成。适用于热邪炽盛，内陷心包，引动肝风所致的上述病证。其中麝香、木香、丁香、沉香四香宣通气机，醒脑开窍；水牛角清心凉血解毒，羚羊角清肝解热、镇静熄风，石膏、寒水石、滑石清热泻火利尿，升麻、玄参、炙甘草清热解毒，芒硝、硝石清热散结，通腑泄热；磁石、朱砂重镇安神。因本品色紫、性大寒，犹如霜雪，故称之为"紫雪"。

十一、外伤与外用药

云南白药

【药品性质】 非处方药。

【方剂组成】 保密方。本品含制草乌，其余成分略。

【剂型用量】

散剂：每次 0.25~0.5g（每瓶重 4g），日 4 次。刀、枪伤，跌打诸伤，无论轻重，出血者用温开水送服；瘀血肿痛及未出血者用酒送服；妇科各症，用酒送服，若经血过多、血崩用温开水送服；毒疮初起，可另取药粉用酒调匀，敷患处，如已化脓，只内服。咳嗽、呕血等内出血均可内服。凡遇较重的跌打损伤可先服红色保险子，轻伤及其他病症不必服。

2~5 岁按成人量 1/4 服用，5~12 岁按成人量 1/2 服用。

胶囊剂：每次 1~2 粒（每粒重 0.25g），日 4 次。服法同上。

【适应人群】 任何人群。

【用药指征】

形貌：面色黯红。

症状：①跌打损伤，局部软组织青红紫斑，焮热闷胀肿痛；

②骨裂、骨折疼痛，活动受限；

③吐血、咯血、便血、崩漏、痔疮出血，血色鲜或黯；

④疮疡，局部红肿热痛；

⑤身热，烦躁，牙龈肿痛；

⑥便秘，尿赤。

舌象：色紫黯，苔薄白。

脉象：弦，或弦数，或浮数。

【适用病症】

外科疾病：软组织挫伤、闭合性骨折、痔疮或肛裂出血、体表急性感染性疾病。

内科疾病：支气管扩张症、肺结核咳血、胃及十二指肠球部溃疡出血、食管炎出血、溃疡性结肠炎。

妇科疾病：功能性子宫出血、人流后出血。

【注意事项】

①服药1日内忌食蚕豆、鱼类及酸冷食物。

②经期及哺乳期妇女、运动员慎用，严重心律失常的患者不宜使用。

③外敷本药后可能出现轻微灼痛，随着病情的好转会逐渐消失；创面破溃感染者不宜外敷。

④孕妇禁用。

【医案举隅】

1. 骨折（向保华报道）

探讨云南白药在促进骨折愈合过程中的积极作用。方法：160例骨折患者的临床资料进行回顾性分析，随机分为观察组和对照组，每组80例，对观察组患者进行骨科固定修复术，术后给予云南白药胶囊口服，对存在骨缺损者，在骨缺损处植入含云南白药粉的医用明胶海绵。对照组患者术后只给予常规抗感染及促进微循环的药物，如存在骨缺损，在骨缺损处植入不含药粉的医用明胶海绵；观察两组患者的愈合周期及微循环恢复情况。结果：观察组治愈率80.0%，治疗总有效率91.3%，对照组治愈率61.3%，治疗总有效率82.5%，观察组治疗总有效率优于对照组；观察组患者总治疗时间为28～79d，平均治疗时间为52d，对照组总治疗时间为39～85d，平均治疗时间为64d，观察组治疗时间明显少于对照组，两组差异均具有统计学意义（P＜0.05）。（《中国现代药物应用》2015年第3期）

2. 溃疡性结肠炎（黄仲彪等报道）

系统评价云南白药治疗溃疡性结肠炎的有效性。方法：计算机检索PubMed（1966～2013）、CBM（1978～2013）、CNKI（1979～2013）、WanfangData（1990～2013）、VIP（1989～2013）等数据库，收集采用云南白药治疗溃疡性结肠炎的随机对照试验（RCT），并追溯纳入研究的参考文献，由2名评价者按照纳入与排除标准独立筛选文献、提取资料和评价质量后，采用 RevMan 5.1 软件进行 Meta 分析。结果：共纳入 20 个 RCT，1463 例患者。Meta 分析结果显示：云南白药组在治疗溃疡性结肠炎的总有效率、治愈率均高于对照组，不良反应发生率则低于对照组。但尚需更多高质量的前瞻性多中心随机对照研究为临床提供更可靠的证据。（《中国中西医结合消化杂志》2014 年第 4 期）

附：

【方剂来源】1902 年由云南名医曲焕章创制。

【作用原理】化瘀止血、活血止痛、解毒消肿为该药的主要作用。现代研究显示：本药具有止血、抗炎、改善心肌供血、增加机体免疫功能、抗肿瘤、促进创口愈合等作用。

马应龙麝香痔疮膏

【药品性质】非处方药。

【方剂组成】人工麝香、人工牛黄、珍珠、煅炉甘石粉、硼砂、冰片、琥珀。

【剂型用量】

外用膏剂：每支 5~20g。取适量，洗净患处后局部涂搽，痔疮位置较深时可将备用的注入管轻轻插入肛门内，挤入 2g 左右药膏，日 1~2 次。

【适应人群】任何人群。

【用药指征】

形貌：无特殊。

症状：①大便时肛门疼痛出血，有脱出物，或有下坠感；

②大便出血，大便后肛门疼痛不止；

③肛门皮肤干燥，或增厚，刺痒；

④唇周起水疱未破，痒痛；

⑤肢体皮肤起疱疹，局部红赤灼热痒痛。

舌象：舌尖红。

脉象：尺脉弦。

【适用病症】

外科疾病：痔疮、肛裂、肛周湿疹。

皮肤科疾病：单纯疱疹、带状疱疹、褥疮、慢性湿疹、疖、浅度烫伤、冻疮、小儿尿布皮炎。

五官科疾病：鼻黏膜糜烂。

【注意事项】

①肛周湿疹、皮疹部位皮肤潮湿有渗液者不宜用。

②孕妇禁用。

【医案举隅】

痔疮（黄勇强报道）

观察方法：选择 2013 年 4 月～2014 年 12 月在我院（华南师范大学医院）就诊的 84 例高校学生痔疮患者为研究对象，按照随机数字表法将其分为治疗组和对照组，每组各 42 例。两组均予以槐角丸进行基础治疗，治疗组在槐角丸的基础上加用马应龙麝香痔疮膏外用，治疗时间均为 2 周。观察比较两组患者临床疗效、临床症状减轻情况和复发情况。结果：治疗组的总有效率为 90.5%，显著高于对照组的 71.4%，差异具有统计学意义（$P < 0.05$）。两组患者疼痛症状减轻情况相比差异不显著，无统计学意义（$P > 0.05$），但治疗组便血与肿胀症状减轻情况均显著优于对照组，差异具有统计学意义（$P < 0.05$）。治疗组复发率显著低于对照组，差异具有统计学意义（$P < 0.05$）。（摘自《临床医学工程》2015 年第 8 期）

附：

【方剂来源】马应龙家族经验方。

【作用原理】全方共 7 味药组成，方中麝香、冰片能通诸窍，开经络，活血散结，止痛消肿；牛黄清热解毒，消肿止痛；硼砂、珍珠清热解毒，去腐生肌；炉甘石燥湿敛疮，防腐生肌；琥珀活血化瘀，止血生肌。七药合用，既能改善肛门或其他皮肤局部瘀血情况，又能消炎消肿，去腐生肌。

索　引

一、病名速查

二、症状名速查

三、中成药名笔画速查

四、中成药名拼音速查